ullstein

Viele Mädchen wollen abnehmen, so wie Laura. Nach dem Umzug in eine neue Stadt will sie ein paar Kilo verlieren, um einen guten Start in der neuen Schule zu haben und schnell Freunde zu finden. Doch statt Anerkennung und Beliebtheit zu erreichen, gerät sie immer tiefer in eine Spirale aus Abnehmwahn, Selbsthass und Bewegungszwang: Essen nie vor 12 Uhr, maximal 600 Kalorien am Tag, Sport bis zur Erschöpfung. Das Abnehmen wird ihr zum einzigen Lebensinhalt. Als sie bis auf 39 Kilo abgemagert ist, ambulante Therapiegespräche nicht fruchten und sie einen Puls von 30 hat, willigt sie schließlich ein, sich in einer Klinik helfen zu lassen. Ihre Lage stabilisiert sich, doch nach der Entlassung erkennt Laura, dass nur ein Ja zum Leben aus eigener Kraft sie wird retten können. Ein schonungsloser, berührender und ehrlicher Bericht über das Leben mit Magersucht und die Abläufe in der Klinik – mit Handreichung für Angehörige und Freunde.

LAURA JUNGK, geboren 2000, spielte Fußball und Theater und hatte eine Band, bevor sie im Alter von 14 Jahren an Anorexia nervosa erkrankte. Sie schrieb schon als Grundschülerin Geschichten und im Sommer 2017 einen großen Artikel über ihre Magersucht für die FAZ, der die Keimzelle dieses Buches war. Nach Abitur, Reisen durch Südamerika und einem FSJ in der Psychiatrie studiert sie seit 2021 Schauspiel in Köln.

Laura Jungk

Wie ich verschwand

Mein Weg aus der Magersucht

Ullstein

Besuchen Sie uns im Internet:
www.ullstein.de

Wir verpflichten uns zu Nachhaltigkeit

- Klimaneutrales Produkt
- Papiere aus nachhaltiger Waldwirtschaft und anderen kontrollierten Quellen
- ullstein.de/nachhaltigkeit

MIX
Papier
FSC FSC® C083411

Originalausgabe im Ullstein Taschenbuch
1. Auflage August 2020
2. Auflage 2023

Umschlaggestaltung: zero-media.net, München
Titelabbildung: © Daniel Jungk
Gesetzt aus der Quadraat Pro powered by *pepyrus*
Druck und Bindearbeiten: CPI books GmbH, Leck
ISBN 978-3-548-06055-2

Für die Person, die schon mein ganzes Leben, was auch komme, hinter mir steht und mir den Rücken stärkt.
Für Mama. Du verdienst die Welt.

Inhalt

0.
Mein Weg

Im Alter von dreizehn Jahren erkrankte ich an Anorexia nervosa, üblicherweise Magersucht genannt. Seither kämpfe ich mit meinen Dämonen, die mich einfach nicht loslassen wollen, oder besser gesagt, die ich nicht loslassen kann.

Meine Freunde gingen auf Partys, während ich, eingehüllt in vier Decken, zu Hause an der Heizung saß, fror und auf die kleine, fiese Stimme in meinem Kopf lauschte, die mir einredete, ungenügend, schlecht, wertlos, zu viel zu sein. Die mich stundenlang durch die Stadt scheuchte, mich nachts wach hielt und dazu brachte, nicht mehr zu essen, nicht mehr zu trinken, nicht mehr zu lieben, nicht mehr zu genießen. Mir mein Lachen, meine Hobbys, meine Träume und meine Freunde nahm und mein Leben für fünf Jahre in eine Art Winterschlaf versetzte.

Eine Starre, aus der ich keinesfalls plötzlich oder endgültig aufgewacht bin.

Magersucht ist so viel mehr als Eitelkeit oder der Wunsch nach einem perfekten Körper. Depressionen sind etwas anderes als Traurigkeit. Und Selbstverletzungen entspringen nicht einfach einer pubertären Phase oder dem Bedürfnis nach Aufmerksamkeit.

Es geht um das Unterdrücken von schmerzhaften Gefühlen und gleichzeitig um den Wunsch zu spüren, noch am Leben zu sein.

Es geht um den Wunsch, gesehen zu werden, und gleichzeitig um das Bedürfnis zu verschwinden.

1.
Erste Schatten

Juli 2013 bis Mai 2014

Depression is the most unpleasant thing I have ever experienced.
It is the absence of being able to envisage that you will ever be cheerful again.
The absence of hope.
Joanne K. Rowling

Ich hatte entschieden, dass sich etwas ändern musste. Nein, nicht etwas.

Ich musste mich ändern.

Ich war 13 Jahre alt, als ich endgültig zu dem Schluss gelangte, nicht gut genug zu sein.

Mit entschlossenen Schritten und einem Gefühl grimmiger Befriedigung verließ ich das Kreuzfahrtschiff, auf dem wir, meine Familie und ich, unseren Sommerurlaub verbracht hatten. Während der letzten Wochen hatte ich den Vorsatz gefasst, dass ich endlich zu der Person werden würde, die ich immer hatte sein wollen.

Ich würde endlich gut werden. Endlich genug sein. Endlich perfekt werden.

Ich mochte mich nicht. Ich wollte anders sein, und seit einem halben Jahr versuchte ich, abzunehmen und mehr Sport zu treiben. Denn nur so, dachte ich, könnte ich besser werden, schöner und beliebter. Allerdings kamen mir meine bisherigen Bemühungen plötzlich halbherzig und scheinheilig vor.

Das Gefühl, nicht einfach nur ein bisschen zu viel auf die Waage zu bringen, sondern grundsätzlich nicht richtig zu sein, war nicht über Nacht gekommen, sondern langsam gewachsen. Mobbing in der Schule und hohe Leistungsansprüche meines Vaters befeuerten schon lange meine ständigen Selbstzweifel, sodass ich schließlich die – in meinen Augen – einzig logische Schlussfolgerung zog: Ich war falsch. Und es war an der Zeit, endlich richtig zu werden.

Hatte es in den letzten Wochen einen konkreten Auslöser gegeben, der mir die Erkenntnis brachte, dass es so nicht weitergehen konnte mit mir? Der anstehende Umzug nach Braunschweig? Die zunehmenden Streitereien mit meinem Vater? Oder war es nur das Gefühl, dass ich so, wie ich war, nicht sein durfte? Ich weiß es nicht mehr; aber ich erinnere mich an diesen Moment auf dem breiten Steg, einige Meter über dem Wasser, in dem ich eine Entschlossenheit spürte, die stärker war als all meine Vorsätze bisher.

Auf dem Heimweg nach Braunschweig, wo wir seit Kurzem lebten, legten wir einen Zwischenstopp bei meinen Großeltern ein, die auf halber Strecke wohnten. Es war mitten in der Nacht, als wir ihr Haus betraten. Kaum war ich über die Schwelle getreten, zog ich mir die Schuhe aus und huschte ins Badezimmer, schlüpfte aus meinen Klamotten und stellte mich, nachdem ich eine Woche ohne hatte aushalten müssen, mit einem Gefühl der Erleichterung auf die Waage.

Endlich, endlich, endlich, jubelte es in meinem Kopf, während ich auf die drei Nullen starrte, die erst erzitterten, um dann eine Zahl zu bilden, die meine Aufregung sofort vertrieb: 62,7 Kilogramm.

Ich spürte, wie Panik und ein beißendes Schuldgefühl in mir

hochstiegen. *Ich war so verfressen.* Tränen traten mir in die Augen. Ich stellte mich ein zweites Mal auf die Waage, ein drittes, ein viertes Mal. Doch die Zahl blieb unverändert.

„Scheiße, Scheiße, Scheiße“, fluchte ich leise.

Es klopfte an die Tür.

„Laura. Beeil dich bitte mal. Wir wollen alle ins Bett“, rief meine Mutter. Sie schwieg kurz und fragte dann leicht besorgt: „Laura? Du stellst dich jetzt aber nicht auf die Waage, oder?“

Sie wusste von meinen Gewichtssorgen und meinem Wunsch abzunehmen. Allerdings sind die meisten Jugendlichen über kurz oder lang unzufrieden mit sich und ihrem Körper, wollen abnehmen oder sich auf andere Art verändern, weshalb meine Mutter davon ausging, dass ich einfach eine Phase durchmachte. Ich hatte immer viel und gern gegessen und war die letzte Person, bei der man vermutet hätte, dass sie an einer Essstörung erkranken könnte. Niemand glaubte ernsthaft daran, dass ich meine Diätpläne allzu lange verfolgen würde. Also musste man sich darüber keine Sorgen machen, auch wenn ich mehrmals am Tag auf die Waage stieg.

Ich öffnete die Tür. „Nein, Quatsch.“ Ich sah meiner Mutter nicht in die Augen. „Ich geh schlafen.“

Aber ich schlief nicht. Stattdessen lag ich über zwei Stunden lang wach, starrte in die schwarze Dunkelheit, und in meinem Kopf spielte sich jene Gedankenschleife ab, die mich im Laufe der nächsten Jahre komplett in ihren Bann ziehen würde.

Du bist fett! Ein fettes, verfressenes, kleines Etwas. Kein Wunder, dass dich niemand mag. Du bist eine Schande. Du isst viel zu viel. Du bist zu viel. Schäm dich!

Während ich auf den Teil von mir lauschte, der es sich zur Aufgabe gemacht hatte, mein Selbstwertgefühl langsam und stetig in kleine Teile zu zerlegen, fasste ich einen Entschluss.

57 Kilo.

Das war eine gute Zahl. Eine perfekte Zahl. Mit 57 Kilo, da war ich mir plötzlich sicher, würde ich endlich so sein, wie ich gern wäre. Ich würde *gut* sein. Ich würde *hübsch* sein. Ich würde *beliebt* sein. Ich würde *anders* sein. *Ruhig, ausgeglichen, schlau, lustig, selbstbewusst, schön.* Ich würde *perfekt* sein.

„Du hast ja abgenommen. Und wow, kann es sein, dass du mehr Sport machst? Sieht richtig gut aus", würden sie sagen, und ich würde lächeln. Weil dann endlich alles gut wäre.

Dieser Gedanke beruhigte mich, hielt mich und lullte mich ein, sodass ich schließlich in einen unruhigen Schlaf fiel, aus dem ich am nächsten Morgen mit dem eisernen Entschluss erwachte, meine 57-Kilo-Mission durchzuziehen.

Wir blieben für einige Tage bei meinen Großeltern, bevor meine Eltern, mein Bruder Daniel und ich zurück nach Braunschweig fuhren. Wir waren erst zu Beginn der Sommerferien, unter großen Protesten meinerseits, in die neue Stadt gezogen. Während ich in meinem neuen Zimmer die letzten Kartons auspackte, drehte sich in meinem Kopf alles um den einen Gedanken – abnehmen –, und ich nervte meine Familie mit meiner zunehmenden Obsession, Kalorien und Nahrungsmittel betreffend. Zuerst waren es kleine Dinge: Aus zwei Brötchen beim Frühstück wurde eins und schließlich nur noch ein halbes. Aus Frischkäse wurde Magerquark. Aus Saft schwarzer Kaffee.

„Ach, lass sie doch. Das hält sie eh nicht lange durch", hatte mein Vater gesagt, als sich meine Mutter besorgt über meine neuen Angewohnheiten äußerte. Nicht zuletzt solche Kommentare meines Vaters hatten dazu beigetragen, dass ich mir ein festes Vorhaben setzte: Bis zum 8. August – dem ersten Schultag an meiner neuen Schule – würde ich auf 57 Kilo abgenommen haben.

Damit meine neuen Mitschüler gar nicht erst bemerkten, dass ich schlecht war.

Mir blieben etwa drei Wochen Zeit, um fünf Kilo abzunehmen, und mir war nicht klar, dass dieses Ziel viel zu hoch gegriffen war. In so kurzer Zeit so viel abzunehmen ist ungesund, auch wenn uns Klatschmagazine und Diätvorschläge in Zeitschriften etwas anderes vorgaukeln. Dass ich mit meinem Gewicht bei einer Körpergröße von 1,75 Metern auf einem gesunden Level lag, weswegen eine Diät nicht notwendig gewesen wäre, sah ich nicht. Stattdessen besorgte ich mir ein kleines rotes Buch, in das ich jeden Tag akribisch eintrug, wie viel ich aß. Morgens joggte ich erst zwanzig Minuten, später vierzig durch die fremden Straßen, anschließend machte ich eine Stunde Bauch-Beine-Po-Übungen und rechnete aus, wie viele Kalorien ich damit ungefähr verbrannte.

In der vorletzten Ferienwoche kam meine Cousine zu Besuch, die mich von meinem Wahn ein wenig ablenkte, indem sie mich mit auf Shoppingtour ins Einkaufszentrum nahm. Wir probierten Klamotten an, deckten uns mit kostenlosen Kosmetikpröbchen ein und hatten eine gute Zeit. Bis wir uns bei Starbucks zu unseren wartenden Eltern gesellten. Meine Tante, meine Mutter und mein Bruder saßen an einem Tisch in der Ecke und tranken Kaffee, Frappuccino und unterhielten sich.

„Komm, hol dir was zum Mittagessen", forderte meine Mutter mich auf, als wir uns zu ihnen setzten.

„Nein." Ich hatte nicht gefrühstückt, und mein Magen knurrte unüberhörbar.

„Komm schon." Meine Cousine, der mein „Abnehmfimmel" auf den Geist ging, verdrehte die Augen und zog mich vom Stuhl.

Ich seufzte ergeben. „Mama? Teilen wir uns was?"

Meine Mutter stimmte zu, und ich besorgte die kleinste Box

Sushi, die ich finden konnte, aß drei Gurken-Makis und überließ ihr den Rest.

Ein paar Tage später brachte mir meine Mutter aus einem Café meinen Lieblingsfrappuccino mit, den ich nach einem Schluck an meinen Bruder weitergab, sodass ich anschließend vor Stolz fast platzte, weil ich mich endlich im Griff und der Verführung nicht nachgegeben hatte.

Dieses Erfolgserlebnis spornte mich an, und ich ließ immer mehr Nahrungsmittel weg. Je weniger ich jedoch aß, desto schlechter wurde meine Laune. Immer wieder gerieten mein Vater und ich aneinander. Ich gab ihm die Schuld für den Umzug, er empfand mein abweisendes Verhalten unserem neuen Wohnort und ihm gegenüber als übertrieben und unfair.

„Du gibst der Stadt gar keine Chance", warf er mir vor. Und hatte recht damit.

In mir brodelte eine unbeschreibliche Wut, mit der ich nicht umzugehen wusste. Ich war wütend auf ihn, weil wir seinetwegen umgezogen waren, damit er nach mehr als fünf Jahren Pendelei nicht länger zwischen Berlin und Braunschweig hin- und herfahren musste. Durch den Umzug, behauptete er, hätte er Zeit für sich und seine Familie gewonnen, doch nach wie vor war er kaum zu Hause. Ich hatte währenddessen das Gefühl, dass ich gezwungen worden war, alles, was mir wichtig war, hinter mir zu lassen. Also war ich wütend auf ihn, wütend auf diese Stadt, wütend auf meine Mutter, weil sie in den Umzug eingewilligt hatte. Ich war wütend auf alles und ließ diese Wut die Macht über mich gewinnen und richtete sie gegen mich selbst.

Dass so viel mehr dahintersteckte als nur der Umzug, begriff ich erst später. Hier und jetzt fühlte ich mich wie das fünfte Rad am Wagen, geriet zunehmend auch mit meiner Mutter und Daniel in Streitereien und ärgerte mich über ihr pausenloses Gerede bezüglich irgendwelcher tollen Pläne, die sie in der neuen Stadt hatten, und darüber, wie froh sie waren, dass wir endlich alle zusammenlebten. Ja, es war toll, dass mein Vater wieder Teil unseres Alltags war, aber irgendwann konnte ich einfach nicht mehr hören, dass jeder von mir erwartete, glücklich über die neue Situation zu sein, und vergrub mich in meinem neuen Zimmer, schrieb mit meinen alten Freunden aus Berlin und giftete jeden an, der mit mir sprechen wollte, bis ich schließlich in Ruhe gelassen wurde. Wenn meine Wut zu groß wurde, verließ ich das Haus, lief in unserem neuen Wohnviertel herum, die Kopfhörer in den Ohren, und hörte meinen Lieblingsrockbands zu, die mir wütende Texte in die Ohren schrien.

Ich blieb bis spät in die Nacht wach und wünschte mir den Mut, einfach meine Tasche zu packen, mein gespartes Geld zusammenzukratzen und mich in irgendeinen Zug irgendwohin zu setzen. Nur weg von hier, weg aus dieser Stadt.

Nachdem meine Tante und meine Cousine abgereist waren, gab es in meiner kleinen verzweifelten Welt bald nur noch einen einzigen Lichtblick: das kurze Glücksgefühl, wenn ich mich auf die Waage stellte und sie weniger anzeigte als vor ein paar Stunden. Die Erleichterung, die ich verspürte, wenn ich mich um eine Mahlzeit herumgeschummelt hatte. Die bald zur Besessenheit werdende Beschäftigung mit Essen, Kalorien, Gewichtszu- und -abnahme. Essen, oder besser gesagt Nicht-Essen, wurde meine Selbstbestätigung und begann, meinem Leben den Sinn zu geben, nach dem ich suchte.

Schließlich kam der 8. August 2013. Erster Schultag, Tag der Wahrheit.

Lange vor dem Klingeln des Weckers waren meine Gedanken bereits die gleichen, die sie den ganzen Tag über bleiben sollten:

Gewicht, Kalorien, Bewegung. Nervös knetete ich meine Hände. Ich wusste, dass ich mein Ziel nicht erreicht hatte. Gestern hatte die Waage noch über 58 Kilo angezeigt, und obwohl ich mich deswegen bemüht hatte, besonders wenig zu essen, war es unwahrscheinlich, dass ich über Nacht mehr als ein Kilo abgenommen hatte. Mittlerweile stellte ich mich um die zwanzigmal pro Tag auf die Waage. Nur um sicherzugehen.

Mein Vater klopfte an der Tür.

„Komm, Laura! Aufstehen! Ich fahr euch zur Schule!"

Er klang unerträglich gut gelaunt. Ich antwortete nicht.

„Komm schon!"

Wütend starrte ich an die Zimmerwand, während mir Tränen in die Augen stiegen und mein Magen sich angstvoll zusammenzog.

Ich will dort nicht hin. Die sehen doch sofort, wie fett ich bin. Sie werden alle denken, dass ich disziplinlos und falsch bin. Und sie haben ja recht. Gehässige Kommentare meiner Mitschüler waren nichts Neues für mich; in den vergangenen Jahren hatte ich immer wieder welche zu hören bekommen. Weil ich oft aufgedreht war, weil ich mich anders anzog als die meisten, andere Musik hörte, andere Interessen hatte ... Weil vielleicht jede Gruppe jemanden braucht, auf den sie hinunterschauen kann, um den eigenen Frust zu vergessen. Und natürlich, weil ich *fett* war. Trotzdem – in Berlin hatte ich wenigstens ein paar Freunde gehabt. Hier in Braunschweig hatte ich keine Menschenseele, und alle würden mich komisch, nervig und unausstehlich finden.

„Ich warte in der Küche auf dich." Ich hörte, wie die Schritte meines Vaters sich langsam entfernten.

Schwerfällig kämpfte ich mich aus dem Bett und suchte ein paar Klamotten zusammen, öffnete die Tür und lief ins Bad, verschloss die Tür und stellte mich auf die Waage.

„Bitte!“, flehte ich, doch meine Gebete wurden nicht erhört: 58,2 Kilogramm. Ich fluchte leise vor mich hin.

Fett, fett, fett.

Meine ohnehin bereits schlechte Laune erreichte einen Tiefpunkt, am liebsten wäre ich einfach zurück ins Bett gekrochen, um es nie wieder zu verlassen.

Ich hatte die 57 Kilo unbedingt erreichen wollen und es nicht geschafft. Ich hatte versagt.

Wie immer, kicherte die Stimme in meinem Kopf, *deswegen brauchst du mich. Weil du alleine gar nichts schaffst!*

Die vertraute Wut kochte in mir hoch. Wut auf mich selbst, Wut auf die neuen Umstände, Wut auf meine Unbeherrschtheit und meine Maßlosigkeit.

Ich starrte in den Spiegel und begegnete meinem eigenen abwertenden Blick.

„Ich hasse dich!“, schleuderte ich meinem Ebenbild entgegen und begutachtete zufrieden meine schuldbewusste Miene.

Als ich kurze Zeit später in die Küche trat, hatte meine Mutter mir bereits eine Müslischale hingestellt. Daneben stand meine Brotbox.

„Ich hab keinen Hunger“, sagte ich zur Begrüßung, ließ mich auf die Küchenbank fallen und warf meinen drei Familienmitgliedern genervte Blicke zu.

„Es wird gefrühstückt!“ Mein Vater klang bestimmt, jedoch immer noch unerhört gut gelaunt.

„Ich will aber nicht.“ Ich warf meiner Mutter einen flehenden Blick zu, doch auch sie schüttelte den Kopf.

Mein Vater verdrehte die Augen. „Jetzt mach schon! Es wird etwas gegessen, bevor man aus dem Haus geht. Du willst heute doch nicht zu spät kommen, oder?“

Ich beäugte die viel zu große Müslischale vor mir und die

Cornflakes, die in der Mitte des Tisches standen. Die Kalorienangaben auf der Rückseite stachen mir ins Auge, und ich schluckte.

„Okay", grummelte ich und stand auf, „aber ich hol mir was anderes."

Ich stellte die große Müslischale in den Schrank zurück und tauschte sie gegen eine winzige Schüssel aus, die mein Bruder und ich als kleine Kinder benutzt hatten. Noch beobachtete mich niemand dabei, wie ich mir ein paar Tomaten, Gurke und einen Viertelapfel in winzige Stücke zerteilte, sie in die kleine Kinderschüssel warf und zuletzt einen halben Esslöffel Haferflocken und 50 Milliliter ungesüßte Mandelmilch hinzufügte. Ich setzte mich zurück an den Tisch und begann, die durchaus widerliche Zusammenstellung langsam auszulöffeln.

Meine Mutter warf mir einen angeekelten Blick zu. „Was ist das denn?"

Ich zwang mich zu lächeln. „Das ist voll lecker. Richtig gut. Willst du probieren?" Ich hielt ihr einen Gemüse-Obst-Haferflocken-Löffel hin, und sie schüttelte den Kopf.

„Nein danke."

Ich beendete mein karges Frühstück schweigend und stellte mich, bevor wir das Haus verließen, noch zweimal auf die Waage, um sicherzugehen, dass mir mein Minifrühstück nicht einige Kilos mehr auf den Rippen beschert hatte. Ich wog mich mittlerweile vor dem Essen, nach dem Essen, wenn es mir unauffällig gelang, währenddessen, vor jedem Toilettengang und danach. Vor dem Sport, nach dem Sport. Dass das eigene Körpergewicht über den Tag ansteigt, weil man isst und trinkt, war mir rational durchaus bewusst, trotzdem bekam ich bei jedem Gramm mehr auf der Waage Panik, die sich nur beherrschen ließ, indem ich mein Gewicht akribisch kontrollierte.

Heute hatte ich Glück, die Waage zeigte 58,2 Kilogramm wie

vor dem Frühstück. Mit einem kurzen Gefühl der Zufriedenheit ging ich nach unten, um mir die Schuhe anzuziehen, rannte noch einmal nach oben zur Waage, angeblich weil ich etwas vergessen hatte, und stieg schließlich zu meinem Vater und meinem Bruder ins Auto.

Daniel war aufgeregt, ich täuschte Gleichgültigkeit vor, starrte aus dem Fenster und ignorierte meinen Vater, der fröhlich auf mich einredete und wohl hoffte, so irgendwie eine Konversation zu starten. Er sei davon überzeugt, dass die neue Schule super werden und wir uns pudelwohl fühlen würden. Und überhaupt würden wir uns bestimmt sehr schnell einleben.

Das Gefühl der Zufriedenheit war dahin. Ich schnaubte unwillig. Das glaubte er ja wohl selbst nicht. An der Schule riss ich die Tür auf und verließ grußlos den Wagen.

„Hab einen schönen Tag und viel Spaß!“, rief mein Vater mir hinterher.

„Bestimmt nicht.“

Im Schulgebäude machte ich mich auf die Suche nach Raum 111, dem Klassenraum meiner neuen Klasse. Es dauerte nicht lange, bis ich ihn gefunden hatte.

Vor der Tür lungerten einige Schüler herum, die meisten ignorierten mich, als ich mich dazugesellte. Ich zog mein Handy heraus und begann, darauf herumzutippen. Ich schrieb einen ewigen Text an Jonas, meinen besten Freund aus Berlin, der prompt antwortete.

Du schaffst das. Klar ist das alles blöd. Aber wir kriegen das hin. Vermisse Dich.

Wir?, dachte ich und seufzte. Nicht wir. Ich war ganz allein in dieser neuen Stadt, an der neuen Schule. Meine Eltern verstanden mich nicht und hörten mir nicht zu, sondern taten, als sei alles gut. Als hätte ich nichts verloren und nichts hinter mir lassen müssen. Ein Kloß wuchs in meiner Kehle. *Bloß nicht heulen*, schoss es mir durch den Kopf.

Ich musterte die Mädchen um mich herum, die lachten und sich unterhielten. Mir kamen sie alle hübscher und vor allem viel, viel dünner vor als ich. Mit dem Klingeln trat die Lehrerin zu uns und schloss den Raum auf. Sie war etwa vierzig Jahre alt, hatte mittellange braune Locken und war relativ klein und schmal. Ich folgte ihr und meinen etwa zwei Dutzend neuen Mitschülern in die Klasse und ließ mich auf dem letzten freien Stuhl nieder. Ich fühlte mich unwohl in dieser Schule, in dieser Klasse, in meiner eigenen Haut. Außerdem war ich schon wieder wütend.

Die acht Stunden des ersten Schultages vergingen. Obwohl ich mir alle Mühe gab, abweisend zu wirken, setzte sich in der Pause ein blondes Mädchen namens Hanna zu mir und stellte mich ihren Freundinnen vor. Ich aß einen Apfel und eines meiner beiden Pausenbrote, nicht ohne vorher die Butter herunterzukratzen.

Nach dem Unterricht traf ich mich mit Daniel. Auf dem Nachhauseweg erzählte er mir begeistert, wie toll seine neue Klasse war, seine Lehrer und die Schule überhaupt. Ich hörte ihm zu und sagte nicht viel.

Zu Hause verbarrikadierte ich mich für ein paar Stunden in meinem Zimmer. Ich drehte *Linkin Park* voll auf und brüllte die Worte mit, die Chester Bennington ins Mikro sang. Irgendwann rief meine Mutter mich zum Abendessen. Ich sagte, dass ich keinen Hunger hätte, zog mir meine Sportsachen an und ging joggen. Nach einer Weile ließ ich mich auf die Schaukel eines Spielplatzes fallen, an dem ich vorbeigekommen war. Ich wollte nicht zurück. Nicht in dieses neue Zuhause, zu meinen Eltern, die den ganzen Tag scheinheilig lächelten und so taten, als sei alles in Ordnung. Ich fühlte mich komplett allein auf der Welt und war so einsam, wie ich es noch nie zuvor gewesen war.

Ein paar Tage später hatte ich es endlich geschafft: 57 Kilo.

Ich stellte mich gleich viermal hintereinander auf die Waage, denn ich konnte mein Glück kaum fassen. Als die Zahl jedoch beständig blieb, quietschte ich vor Freude und tanzte durch das Badezimmer. 57 Kilo!!! Ich hatte es endlich geschafft. Vor dem Spiegel blieb ich stehen und betrachtete mich. Meine Beine, meinen Bauch, meine Arme.

Mein Hochgefühl verschwand so plötzlich, wie es gekommen war. Ich war immer noch zu *fett*. Meine Beine immer noch zu dick, meine Hüften zu breit, mein Bauch zu weich. Laut Body-Mass-Index (BMI) lag ich nun haargenau zwischen Unter- und Normalgewicht, doch was ich da im Spiegel sah, stimmte mit dieser Tatsache einfach nicht überein. Ich legte den Kopf schief und begutachtete mich erneut. Nein, irgendwas stimmte mit diesem Körper nicht. Während andere Jugendliche mit meinem BMI wohl dünn wären, war ich nach wie vor viel zu schwabbelig, zu voluminös. Ich beschloss, weitere drei Kilo abzunehmen. 54 Kilo klangen ziemlich gut, fand ich.

• • •

Die Schule war für mich zu einem Albtraum geworden. Es war ein Monat vergangen, und ich fürchtete jeden Morgen, an dem ich aufstehen und dorthin gehen musste. Außer zu Hanna hatte ich mit niemandem Kontakt, und die meisten meiner Klassenkameraden versuchten gar nicht erst zu verstecken, dass sie mich nicht leiden konnten. Ich wurde nicht gemobbt, sondern einfach ignoriert.

Meine Mutter versuchte, mir die Situation schönzureden. Das würde schon werden, ich müsse mir keine Sorgen machen. Dass mir durchaus bewusst war, dass meine zur Schau gestellte schlechte Laune und Abneigung der offensichtliche Grund waren, warum ich keinen Anschluss fand, verschwieg ich ihr.

Meinen Vater, der sich vorgestellt hatte, dass alles gut werden würde, wenn wir erst mal in Braunschweig wohnten, brachte meine negative Einstellung zur Weißglut. Er hatte nie gefragt, wie es uns mit dem Umzug ging oder damit, dass wir all unsere Freunde hinter uns lassen mussten. Über Gefühle oder Ängste hatten mein Vater und ich uns nie viel ausgetauscht, und das sollte sich auch erst sehr viel später ändern. Zwar gab er sich Mühe, mein Verhalten und meine anhaltende Negativität zu verstehen, letztendlich wusste er jedoch nicht damit umzugehen.

Anfang Oktober fuhr ich für drei Tage nach Berlin, um Jonas zu besuchen, und mir ging es an diesen Tagen so gut wie schon lange nicht mehr. Ich blendete aus, dass sich unterdessen nichts ändern würde und ich nach dem Wochenende natürlich zurück nach Braunschweig musste, und genoss, dass endlich alles war wie früher. Ich aß sogar wie früher.

Seit wir uns kannten, hatten Jonas und ich uns nie so lange nicht gesehen, und wir fielen uns in die Arme, kaum dass ich aus dem Zug gestiegen war.

„Endlich!", ich machte mich von ihm los. „Ich hab dich so vermisst. Braunschweig ist furchtbar."

„Hier ist es auch nicht grad toll ohne dich", antwortete er und nahm mir eine meiner Taschen ab. Wir setzten uns zu Subway, holten uns ein Sandwich, Kekse und Softdrinks, und das erste Mal seit Monaten dachte ich nicht ununterbrochen an Kalorien und Gewicht. Während ich Jonas davon erzählte, wie unwohl ich mich in Braunschweig fühlte, in der Schule, bei meinen Eltern, genoss ich es, zum ersten Mal seit Monaten wieder all die verschiedenen Aromen des Essens zu schmecken. Es war himmlisch – als hätte ich vergessen, wie lecker und vielfältig Essen sein konnte.

„Du hast abgenommen“, bemerkte Jonas später, als wir auf dem Weg zu ihm nach Hause waren.

„Ja, super, oder?“ Ich grinste ihn freudig an, glücklich, dass er es bemerkt hatte.

„Nein, ich finde, dass du vorher besser ausgesehen hast.“ Er zuckte mit den Achseln. „Du musst echt ein bisschen mehr essen.“

„Ich esse doch.“ Ich lachte und fügte in überzeugtem Tonfall hinzu: „Ich esse voll viel.“

„So siehst du aber halt nicht aus.“ Jonas musterte mich von oben bis unten. „Hör mal, lass den ganzen Scheiß mit Diät und abnehmen, okay? Das hast du echt nicht nötig. Ich hab keine Lust, dass du irgendwann magersüchtig wirst. Das wäre total bescheuert.“

Er sah ehrlich besorgt aus, und das rührte mich. Vielleicht hatte er ja recht, vielleicht sollte ich mehr essen ... Allerdings hatte ich überhaupt nicht das Gefühl, zu wenig zu essen, und dünn fand ich mich erst recht nicht.

„Keine Angst. Du kennst mich doch, für eine Magersucht esse ich viel zu gern.“ Ich umarmte ihn. „Mann, ich bin so froh, dass ich hier bin.“

Jonas nickte. „Ja, ich bin auch froh, dass du hier bist!“

Endlich war alles, wie es sein sollte. Wir saßen in Jonas’ Zimmer, er spielte Gitarre, und ich sang dazu. Wir hörten Lieder von *Green Day*, *30 Seconds To Mars* und *Linkin Park*, spielten draußen Fußball. Die Nächte verbrachten wir damit, zum hundertsten Mal die *Harry-Potter*-Filme anzusehen, und redeten die ganze Zeit. Wir gingen ins Kino und ins Einkaufszentrum, und als ich am Sonntagmorgen neben Jonas auf dem Bahnsteig stand, hatte ich nur einen einzigen Wunsch: von hier nicht wieder wegzumüssen.

Ich wollte in Berlin bleiben, wollte nicht, dass dieses Wochenende vorbei war, nicht in diesen blöden Zug steigen, der mich zurück nach *Braunschweig* bringen würde.

Kaum saß ich auf meinem Platz, verpuffte meine Hochstimmung der letzten Tage. Stattdessen brachen all die alten Gedanken über mich herein und mit voller Wucht das schlechte Gewissen: Ich hatte *viel zu viel* gegessen. Zu meinen Selbstvorwürfen gesellten sich Angst und Panik. Was, wenn ich zugenommen hatte? *Viel* zugenommen hatte?

Mit vor Schweiß kalter Stirn und zitternden Fingern kramte ich ein Blatt Papier und einen Stift aus meinem Rucksack und begann, hektisch zu notieren, was ich in den letzten Tagen gegessen hatte. Ich googelte die Nährwerte und begann beinahe zu weinen, als ich die Ergebnisse zusammengerechnet hatte. *Viel zu viel.* Wie konnte ich nur so maßlos gewesen sein? Wie konnte ich mich nur so überfressen haben?

Ein verbreitetes Vorurteil, Magersüchtige betreffend, ist, dass sie einfach aufhören zu essen. In manchen Fällen ist das so, jedoch keinesfalls in allen. Die meisten Magersüchtigen essen sehr wohl, nur eben sehr, sehr wenig. Außerdem neigen sie dazu, das Essen zu zelebrieren. Betont langsames Essen, ungewöhnliche Kombinationen von Nahrungsmitteln, Essen nach selbst erzwungenen Ritualen und starke Gewürze sind charakteristisch für die Essgewohnheiten vieler restriktiv Essgestörter.

Als ich mit dem Abnehmen begann, war es mir vor allem wichtig, dass niemand mitbekam, dass ich zu wenig aß, denn ich hatte Angst davor, dass man mir diese neugefundene Kontrolle wieder wegnahm. Zu hungern schützte mich in einer Weise, die ich erst später durchschaute, und ich wollte nicht, dass man mich dazu brachte zu essen, wollte nicht, dass die Leute sahen, wie ich mich in die Krankheit fallen ließ und sie mit offenen Armen begrüßte.

Ich merkte, wie sich mein Denken veränderte, und einem unterbewussten Teil von mir war wahrscheinlich klar, dass die in mir vorgehende Veränderung nicht gesund war.

So muss es sich anfühlen, eine Essstörung zu haben, dachte ich einmal, als ich angewidert den Käse von meinem Pausenbrot nahm und ihn in Gedanken zu meiner Liste verbotener Lebensmittel hinzufügte. Doch schnell schob ich den Einfall beiseite. Quatsch, Essstörungen hatten nur irgendwelche oberflächlichen Zicken, wohingegen ich einfach nur endlich die Kontrolle übernommen hatte. Und ich wollte nicht, dass mir irgendjemand dieses Gefühl nahm.

Und so aß ich, wenn wir abends zum Italiener gingen, die ganze Pizza, die ich sonst auch immer gegessen hatte. Neu war jedoch, dass ich an den Tagen davor und danach noch mehr Sport zu machen begann als sonst. Außerdem brauchte ich mit der Zeit immer länger, um meinen Teller zu leeren, krümelte auffällig viel und würzte jedes Essen mit unappetitlich viel Gewürzen (meist Chili) nach. Außerdem brauchte ich eine gewisse Zeit, um mich auf die Pizza „vorzubereiten“: Ich aß an dem vorangegangenen und darauffolgenden Tag kaum etwas und am Tag des Restaurantbesuchs so gut wie gar nichts, damit ich mir die Pizza „erlauben“ konnte. Und dennoch kämpfte ich anschließend mit einem schlechten Gewissen, das mich nachts wach hielt und tags meine Laune noch unerträglicher für alle machte.

Einem Teil von mir war schon recht bald klar, dass es nicht normal sein konnte, an den meisten Tagen höchstens 700 bis 800 Kalorien zu sich zu nehmen. Der andere Teil war stolz, dass mir das gelang, während um mich herum alle Welt jammerte, schon wieder zu viele Süßigkeiten gegessen zu haben, einfach nicht auf Schokolade verzichten zu können oder den Kaffee nicht ohne Zucker runterzukriegen. Der Lebensmittelmarkt mit seinen fetten und süßen Verführungen, gepaart mit dem überall propagierten schlanken Schönheitsideal, macht es einer Essgestörten sehr einfach, ein triumphierendes Gefühl zu empfinden, wenn ihr gelingt, worin alle anderen zu versagen scheinen: Verzicht. Und in meiner Wut war dieser Triumph das einzig Positive, das zu empfinden ich noch in der Lage war. Die Freude darüber, dass ich endlich etwas schaffte, woran viele verzweifeln. Das erleichternde Gefühl, dass es nun endlich etwas gab, das ich konnte, etwas, worin ich offenbar so gut war, dass selbst mein Vater mir nur schwer Vorschläge machen konnte, wie ich noch besser hätte abnehmen können.

Um dem Hungergefühl entgegenzuwirken, suchte ich eine Ersatzbefriedigung, die an die Stelle der Nahrungsaufnahme treten konnte. Zu essen ist ein natürliches Bedürfnis des Körpers, und entzieht man es ihm, beginnt man, nur noch an Essen zu denken und über kaum etwas anderes zu reden. Ich ging ständig in den Supermarkt und kaufte stapelweise Lebensmittel, die ich nicht essen würde, jedoch in meinem Zimmer bunkerte, damit, falls ich wider Erwarten doch mal etwas zu mir nehmen wollen würde, dann genau das da war, worauf ich Lust hatte. Obendrein war es ein tägliches Hochgefühl, Kekse, Gummibärchen, Schokolade, Chips um mich zu haben, aber nicht zu verzehren, was mir mit Leichtigkeit gelang. Anstatt zu essen, blätterte ich stundenlang in Kochbüchern, betrachtete Bilder von Kuchen, Pizza und Pasta und redete mir mit der Zeit erfolgreich ein, mehr bräuchte ich nicht, um satt zu werden.

Ich merkte, dass ich mich immer mehr veränderte, schwächer wurde und an nichts mehr Spaß hatte, mich weiter vor Gleichaltrigen zurückzog, meine Hobbys vernachlässigte und mich ausschließlich mit Essen beschäftigte. Trotz dieser Beobachtung gelang es mir nicht, zu einem normalen Umgang mit Essen zurückzukehren. Meine Gefühle, mein schlechtes Gewissen und meine Angst vor dem Essen und dem Zunehmen und vor all dem, was dann mit mir passieren würde, obwohl ich nicht hätte sagen können, was dies sein sollte, gaben mir die feste Überzeugung, dass es besser war, wenn ich nicht aß.

So war es auch diesmal. Als ich aus dem Zug stieg, wartete meine Mutter auf mich. Wir fuhren nach Hause, und schon im Auto begannen wir, uns zu streiten. Sie erzählte mir, dass mein Vater im Fitnessstudio war.

„Wann kommt er wieder?" Ich starrte missgelaunt aus dem Fenster. Es regnete. *Passt zu meiner Stimmung*, dachte ich.

„Weiß ich nicht. Irgendwann gegen Abend, denke ich. Er will noch in die Sauna."

„Ah", machte ich und fügte nach einer kurzen Pause hinzu: „Wir sehen ihn keinen Deut öfter als in Berlin. Da hätten wir genauso gut einfach dableiben können. Er ist eh nur am Arbeiten, und wenn er nicht arbeitet, geht er laufen oder ins Fitnessstudio. Aber uns hierherholen!"

Meine Mutter seufzte. „In Berlin hatten wir gar kein richtiges Familienleben mehr. Jetzt schon. Wir sehen ihn morgens und abends und ..."

„Wo er sich an den Schreibtisch setzt und weiterarbeitet wegen seinem Ach-so-wichtigen-Job", unterbrach ich sie. „Hier ist es beschissen. Ich will zurück nach Berlin."

Meine Mutter schüttelte den Kopf. „Laura, es reicht allmählich. Wir haben darüber schon hundertmal geredet. Du versuchst ja nicht einmal, dich hier einzuleben."

„Da hast du recht, das will ich nämlich gar nicht. Weil ich es hier hasse! Ich hasse es! Und ich möchte weg!"

Wir bogen in unsere Straße ein. Obwohl ich spürte, wie meine

Mutter wütend wurde, ließ ich nicht locker. „Und alles nur wegen Papa und seinem beschissenen Job, der ihm wichtiger ist als alles andere. Wir sind ihm voll egal."

Meine Mutter parkte ein und wandte sich dann zu mir um. „Jetzt reiß dich mal zusammen, und hör auf, deinem Vater so etwas zu unterstellen. Du weißt ganz genau, dass das nicht stimmt."

Ihre Stimme bebte vor Zorn.

„Du denkst immer nur an dich. Dass wir alle froh sind, wieder zusammen zu sein, ist dir total egal. Hauptsache, du bekommst deinen Willen." Sie holte tief Luft. „Ich wollte hierherziehen, Daniel auch. Wir wollten alle endlich wieder eine richtige Familie sein. Nur du nicht. Wenn du das alles nicht brauchst, gut und schön, aber wir sind nun mal zu viert. Außerdem habe ich genauso wie Papa beschlossen, dass wir umziehen."

„Schön", fauchte ich, „dann bist du eben auch schuld! Und Daniel sagt nur, dass es ihm hier gefällt, weil ihr das hören wollt! Er sagt immer, was ihr hören wollt ..."

Ich redete mich in Rage. Ich wusste, dass ich unfair zu meiner Mutter war, die sich mit dem Umzug bestimmt nicht leichtgetan hatte, aber das war mir egal.

„Laura, ich warne dich ..."

„Mir doch egal." Ich stieß die Autotür auf. „Mir ist alles egal!"

Kaum hatte ich unsere Wohnung betreten, stürmte ich ins Badezimmer.

„Was ist denn mit dir los?", hörte ich meinen Bruder fragen, der aus seinem Zimmer in den Flur gekommen war, um mich zu begrüßen.

Ich warf ihm die Tür vor der Nase zu, schloss ab und stellte mich auf die Waage. Als ich die Zahl aufflimmern sah, schluchzte ich laut auf. 57,8 Kilogramm. Fast 58 Kilogramm. Das hatte ich davon. Ich hatte mich die letzten Tage gehen lassen, nicht aufgepasst, war maßlos gewesen.

Hatte ich mir eingeredet, dass wegen zwei schöner Tage alles wieder gut würde? Ha! Ich dumme Kuh, wo ich doch wusste, dass jeder Genuss bezahlt werden musste. *Dumm. Dumm. Dumm. Dumm und* fett. Fett *und dumm.*

Ich schlüpfte zurück in meine Klamotten, riss die Tür auf und stürmte, ohne auf meine Mutter und meinen Bruder zu achten, in mein Zimmer. Dort warf ich mich aufs Bett und weinte stundenlang. Vor dem Fenster brach die Dämmerung herein und tauchte mein Zimmer in Dunkelheit, doch ich blieb liegen und achtete nicht auf die Schwärze, die in den Raum kroch und meine Gedanken verfinsterte, lauschte dem konstanten Pochen jener quälenden Frage: *Wie hast du dich nur so gehen lassen können? Wie hast du dich nur so gehen lassen können?* Ich vergrub mein Gesicht in meinem Kopfkissen, während ich auf die kleine, fiese Stimme in meinem Kopf lauschte. *Du bist ekelhaft. Wie konntest du dich nur so gehen lassen? Schämst du dich nicht?*

Ich hatte jegliches Zeitgefühl verloren, als es schließlich an meine Zimmertür klopfte.

„Laura?" Meine Mutter trat herein und blieb stehen. „Du liegst ja im Dunkeln." Sie schaltete das Licht ein, trat ans Bett und setzte sich zu mir. Ich ignorierte sie.

„Warum weinst du denn?" Sie seufzte und fuhr mir mit den Fingern durchs Haar. Ich stieß sie weg.

„Weil mein Leben den Bach runtergeht."

„Dein Leben geht nicht den Bach runter. Du hast dich hier einfach noch nicht eingelebt. Erinnere dich daran, wie lange du dafür gebraucht hast, als wir nach Berlin gezogen sind. Das kommt alles noch. Man braucht seine Zeit, um an einem neuen Ort anzukommen."

Ich schnaubte. „Hier werde ich mich nie einleben. Ich hasse es hier und werde es immer hassen. Ich hab euch von Anfang an gesagt, dass ich nicht nach Braunschweig möchte.“ Ich wischte mir die Tränen von der Wange und vermied es, meine Mutter anzusehen. Ich wollte mich nicht beruhigen. Ich wollte wütend sein.

„Mit der Einstellung wird das nie etwas.“ Meine Mutter stand auf. „Ich gehe morgen früh einkaufen. Soll ich dir etwas Bestimmtes mitbringen? Für die Fahrt zu Oma und Opa? Schokolade? Ein Sandwich?“

Richtig. Das Wochenende in Berlin war der wunderbare Auftakt zu den Herbstferien gewesen, und nun standen noch ein paar Tage bei meinen Großeltern auf dem Programm. Früher hätte ich mich darauf gefreut, nun stellte ich fest, dass es mir gleichgültig war. Alles war mir gleichgültig.

„Ich brauche nichts.“

„Frühstückst du zu Hause?“

„Nein, ich esse nichts vor zwölf.“

„Dann nimmst du etwas mit. Ich kann dir unterwegs ein belegtes Brötchen kaufen, oder so was. Daniel und ich holen uns auch eins, dann muss ich auch gar nicht mehr einkaufen.“

„Ich esse kein belegtes Brötchen. Weißt du, wie viele Kalorien das hat?“

„Laura, du isst etwas. Keine Diskussion.“

„Das ist meine Sache.“

„Nein, ist es nicht. Bitte iss etwas.“

Genervt vergrub ich meinen Kopf wieder im Kissen. „Ich bin fett genug. Warum willst du, dass ich noch fetter werde?“

„Du weißt, dass das Quatsch ist? Du hast doch schon abgenommen – schau mal in den Spiegel. Weißt du, man kann es auch übertreiben mit einer Diät.“ Meine Mutter klang nun besorgt. „Wie viel hast du eigentlich abgenommen?“

Ich seufzte. „Nicht viel, Mama. Ich hab sogar schon wieder zugenommen. Und nein, ich übertreibe ganz bestimmt nicht. Alle sind dünner als ich!“ Ich sah auf meine Hände herab. „Aber meinetwegen, bring mir halt irgendwas mit. Hol mir getrocknete Tomaten, oder so.“

„Das ist doch nichts Anständiges!“

„Das reicht mir, okay? Einfach das oder gar nichts. Und jetzt würde ich gern schlafen! Gute Nacht.“ Aus den Augenwinkeln sah ich, wie meine Mutter den Kopf schüttelte.

„Gute Nacht“, brummte sie. „Aber zügele deinen Ton etwas. Ich bin deine Zänkereien nämlich allmählich leid.“

Ich antwortete nicht, sondern starrte gegen die Wand neben meinem Bett und wartete, bis ich die Zimmertür zufallen hörte. Dann setzte ich mir meine Kopfhörer auf und drehte die Musik auf, bis ich irgendwann einschlief.

Mitten in der Nacht wurde ich von einem beißenden Hungergefühl geweckt. Ich stierte in die Dunkelheit. Ich war so hungrig. Seit über 24 Stunden hatte ich nichts außer zwei dünnen Scheiben Brot gegessen. In mir breitete sich eine Mischung aus Stolz und grimmiger Genugtuung aus. Aber gleichzeitig biss der Hunger so heftig in meinen Magen, dass es wehtat. Ich knipste das Nachttischlicht an, stand auf und tapste durch die Dunkelheit in Richtung Küche. Es war still, und ich fühlte mich, als würde ich etwas Verbotenes tun. Ich öffnete den Kühlschrank. Schokolade, Käse, Milch, die Reste des Abendessens meiner Familie stapelten sich vor meinen Augen und ließen mir das Wasser im Mund zusammenlaufen.

Das alles könnte ich jetzt essen, schoss es mir durch den Kopf, und sofort schlug ich erschrocken die Kühlschranktür zu. Nein, das würde ich nicht tun. Ich schüttelte mich, als könnte ich den Gedanken und mein Hungergefühl auf diese Art loswerden. Langsam ging ich zurück in mein Zimmer und legte mich ins Bett. Verzweifelt versuchte ich, erneut einzuschlafen, aber es gelang mir nicht. Mein Magen knurrte, und meine Gedanken drehten sich um die Dinge, die in der Küche darauf warteten, gegessen zu werden.

Und wenn ich mir nur zwei Knäckebrote hole? Das hat doch kaum Kalorien.

Nein, ich hatte in den letzten Tagen so viel gegessen, das konnte ich mir jetzt echt nicht erlauben. Schließlich stand ich auf, lief in die Küche und trank so viel Wasser, bis sich ein unangenehmes Völlegefühl breitmachte. Dann ging ich zurück ins Bett. Mein Magen hatte aufgehört zu knurren.

Meine schlechte Laune legte sich nicht. Als ich am nächsten Morgen aufwachte, hatte ich kaum geschlafen, da ich immer wieder wach geworden war. Mein Leben fühlte sich so grau und trist an wie am Vorabend.

Eine Weile hielt ich die Augen zugepresst und redete mir ein, ich sei immer noch in Berlin. Ich läge in meinem alten Bett, in meinem alten Zimmer, und alles wäre so, wie es sein sollte. Es klopfte an der Tür.

„Laura? Bist du wach? Mama sagt, wir wollen in einer halben Stunde losfahren." Die Stimme meines Bruders. „Wenn sie vom Einkaufen zurückkommt, sollen wir fertig sein!"

Ich starrte missgelaunt an die Decke. Die Tür wurde aufgerissen.

„Laura? Es ist schon fast zwölf."

„Ja! Bleib draußen, Daniel! Ich hab dich gehört. Hau ab!"

Das Grinsen meines Bruders erlosch. „Du sollst endlich aufhören, so zickig zu sein. Das nervt total."

„Ich komme, okay? Kannst du jetzt bitte abhauen? Ich hab keinen Bock zu reden."

Mein Bruder schüttelte den Kopf und verließ mein Zimmer. Ich stand auf und ging ins Bad, stellte mich viermal auf die Waage. 57,7 Kilogramm. Weniger als gestern Abend, aber nach wie vor *zu viel, zu viel.* Während ich mich fertig machte, rechnete ich durch, was ich heute essen würde, und kam zu dem Schluss, dass mehr als ein paar getrocknete Tomaten und vielleicht eine Scheibe Toast zum Abendessen nicht drin waren.

Eine halbe Stunde später saßen wir im Auto auf dem Weg zu meinen Großeltern. Ich starrte aus dem Fenster. Es war ein typischer Herbsttag, trist und grau. Mein Vater war in Braunschweig geblieben, und die Stimmung zwischen mir, meinem Bruder und meiner Mutter war angespannt. Meine Mutter hatte mehrmals versucht, ein Gespräch in Gang zu bringen, das ich mit kurzen, einsilbigen Antworten immer wieder zum Stocken brachte. Wie üblich fuhren meine Gedanken Karussell. *Gewicht, Kalorien, Bewegung ... Gewicht, Kalorien, Bewegung ...* Fünf Stunden ohne Bewegung. Das war nicht gut, und ich begann, mit dem Fuß zu wippen. Besser als gar nichts. *Wenn ich nur könnte, würde ich jetzt ein leckeres belegtes Brötchen essen, mit viel Pesto, Tomate und Mozzarella. Aber natürlich werde ich das nicht tun, denn ich bin offensichtlich zu dick, um überhaupt irgendetwas essen zu dürfen.*

Es war 13:30 Uhr, als ich mir schließlich gestattete, wenigstens ein paar getrocknete Tomaten zu mir zu nehmen.

„Mama?"

„Ja?"

„Wo hast du die getrockneten Tomaten?"

„Den Proviant habe ich in meine Handtasche getan, schau da mal nach. Ich glaube, da sind die auch drin."

Ich nahm die Handtasche meiner Mutter, die zwischen meinen Füßen stand, und wühlte darin herum. Gummibärchen, Brote, Äpfel ... keine Tomaten.

„Mama, die sind hier nicht drin." Ich spürte, wie ich panisch wurde. „Wo hast du sie hingetan? Ich brauche die jetzt."

Im Rückspiegel sah ich, wie meine Mutter die Stirn runzelte, bevor sie einen Seufzer ausstieß. „Dann habe ich sie wohl vergessen. Du ..."

„Was?" Ich spürte, wie die Stimme in meinem Kopf wütend zu schreien begann. „Warum? Du weißt doch, dass ich nichts anderes esse."

„Ach was, nimm dir eine Scheibe Brot oder einen Apfel, das wird dich nicht umbringen."

„Vergiss es", fauchte ich, „dann esse ich gar nichts. Überhaupt nichts."

Die Stimmung im Auto sank rapide. Meine Mutter kniff die Augen zusammen. „Du isst. Und wenn wir an der nächsten Tankstelle halten und ich dir irgendeine Brezel oder ein Brötchen kaufe. Ich habe dein Theater langsam satt. Hör auf mit diesem Affentanz ums Essen."

In meinem Kopf drehten sich die Gedanken. *Hey, siehst du? Das ist Schicksal. Das Schicksal wollte, dass sie sie vergisst. Niemand will, dass du isst. Weil alle sehen, wie* fett *und verfressen du bist. Sogar für Tomaten bist du zu* fett.

Ich starrte aus dem Fenster und sagte entschlossen: „Ich esse nichts! Keinen Bissen. *Du* hast die Tomaten vergessen. Das ist also dein Problem, nicht meins. Ich muss nichts essen. Ich wollte nicht mal essen. Das habe ich dir gestern gesagt, und die dummen Tomaten habe ich mir ja nur deinetwegen bestellt." Plötzlich fühlte ich mich wie fremdgesteuert. Wieso hörte ich eigentlich nicht komplett auf zu essen? Wieso strengte ich mich überhaupt an? Alles sinnlos.

„Pass mal auf, ich habe mich heute Morgen um alles gekümmert, das Haus aufgeräumt, das Auto gepackt, Proviant eingekauft. Und ja, ich habe dieses ekelige Tomatenzeug vergessen, tut mir leid. Das ist aber noch lange kein Grund, so einen Aufriss deswegen zu machen. Weißt du, Laura, deine Launen gehen mir mittlerweile wirklich auf den Keks. Wenn du nur noch Dinge isst, die sonst niemandem einfallen, dann musst du dich künftig eben selbst darum kümmern." Die Stimme meiner Mutter zitterte vor Mühe, ruhig zu bleiben.

Ich starrte weiter aus dem Fenster. „Ich denke nicht daran, Essen mitzunehmen, nur weil du das willst. Ich brauche kein Essen und will keins. Und heute esse ich auch nichts mehr. Vielleicht nehme ich dann ja *endlich* mal ab." Meine Stimme wurde immer schriller.

„Du isst doch sowieso kaum noch was." Meine Mutter stockte. „Und wirst von Tag zu Tag weniger. Das ist nicht mehr normal, wie du an deinem Essen rumknabberst. Was wiegst du eigentlich noch?"

„Zu viel."

„So!" Meine Mutter hieb mit der Hand aufs Lenkrad. „Das reicht. Ich will, dass du jetzt etwas isst. Ich fahre hier ab." Sie setzte den Blinker.

„Nein!", brüllte ich, während ich panisch beobachtete, wie meine Mutter die nächste Abfahrt nahm. Mein Bruder, der bis eben geschlafen hatte, schreckte auf.

„Ich habe keine Lust mehr!" Meine Mutter wurde mit jedem Wort lauter. „Dein Rumgezicke, dein Nicht-Essen, deine Anschuldigungen, dein ständiges Gerede über Essen und Kalorien. Anstatt immer nur davon zu reden, kannst du es einfach *essen*. Vom Drüberreden wird man nicht satt. Alle Menschen essen!"

„Was'n los?", nuschelte Daniel von hinten.

„Laura und ihr Essen. Das ist los!“ Meine Mutter brachte wütend das Auto zum Stehen und sah mich finster an. „Los, aussteigen!“

Ich heulte mittlerweile. „Nein! Du kannst mich nicht dazu zwingen!“

„O doch, das kann ich. Steig jetzt aus, du kannst dir aussuchen, was immer du willst. Aber iss!“

Ich schüttelte den Kopf und stierte aus dem Fenster. Ich würde nicht aussteigen. Ich würde nichts essen.

„Laura“, mischte sich Daniel ein. „Bitte. Iss doch einfach irgendwas. Das ist doch nichts Schlimmes!“

„Ich will aber nicht *fett* werden!“, heulte ich.

„Bist du ja auch nicht“, entgegnete Daniel, während meine Mutter mit Tränen in den Augen vor sich hin starrte.

„Bin ich wohl! Ich kann sehen. Ihr müsst mich nicht anlügen!“

Mein Bruder resignierte. „Ja, okay, dann bist du eben fett und, bitte schön, dann iss nix! Wenn du unbedingt willst.“

Meine Mutter startete den Motor.

„Was machst du?“, fragten Daniel und ich gleichzeitig, und ich beobachtete erleichtert, wie sie den Wagen in Richtung Autobahn steuerte.

„Ich spiele dieses Theater nicht länger mit!“

Ich sah, dass sie auffällig oft blinzelte, und wandte mich ab, um das schlechte Gewissen zu ignorieren, das in mir hochkroch. Ich benahm mich wirklich wie die letzte Zicke, aber was blieb mir übrig, wenn sie nicht verstanden, dass ich nicht essen *durfte*?

„Ich schaue dir nicht dabei zu, wie du abmagerst.“ Der Zorn meiner Mutter schien verpufft, und sie murmelte vor sich hin wie zu sich selbst. Vielleicht hätte mich das erschrecken sollen, doch alles, was ich spürte, war die Erleichterung darüber, nicht essen zu müssen.

„Was ist denn dein Ziel?", fuhr meine Mutter fort. „Willst du magersüchtig werden? Während wir bei Oma und Opa sind, isst du mehr, das ist deine letzte Chance – oder ich fahre, sobald wir wieder in Braunschweig sind, mit dir zum nächsten Arzt."

Ich hielt mir die Ohren zu. Ich wollte nichts hören, nichts sehen, nichts fühlen, mit niemandem reden. Ich wollte einfach nur weg. Raus aus diesem Auto. Weg von hier. Wollte, dass alles aufhörte. Wünschte mir, einfach zu verschwinden.

• • •

2012, Biologieunterricht der siebten Klasse: Damals, noch in Berlin, standen die Themen „Ernährung" und „Essstörungen" auf dem Lehrplan. Wir sollten in Zweiergruppen Broschüren erstellen, die Auskunft über Magersucht, „Bulimie" und „Binge Eating" gaben. Ich war zwölf Jahre alt und hatte bereits das Gefühl, zu *fett* zu sein. Erst vor Kurzem war ich auf die weiterführende Schule gewechselt und hatte die ersten Wochen wegen einer Erkrankung verpasst, und auch in den nächsten Wochen fehlte ich regelmäßig im Unterricht, weil mein Immunsystem geschwächt war und ich ständig krank wurde. So fand ich nie wirklich in die Klassengemeinschaft hinein und blieb Außenseiterin. Ein paar Jungs aus meinem Jahrgang machten sich lustig über mich, und die Mädchen wollten in der Pause nichts mit mir zu tun haben. Sie bezeichneten mich als „Emo", weil ich angefangen hatte, größtenteils schwarze Klamotten zu tragen, und andere Musik hörte als die meisten. Ich hatte zwar zwei oder drei Freunde in meiner Klasse, die meisten meiner Mitschüler ignorierten mich jedoch oder nahmen nur Notiz von mir, um abwertende Kommentare loszuwerden.

Meine Psychologen gehen davon aus, dass ich bereits in dieser

Zeit begann, Depressionen zu entwickeln, die später in der Essstörung enden sollten. Ich litt darunter, meinen Vater nur an den Wochenenden zu sehen, genauso wie unter seinen Wutanfällen, die sich zunehmend häuften. War ich nicht krank, bekam ich Bauchschmerzen, die endlose Besuche bei verschiedenen Ärzten zur Folge hatten, jedoch nie eine Diagnose brachten. Ich war niedergeschlagen, antriebslos und wurde immer unzufriedener mit meiner Figur.

Ich war schon immer selbstkritisch gewesen, hatte stets Fehler bei mir gesucht und gefunden und wurde wütend, wenn ich etwas nicht perfekt machte. In dieser Zeit nun wuchs sich diese Strenge zu einem ausgeprägten Selbsthass aus, der in meinen Gedanken kleben blieb und sie verseuchte. Mit selbstbewusstem Auftreten und scheinbarer Gleichgültigkeit überdeckte ich den Ekel, den ich vor mir selbst empfand, aber das traurige Ergebnis war nur, dass niemand sah, wie es in mir brodelte.

Als nun das Thema „Essstörungen" dran war, spürte ich eine seltsame Faszination. Freiwillig übernahm ich den Großteil der Arbeit, die für die Broschüre anfiel. Zu Hause klickte ich mich durch das Internet. Magersucht, Bulimie, Binge Eating ... Bei Google Pictures fand ich Bilder von dünnen Mädchen, die mit trotzigen Mienen ihren Apfel verweigern, die strahlend und superschlank am Strand stehen, in den Armen irgendeines durchtrainierten Jungen und umringt von einer Schar Freunde. Es gab auch abschreckende Bilder. Traurige Mädchen, die mit leerem Blick vor einer Toilette knien. Die blendete ich größtenteils aus und konzentrierte mich auf jene Fotos, die wunderschöne beliebte Topmodels zeigten, die mir entgegenstrahlten. Ich las, dass Magersüchtige kaum etwas aßen, dass sich all ihre Gedanken ausschließlich um Gewicht und Kalorien drehten, dass sie jedes Nahrungsmittel außer Gurken und Äpfel mieden. Ich las auch, dass der Ursprung der Magersucht zumeist nicht in dem Wunsch, dünn zu sein, lag, sondern in tief liegenden psychischen Problemen.

In meinem Kopf entwickelte sich das Stereotyp einer Magersüchtigen. Ein oberflächliches Mädchen, das dünn sein möchte, nur noch zwei Scheibchen Gurke pro Tag isst und durch ihren abgemagerten Körper Bewunderung und Aufmerksamkeit sucht. Auf der einen Seite fand ich dieses Bild abschreckend, auf der anderen Seite empfand ich eine tiefe Bewunderung. Wenn ich das nur ebenfalls könnte. Einfach nichts mehr essen. Mich und meinen Körper kontrollieren. Endlich die Macht über meinen Körper haben.

Ich suchte Parallelen zu mir selbst. Definitiv war ich nicht dünn. Ich aß auch nicht zu wenig. Auf einer Internetseite stieß ich darauf, dass viele Magersüchtige Kalorien zählten und sich übertrieben häufig wogen. Ich zählte Kalorien. Ich wog mich viermal am Tag. Ich hatte gedacht, das sei normal. Die Feststellung, dass es nicht so war, beunruhigte mich jedoch nicht, sondern verschaffte mir das unpassende Gefühl von Erleichterung.

Ich las, aber ich begriff nicht. Verstand nicht, was die Diagnose Anorexia nervosa bedeutet. Ich hatte nie Berührung mit psychischen Erkrankungen gehabt und keine Vorstellung davon, was es hieß, darunter zu leiden. Das lächelnde Mädchen am Strand, die wunderschönen Topmodels – sie vermitteln ein falsches Bild der Krankheit und vor allem die gefährliche Illusion, sie sei erstrebenswert und verspreche Erfolg. Es besticht uns mit dem Schönheitsideal einer kranken Gesellschaft. Doch in der Magersucht findet man sich nicht, man verliert sich. Man wird verrückt.

Letztendlich geht es nicht darum, dünn zu sein, denn das Abmagern ist nur ein Symptom der eigentlichen Krankheit, die sich im Kopf abspielt, und der Bedürfnisse und Ängste, die die Betroffenen zu verdrängen versuchen. Es geht um den Wunsch, Kontrolle und Sicherheit zu erlangen, perfekt zu werden, da wir uns versprechen, die Essstörung gäbe uns dies. Doch sie gibt uns gar nichts, und letztlich bleibt der Wunsch, gar nichts zu sein, einfach zu verschwinden.

Viele Mädchen und Jungen, die in die Krankheit abrutschen oder schon erkrankt sind, spüren eine Bewunderung und Ehrfurcht gegenüber dem Hungern und dem Magersein. Was andere Leute als Schwäche und als Krankheit erkennen, empfinden Essgestörte als Stärke.

Dementsprechend war nichts zu essen für mich Selbstbestätigung, ich fühlte mich für einen Moment lang stark und selbstbewusst. Denn nicht essen und abnehmen war etwas, das ich konnte.

Ich perfektionierte diese Fähigkeit, machte sie zu meinem einzigen Hobby und füllte mein Leben mit dieser verheißenden und gleichzeitig beängstigenden und vernichtenden Leere, die mich wie eine Droge berauschte. Ich verließ mich vollständig darauf. Hungerte und zählte Kalorien. Analysierte Lebensmittel, Makronährstoffe, Verträglichkeit und Ballaststoffgehalt, schrieb bis spät in die Nacht Kalorientabellen und suchte im Internet nach Bildern von Gerichten, die ich niemals essen würde. Ich tauschte alle Träume, Hoffnungen und Leidenschaften gegen eine Essstörung, die mir versprach, mir alles zu geben, mir letztendlich jedoch alles nahm.

All das verstand ich nicht, während ich meine Hausarbeit anfertigte. Ich saß da und fühlte eine erschreckende Faszination, die ich vor mir selbst leugnete. Noch am selben Nachmittag verbannte ich die Schokolade aus meinem Zimmer und ersetzte sie durch eine Packung Salzstangen. Statt süßer Cornflakes zum

Frühstück aß ich ab sofort Vollkornbrot. Mit einer Freundin begann ich eine Diät. Wir wollten beide vier Kilo abnehmen.

Vielleicht hätte die Magersucht hier schon die Oberhand gewonnen, hätte es nicht plötzlich eine Kehrtwende gegeben. Die Schule, in der ich mich bis dahin ausgeschlossen und allein gefühlt hatte, wurde erträglicher. Ich war zwar immer noch nicht sonderlich beliebt, hatte aber im Großen und Ganzen das Gefühl, angekommen zu sein. Gemeine Kommentare und Beschimpfungen reduzierten sich auf ein Minimum, und das Allerwichtigste: Ich fand endlich eine Clique. Eine Gruppe aus sechs Mädchen, mit denen ich die Pausen verbrachte und die füreinander einstanden. Ich wollte zwar weiterhin abnehmen, aber es war nicht mehr meine oberste Priorität. Ich vergaß das selbst auferlegte Süßigkeitenverbot und aß wieder Schokoriegel und Pizza.

Im Februar 2013 wurde ich 13 Jahre alt und malte mir das Leben als Teenager in den buntesten Farben aus. Ich verliebte mich in einen Jungen aus meinem Jahrgang, legte mich mit den Lehrern an und gründete zusammen mit Jonas eine Band, mit der wir uns dreimal pro Woche zur Probe trafen. Ich war überzeugt: Von nun würde es bergauf gehen.

Bis zu einem Sonntagabend Mitte März.

Wir saßen beim Abendessen, als meine Eltern das Gespräch zwischen meinem Bruder und mir durch einen Blickwechsel unterbrachen. Mein Vater räusperte sich. „Wir müssen euch etwas sagen."

Ich wandte den Blick vom Gesicht meines Bruders ab und legte den Kopf schief. „Ist irgendetwas passiert?"

„Nein, nein. Alles gut." Meine Mutter lächelte. „Wir haben nur etwas entschieden."

Daniel sah neugierig von einem zum anderen. „Was denn?"

„Haben wir im Lotto gewonnen?" Ich riss dramatisch die Augen auf, und Daniel kicherte. Mit der Antwort, die folgte, rechnete ich kein bisschen.

„Quatsch."

Mein Vater schüttelte den Kopf und grinste.

„Nein, wir haben entschieden, dass wir nicht länger hier wohnen bleiben. Ich lebe schon viel zu lange mehr oder weniger auf der Autobahn. – Wir werden nach Braunschweig ziehen."

Noch bevor die Worte in mein Bewusstsein drangen, hatte ich das Gefühl, dass in meinem Inneren etwas zu fallen begann. Ich schnappte nach Luft, während meine Gedanken im Kreis wirbelten. Ich starrte auf die lächelnden Gesichter meiner Eltern und hörte die Stimme meines Bruders wie durch einen dicken Nebel zu mir herüberwabern.

„Ja! Das ist okay! Wir sind dann ja alle immer noch zusammen, oder? Und wir sehen Papa dann öfter. Finde ich gut."

Meine Eltern lächelten noch breiter, und mein Vater wuschelte Daniel durchs Haar. Dann sahen sie mich an. Ich ließ meine Gabel fallen.

„Ist das euer Ernst? Einfach so? Beschlossene Sache? Ohne das mit uns abzuklären?"

Ihr Lächeln erlosch, als hätte ich eine Kerze ausgeblasen.

„Wir klären es doch gerade mit euch ab", sagte mein Vater mit gerunzelter Stirn. „Wir haben es euch mitgeteilt. Ihr macht das Schuljahr hier noch zu Ende, und im Sommer ziehen wir um. Wir halten das für den richtigen Schritt. Ich möchte nicht länger pendeln, sondern euch jeden Tag bei mir haben."

Meine Mutter bekräftigte seine Worte durch ein zustimmendes Nicken.

Ich verschränkte die Arme vor der Brust und lehnte mich auf meinem Stuhl zurück. Ich war so wütend, dass es mir schwerfiel, ruhig zu bleiben, als ich entgegnete: „Und *ich möchte nicht* umziehen. Wenn ihr es uns *mitteilt*, habt ihr es ohne uns *beschlossen*. Ihr könnt das nicht einfach so bestimmen. Ich komme nicht mit."

Mein Vater funkelte mich an. Die Temperatur am Tisch sank um einige Grade. „Doch, wir können." Auch er bemühte sich sichtlich, ruhig zu bleiben. „Und du kommst mit, ob du willst oder nicht."

„Nein." Ich starrte von ihm zu meiner Mutter. „Ich komme nicht mit!"

Mein Vater war schon immer schnell laut geworden, doch in den Jahren, in denen er zwischen Berlin und Braunschweig gependelt war, hatte sich diese Eigenschaft verschärft. Zweimal Widerworte geben war eindeutig zweimal zu viel. Er funkelte mich wütend an.

„Und ob du das tun wirst!"

Daniel zuckte neben mir zusammen, und meine Mutter zischte:

„Nicht so schreien!"

Mein Vater atmete tief ein und drosselte sein Brüllen zu einem Knurren. „Du wirst deinen Egoismus beiseiteschieben und ausnahmsweise mal an andere denken. Es dreht sich nicht die ganze Welt um dich! Du ruinierst uns den ganzen Abend!"

„Ihr habt mir auch den Abend versaut!"

„Geh auf dein Zimmer. Dein Rumgezicke brauchen wir hier nicht."

Ich blieb sitzen, erwiderte seinen wütenden Blick.

„Geh. Auf. Dein. Zimmer." Er wurde wieder lauter.

Wortlos stieß ich den Stuhl zurück, rauschte aus der Küche und stampfte die Treppen hoch.

„Wehe, du knallst die Tür!", brüllte mein Vater von unten.

Ich verharrte kurz, hörte die leiseren Stimmen meiner Mutter und meines Bruders, bevor ich durch meine Zimmertür trat und sie, so leise ich konnte, schloss. Dann drehte ich den Schlüssel herum.

• • •

Es war bereits früher Abend, als wir das kleine Dorf erreichten, in dem meine Großeltern lebten. Meine Mutter parkte das Auto. Schweigend luden wir unsere Taschen aus. Während der ganzen Fahrt hatten wir nicht mehr miteinander gesprochen. Mein Bruder hatte noch zweimal einen schwachen Versuch unternommen, mich zum Essen zu bewegen, indem er mir Schokolade und Apfelstücke über die Sitzlehne in den vorderen Teil des Autos schob, aber ich hatte ihm beides wortlos zurückgereicht, bis er schließlich resignierte.

Meine Oma öffnete die Tür. Ich gab mir Mühe, so zu tun wie immer, auch wenn ich darauf wartete, dass jemandem auffiel, wie viel ich abgenommen hatte, um endlich zu hören, dass ich so viel besser aussah als zuvor. Nichts. In mir wuchs die Angst, dass meine Großeltern vielleicht deshalb nichts sagten, weil ihnen nichts auffiel. Weil ich gar nicht *so* viel abgenommen hatte. Weil ich immer noch *fett* war.

Erst als wir uns irgendwann im Wohnzimmer versammelten, kam mein Essverhalten doch zur Sprache. Jedoch anders, als ich es mir gewünscht hatte. Meine Mutter und Daniel saßen zusammen auf der Couch, und ich lümmelte mich in einem Sessel, als mein Opa hereinkam. Er begrüßte meine Mutter und meinen Bruder und kam schließlich zu mir.

„Na?“ Er umarmte mich und beäugte mich dann misstrauisch von oben bis unten. „Hab dich erst gar nicht gesehen. Du verschwindest ja in dem Sessel. Kriegst du zu Hause nichts zu essen?“

Ich unterdrückte ein Grinsen. Ich freute mich, dass er meinen Gewichtsverlust bemerkt hatte. „Hallo, Opa. Klar bekomme ich etwas zu essen, ich mache nur ein bisschen Diät."

Im Hintergrund schnaubte meine Mutter. „Sie isst nix mehr außer getrockneten Tomaten, Gurken und Magerquark. Und ihr zu sagen, dass sie dünn ist – damit machst du ihr das allergrößte Geschenk."

Ich funkelte sie wütend an. „Stimmt gar nicht."

Stirnrunzelnd setzte mein Opa sich. „Was soll denn das? Du bist wirklich viel zu dünn. Sieh zu, dass du wieder was auf die Rippen bekommst."

Ich setzte mich auf und schlug die Beine übereinander. „Ich nehme noch drei Kilo ab, und dann esse ich wieder ganz normal. Keine Sorge."

„Drei Kilo!" Meine Mutter schüttelte den Kopf und starrte in ihre Hände.

„Du spinnst ja", kommentierte Opa meine Aussage. „Du musst anständig essen, Kind."

Meine Mutter war mittlerweile erneut wütend geworden. „Ja, versuch du, es ihr zu erklären. Ich hab mir schon den Mund fusselig geredet – aber egal, was ich sage oder ihr anbiete: Sie macht weiter mit ihrer komischen Diät."

„Das ist keine komische Diät!", rief ich.

Meine Oma trat durch die Tür. „Was ist denn hier los?"

„Laura isst nicht!", meldete Daniel sich zu Wort und rückte etwas zur Seite, damit Oma sich zu ihm und meiner Mutter setzen konnte.

„Ach was?" Sie sah zu mir herüber. „Du isst doch, oder?"

„Ja."

Ich starrte genervt auf den Fußboden. So hatte ich mir das nicht vorgestellt. Konnten nicht alle endlich aufhören, an mir rumzunörgeln? „Ich esse. Aber halt gesund, und ich nehme dabei ein bisschen ab."

„Seht ihr!" Meine Oma nickte verständnisvoll. „Alles gut. Und jetzt hast du abgenommen, und wir können heute Abend schön zusammen essen. Ich mache eine Gemüsepfanne mit Nudeln. Was hältst du davon?"

„Das esse ich nicht." Ich starrte in die Luft und wünschte, ich wäre irgendwo anders.

Meine Mutter stieß ein lautes, falsches Lachen aus. „Sag ich doch. Sie isst nicht."

Ich sah kurz zu ihr hinüber und gleich wieder weg, als ich beschämt feststellte, dass sie mittlerweile leise weinte. Daniel hatte sie in den Arm genommen. Meine Großeltern blickten hilflos zwischen uns dreien hin und her. Einen kurzen Moment schwiegen wir alle, doch schließlich sagte meine Mutter laut: „Du isst. Du wirst heute Abend etwas essen, sonst bekommen wir beide Ärger, und ich fahre dich noch heute Abend zum Arzt. Es geht nicht, dass du den ganzen Tag hungerst. Du steigerst dich da total in etwas rein, und ich werde das nicht länger mit ansehen."

„Ich. Esse. Nichts."

„Du isst! Und wenn ich dich füttern muss!"

Ich beobachtete das Feuer im Kamin. Mein Kopf fühlte sich heiß an. Die Stimme, die schon die ganze Zeit über leise in meinem Kopf Anweisungen geflüstert hatte, lullte mich ein, und zum ersten Mal hatte ich das Gefühl, dass sie tatsächlich anwesend war, mich unterstützte, mir die Hand hielt und mir den Weg wies. Ana, die Magersucht, wie viele Betroffene ihre Krankheit nennen, in dem Gefühl, sie sei eine Freundin, nahm Gestalt an. Und ich griff dankbar nach ihrer Hand und vertraute leichtgläubig ihren Lügen.

„Ach, komm." Meine Oma hatte sich offenbar zum Ziel gesetzt, unseren Streit zu beenden, und sagte in versöhnlichem Ton: „Ich koche jetzt, und dann isst du ein bisschen. Wir schauen, dass es nur eine ganz kleine Portion ist. Ein paar Nudeln, und sonst ist das doch eh nur Gemüse. Das hat alles keine Kalorien, und du nimmst davon nichts zu. So, und nun beruhigen sich alle mal."

Letztlich kam es genau so. Nachdem sie eine halbe Stunde lang gewerkelt hatte, bis sich irgendwann ein verführerischer Duft nach Rahmsoße im Haus ausbreitete, rief uns meine Oma in die Küche, wo ich mir vorsichtig zehn Nudeln und etwas Gemüse auf den Teller legte. Die Soße ließ ich weg und begnügte mich damit, mir den herrlichen, einzigartigen Geschmack eines meiner früheren Lieblingsgerichte ins Gedächtnis zu rufen und mir einzureden, dies sei in etwa dasselbe, als wenn ich es tatsächlich essen würde.

Meine Mutter und mein Opa beäugten meinen fast leeren Teller missbilligend, während ich, unter der Beobachtung von vier Augenpaaren, langsam zu essen begann. Kaum war ich fertig, sprang ich auf, stellte den Teller in die Spüle und lief ins Badezimmer, wo ich mich ein Dutzend Mal auf die Waage stellte (die das Gleiche anzeigte wie vor dem Essen) und minutenlang im Spiegel begutachtete. Schließlich ließ ich mich verzweifelt und unzufrieden auf den Badewannenrand sinken. Warum sah nur niemand, wie unfassbar dick ich war? Warum verstanden sie nicht, dass ich abnehmen *musste*? Es klopfte an der Tür.

„Mama sagt, wenn du jetzt brichst, haben wir ein großes Problem!" Daniel.

„Ich breche nicht", rief ich wütend, obwohl die Idee ziemlich gut klang.

„Dann mach mal auf", rief Daniel zurück. Ich tat ihm den Gefallen, und er kam herein und sah mich stirnrunzelnd an. „Du bist wirklich komisch zurzeit."

„Danke. Das lasst ihr mich seit Stunden spüren.“

„Wir machen uns alle Sorgen, weil es doch eigentlich normal ist, etwas zu essen. Und bevor du jetzt sagst, dass du dick bist: Bist du nicht. Du bist dünn. Und wenn du noch mehr abnimmst, dann ist bald außer Knochen nichts mehr übrig.“

Die ungewöhnliche Empathie meines gerade mal elf Jahre alten Bruders hätte mich überraschen oder zumindest stutzig machen sollen, genauso die verständige Art, mit der er argumentierte. In den nächsten Jahren würde er immer wieder versuchen zu vermitteln und mir mit Verständnis entgegenkommen in der Hoffnung, mir so die Augen zu öffnen. Doch damals, auf dem Badewannenrand meiner Großeltern sitzend, und noch so oft danach, war ich unfähig, sein Angebot anzunehmen – geschweige denn, es überhaupt als solches zu erkennen.

„Ich finde nicht, dass ich dünn bin, und mich nervt es, dass jeder auf mich einredet“, erwiderte ich schließlich. „Und das ist nicht deine Aufgabe, Daniel. Mach dir mal keine Sorgen.“ Ich seufzte und wuschelte ihm durch die Haare. „Mir geht es gut, okay?“

Daniel sah mich ungläubig an. „Klar mache ich mir Sorgen. Du bist meine Schwester. Und du wirkst nicht, als ob es dir gut geht.“ Er machte eine kurze Pause und fragte dann: „Wollen wir noch was spielen? Die andern gucken fern.“

Ich schüttelte müde den Kopf. „Nein, ich gehe ins Bett. Ich will einfach schlafen.“

Ich lag die halbe Nacht lang wach. Irgendwann begann ich, Sit-ups und Liegestütze zu machen, um mir die wenigen Nudeln vom Abendessen abzutrainieren. Ein paar Stunden später schlief ich endlich ein.

Als ich am nächsten Morgen aufwachte, saß meine Mutter an meinem Bett. Dunkle Augenringe lagen wie Schatten auf ihrem

Gesicht, sie wirkte unendlich müde. Wahrscheinlich hatte sie nicht mehr geschlafen als ich.

„Morgen." Ich sah sie erwartungsvoll an und war mir nicht sicher, ob ich genervt oder entschuldigend klingen sollte.

„Laura, das geht so nicht weiter." Meine Mutter sprach ruhig, aber ihre Mundwinkel zuckten, und ihre Augen schauten mich traurig an. „Du kannst nicht so wenig essen. Ich habe mich gestern noch ein bisschen informiert. Als Teenager im Wachstum brauchst du über zweitausend Kalorien am Tag, aber du isst nicht mal tausend. Wahrscheinlich nicht mal fünfhundert. Das ist gefährlich."

Ich schwieg.

„Ich mache mir wirklich Sorgen." Meine Mutter senkte den Blick und starrte auf ihre Hände hinab. „Wenn das irgendwas mit dem Umzug zu tun hat – wir können über alles reden, aber bitte steigere dich nicht weiter in dieses Nicht-Essen hinein, sonst müssen wir wirklich zum Arzt gehen."

„Müssen wir nicht", sagte ich schnell. „Mama, ich kann nicht einfach wieder essen." Ich überlegte kurz, entschied mich schließlich für die Wahrheit und murmelte: „Wenn ich nicht esse, geht es mir gut, sonst geht es mir schlecht. Deswegen will ich nicht essen. Ich halte es nicht aus, wenn es mir ständig schlecht geht." Ich spürte, wie mir eine Träne über die Wange lief, und sah in das Gesicht meiner Mutter.

Sie hatte die Stirn in tiefe Falten gelegt und wirkte ernsthaft besorgt. „Aber das ist doch keine Lösung! Einfach mit dem Essen aufzuhören!"

Sie nahm mich in den Arm, und plötzlich begann ich, richtig zu weinen. „Ich will nicht in Braunschweig bleiben. Ich vermisse Jonas und meine anderen Freunde. Und ich hasse meine Schule, und Papa ist eh nie da, und ich will das alles so nicht mehr."

Meine Mutter seufzte. „Das ist doch nur eine Phase, Laura. Das Leben kann nicht immer nur toll sein. Jetzt ist es schwer, aber wenn du dich erst mal in Braunschweig eingelebt hast, wird das schon. Es dauert, bis man neue Freunde findet; als wir nach Berlin gezogen sind, hat es doch auch geklappt. Und deine alten Freunde kannst du jederzeit besuchen. Gib dem Ganzen mehr Zeit, und versuche, dich darauf einzulassen. Gib Braunschweig eine Chance."

Ich machte mich los und starrte auf die gegenüberliegende Wand. *Sie versteht es nicht.*

„Du kannst mit mir über alles reden", versuchte meine Mutter es noch einmal. „Wir schaffen das gemeinsam, und in einem Jahr sieht die Welt ganz anders aus."

Ich wischte mir die Tränen aus dem Gesicht. „Ja", murmelte ich, „Ja, wahrscheinlich hast du recht."

Von nun an kontrollierte meine Mutter mein Essverhalten. Und was sie beobachtete, bestätigte ihren Verdacht, dass mit mir etwas nicht stimmte.

Ich aß langsamer als zuvor, schob mein Essen auf dem Teller hin und her und zerbröselte sämtliche Backwaren, sodass schließlich nur noch drei Viertel davon zum Essen übrig waren. Jede noch so kleine Mahlzeit begann ich mit ausschweifenden Diskussionen, die oft darin endeten, dass ich überhaupt nicht aß. Regelmäßig resignierte meine Mutter, nach einer weiteren ausführlichen Diskussion darüber, was ich wann, wie viel und warum essen musste, während mein Opa schweigend danebensaß, nachdem er das Argumentieren aufgegeben hatte. Auch Daniel sagte bei Tisch kaum noch ein Wort, wohingegen meine Oma es mit fürsorglichem Verständnis und Kompromissen versuchte – ich durfte den Nachtisch weglassen, wenn ich dafür eine ganze Kartoffel aß. Sie nervte mich nicht mit Frühstück, wenn ich versprach, dann um zwölf Uhr eine Scheibe Brot zu meinen getrockneten Tomaten zu essen.

Ich ging dazu über, mir Bilder von Mahlzeiten anzusehen, Kochbücher durchzublättern und Rezepte im Internet zu lesen. Was ich mir selbst an Kalorien verweigerte, servierte ich meiner Familie. Zu Hause hatte ich einen Kuchen gebacken, den ich meinen Großeltern zum Kaffee hinstellte und über den sie sich freuten, bis sie ernüchtert feststellten, dass ich kaum etwas mitaß, sondern mich darauf beschränkte, ihnen beim Essen zuzusehen, während ich an meinem schwarzen Kaffee nippte. Daniel servierte ich fettige Mahlzeiten und Snackteller, von denen ich mir ausmalte, wie sie wohl schmeckten. Essen wurde meine Ganztagsbeschäftigung, obwohl ich selbst nur ein Minimum an Nahrung zu mir nahm.

Als wir acht Tage später nach Braunschweig zurückkehrten, war meine Mutter fest davon überzeugt, dass etwas mit mir nicht in Ordnung war. Meine Laune, die sich bei meinen Großeltern im Laufe der Zeit gebessert hatte, rutschte zurück in den Keller, als wir das Auto vor dem Haus abstellten und die Stufen zu unserer Wohnung erklommen. Mein Vater war schon zu Hause und öffnete uns die Eingangstür.

„Papa!" Daniel sprang ihm entgegen, und mein Vater drückte ihn kurz an sich, bevor er sich an mich wandte.

„Du siehst dünn aus."

Ich zuckte mit den Achseln und schob mich an ihm vorbei in die Wohnung, um auf direktem Weg ins Bad zu laufen, meine Klamotten abzulegen und mich mit rasendem Herzen auf die Waage zu stellen. 56,1 Kilogramm.

Ich brach innerlich in Jubel aus. Ich hatte bereits sechs Kilo abgenommen!

Mein ganzer Körper war ausgefüllt mit einem befriedigenden

Hochgefühl, und Erleichterung breitete sich in mir aus. *Sehr gut, sehr, sehr gut! Aber ich darf jetzt nicht aufhören. Ich muss weitermachen. Weil, fett bin ich immer noch. Schau in den Spiegel, schau hin, da siehst du es. Du darfst jetzt auf keinen Fall aufhören.*

Das Wispern in meinem Kopf schwoll an, bis ich mich langsam vor den Spiegel bewegte und mich kritisch betrachtete. Ja, es stimmte, ich war zu dick. Nach wie vor. Verdammt! Sechs Kilo, und man sah absolut nichts. Immer noch schwabbelte überall Fett. Von draußen hörte ich die Stimmen meiner Eltern.

„Irgendwas ist nicht in Ordnung mit ihr." Das war meine Mutter. „Sie isst kaum. Sie sagt, sie fühle sich fett und *könne* nicht mehr essen. Das ist doch nicht normal."

Mein Vater antwortete: „Ja, sie ist wirklich sehr dünn geworden. Was wiegt sie denn?"

„Ich weiß es nicht, bestimmt ..."

Ich riss die Badezimmertür auf. „Ihr könnt auch direkt mit mir reden statt über mich!" Ich funkelte beide an, und meine Mutter seufzte.

„Ja, wir reden über dich", sagte mein Vater, „weil du viel zu dünn bist und wir uns Sorgen machen."

„Müsst ihr nicht", erwiderte ich, „es ist alles gut mit mir. Macht bitte nicht so ein Geschiss."

„Pass auf, was du sagst ...", begann mein Vater, doch ich lief an ihnen vorbei in mein Zimmer, schloss die Tür und presste mein Ohr dagegen, um ja nichts zu verpassen.

„Siehst du?" Meine Mutter hörte sich erschöpft an. Und unendlich traurig. „Sie ist gar nicht mehr sie selbst."

Die Antwort meines Vaters klang wütend.

„Sie spielt Machtspielchen mit uns. Das ist wahrscheinlich einfach eine pubertäre Trotzphase. Ich denke ..."

Meine Mutter unterbrach ihn. „Das glaube ich nicht. Es geht

ihr wirklich nicht gut, und ich mache mir Sorgen. Sie ist immer traurig und schlecht gelaunt."

„Dann geh mit ihr zum Arzt. Schau, ob der irgendwas findet. Aber ich wette mit dir, dass sie sich nur wegen des Umzugs an uns rächen will."

„Nein." Meine Mutter sprach so leise, dass ich Schwierigkeiten hatte, sie zu verstehen. „Ich glaube, dass mehr dahintersteckt. Man hört doch nicht einfach auf zu essen, nur weil man wütend wegen eines Umzugs ist."

Mein Vater ging nicht darauf ein und fuhr ungerührt fort: „Sobald sie weniger als 55 Kilo wiegt, fahr ich sie ins Krankenhaus. Dann hat dieses Theater ein Ende."

Ich verließ meinen Posten an der Tür und verkroch mich in mein Bett. Weniger als 55 Kilo ... Eigentlich wollte ich ja schon weniger wiegen ...

Aber das schaffst du eh nie. Du bist viel zu verfressen.

Ich vergrub meinen Kopf in den Händen. Warum verstand denn niemand, dass ich einfach nur dünn sein wollte? Wenn ich dünn wäre, wäre alles einfacher. Ich wäre hübscher, beliebter, glücklicher. Ich musste es weiter versuchen. Unbedingt.

Meine Mutter machte ihre Drohung wahr. Nur zwei Tage später saßen wir im Wartezimmer eines Arztes, und ich knetete nervös meine Hände. Meine Mutter, die mehrmals versuchte, ein Gespräch anzufangen, ignorierte ich geflissentlich, bis sie schließlich aufgab und sich eines der abgegriffenen Wartezimmermagazine vom Stapel nahm.

Mein Widerstand und meine Vorbehalte gegen diesen Arztbesuch waren heute Morgen übergangen worden mit der knappen Begründung, er sei dringend nötig. Erfolglos hatte ich meinen Eltern zu erklären versucht, dass der Arzt sich nur lustig machen würde, wenn wir wegen meines Essverhaltens zu ihm kämen. Dann war ich in mein Zimmer gegangen und hatte mich dort verbarrikadiert.

Da noch Ferien waren, hatte ich noch Zeit gehabt und genutzt, die Stunden bis zum Arzttermin ausgiebig im Internet zu recherchieren.

Was musste ich beim Arzt sagen, um zu beweisen, dass ich eindeutig kein Problem mit dem Essen hatte? Was würde er mich fragen? Was konnte ich anführen, damit er dem, was meine Mutter ihm erzählen würde, keine Bedeutung beimaß?

Erleichtert hatte ich einige Foren und Internetseiten mit Tipps gefunden und so, als ich dem Arzt schließlich gegenübersaß, eine ziemlich gute Idee, was ich sagen durfte und was auf gar keinen Fall.

Bevor wir zum Gespräch hereingebeten wurden, musste ich mich von einer Sprechstundenhilfe zunächst messen und wiegen lassen. Sie hatte beide Werte kommentarlos in den Computer eingetragen, meine Mutter hatte nicht danach gefragt.

Schließlich saßen wir vor dem Pult des Arztes, und ich gab mir alle Mühe, selbstsicher zu wirken.

Er musterte meine Mutter und mich kurz und wandte sich dann seinem Computer zu.

„Hier steht, dass du Probleme hast zu essen?“

„Na ja, meine Mutter denkt das …“, begann ich, doch meine Mutter unterbrach mich.

„Ja, hat sie. Seit wir umgezogen sind, isst sie von Tag zu Tag weniger. Sie braucht ewig zum Essen und fühlt sich dick. Sie nimmt beständig ab, hat nur noch schlechte Laune und isst ausschließlich gesunde Sachen. Gemüse, Obst, Quark … Alles, was kaum Kalorien hat. Sie ist ständig niedergeschlagen, traurig und oft wütend. Wenn sie etwas Anständiges essen soll, macht sie darum ein Riesentheater. Und sie zählt die Kalorien jeder einzelnen Erbse, die sie isst."

Meine Mutter hatte ihre Beobachtungen schnell hintereinander vorgebracht, und als sie eine kurze Pause zum Luftholen machte, fragte der Arzt in meine Richtung: „Und was denkst du, Laura?"

Ich legte mir meine Worte sehr gewählt zurecht. „Na ja, also es stimmt schon, dass ich abgenommen habe. Aber ich denke, dass das viele in meinem Alter tun. Ich wollte einfach etwas dünner sein. Dass ich dabei etwas zu viel abgenommen habe, kann schon sein, aber ich will ja gar nicht noch mehr abnehmen. Ich habe im Moment einfach nicht so viel Appetit, und klar esse ich deshalb auch ein bisschen weniger, aber meine Mutter übertreibt. Wenn ich Hunger habe, esse ich ganz normal. Letzte Woche zum Beispiel habe ich abends eine ganze Pizza gegessen. Und ich esse eben viel Gemüse, weil ich mich gesund ernähren möchte."

„Treibst du Sport?" Der Arzt sah von seinen Notizen auf.

„Ja!" Ich mied seinen Blick. „Aber nicht so viel. Ich bin eher faul. Ich spiele Fußball und gehe manchmal laufen."

Meine Mutter unterbrach mich erneut. „Sie macht fast jeden Tag Sport."

„Sagst du", erwiderte ich. „Mein Vater sagt, dass ich faul bin und mehr Sport machen sollte. Stimmt's?"

Meine Mutter schwieg. Der Arzt seufzte. „Ist sonst irgendwas passiert? Ihr seid umgezogen? Wie geht es dir damit?"

„Nicht so gut. Mir gefällt es hier nicht, und ich fühle mich an der Schule nicht so wohl. Aber das wird schon." Ich lächelte den Arzt freundlich an.

Meine Mutter schüttelte besorgt den Kopf.

„Na gut. Also, Laura." Der Arzt blickte zwischen mir und meiner Mutter hin und her. Er sah gelangweilt aus und ließ seinen

Stift mehrmals klicken, bevor er sagte: „Ich denke nicht, dass wir uns in deinem Fall große Sorgen machen müssen. So ein Umzug kann schon mal auf den Magen schlagen, und daran, viel Gemüse und Obst zu essen, ist ja besonders im Winter nichts verkehrt. Du wiegst 55,5 Kilo und bist eins fünfundsiebzig groß." Meine Mutter neben mir zuckte leicht zusammen. „Das ist leichtes Untergewicht, jedoch nicht dramatisch. Versuch einfach, ab jetzt wieder normal zu essen. Gönn dir abends gelegentlich mal ein paar Chips, und dann wird das schon wieder." Er sah uns abwartend an.

Ich nickte. Für mich waren das großartige Neuigkeiten. Meine Mutter hingegen wirkte unzufrieden. „Sind Sie sich sicher?"

„Ja." Die Antwort klang leicht genervt, und der Kugelschreiber klickte erneut. Wir verabschiedeten uns und verließen die Praxis – ich selten gut gelaunt, meine Mutter mit einem skeptischen Gesichtsausdruck.

„Siehst du?" Ich grinste. „Es ist alles okay! Es ist ja lieb, dass du dir Sorgen machst, aber mir geht es gut!"

„Ich weiß nicht, ob ich 55 Kilo bei deiner Größe gut finden soll." Meine Mutter schüttelte den Kopf. „Was du isst, kann nicht normal sein."

„Mama! Der Typ ist Arzt! Der weiß schon, was er sagt. Der hat jeden Tag mit so was zu tun, und du hast ja gehört, dass man auch mal appetitlos sein kann." Ich bemühte mich um einen munteren Tonfall. „Und was ist mit der Pizza, die ich letzte Woche verputzt habe? Wäre ich magersüchtig oder so was, würde ich so eine Kalorienbombe doch niemals essen." Ich schwieg und erinnerte mich an das schlechte Gewissen nach der Pizza und daran, wie ich mich in der darauffolgenden Nacht schlaflos und verzweifelt im Bett herumgewälzt und am nächsten Tag außer ein paar Gurkenscheiben, ein paar Löffeln Magerquark, einer Handvoll Cocktailtomaten und zwei Scheiben Knäckebrot nichts gegessen hatte. Es mag seltsam klingen, aber damals hielt ich diese Reaktion auf eine Pizza nicht nur für logisch, sondern für *notwendig*.

Meine Mutter zuckte mit den Schultern. „Tja, ich weiß nicht, vielleicht bist du nicht essgestört. Das sage ich ja gar nicht. Trotzdem finde ich dein Essverhalten unnormal, egal, was der Arzt sagt."

Während wir nebeneinander die Straße entlanggingen, empfand ich eine seltsame Mischung aus Freude und Enttäuschung. Freude, weil ich meine Eltern nun erst einmal hatte beruhigen können und sie mir wohl kaum noch widersprechen konnten, wenn ich behauptete, dass ich genug aß. Und Enttäuschung, weil ich offenbar immer noch zu verfressen, immer noch nicht *gut genug* darin war, nicht zu essen. Die Worte des Arztes hatten es bewiesen: Nach wie vor aß ich viel zu viel. Insofern war das Gespräch ein Freibrief. Ein Freibrief dafür, dass ich genauso weitermachen durfte. Denn endlich war es offiziell – ich machte nichts weiter als eine ungefährliche Diät.

Meine Mutter informierte meinen Vater, und alles schien geklärt. Am nächsten Morgen konnte ich mein getrocknetes Tomaten-Gemüse-„Müsli" ohne irgendwelche besorgten Kommentare zu mir nehmen, und einzig meine Mutter warf mir immer wieder skeptische Blicke zu.

In der Schule konzentrierte ich mich kaum noch auf den Unterricht. Stattdessen fertigte ich meine individuellen Kalorientabellen an oder schrieb irgendwelche Rezepte auf, die mir in den Sinn kamen. Mein Pausenbrot landete fast jeden Tag im Mülleimer, oder ich verteilte es an Klassenkameraden mit der Begründung, ich hätte zu Hause gut gefrühstückt. Meine Mahlzeit in der Schule bestand nun meistens aus einem zuckerfreien Kaugummi, und selbst dabei sorgte ich mich um die drei Kalorien pro Stück, die ich als offizielle Energieangabe im Netz recherchiert hatte. Sicherheitshalber machte ich dafür, immer wenn ich auf dem Klo war, heimlich ein paar Kniebeugen in der Kabine.

Eines Tages in der Mittagspause saß ich mit Hanna und unserer Klassenkameradin Christin in dem kleinen Café gegenüber der Schule und zerschnitt langsam meinen bestellten Beilagensalat, während sich die beiden anderen jeweils über einen Berg Nudeln hermachten.

„Wie hältst du es eigentlich aus, immer nur diesen albernen Salat zu essen?“ Hanna kaute ihre Nudeln zu Ende, schluckte und sah mich fragend an.

Ich zuckte mit den Schultern. „Hab nicht so Hunger gerade“, murmelte ich und beschäftigte mich eingehend damit, mit dem Messer das Dressing von einem Salatblatt herunterzukratzen.

„Du isst das jeden Mittag?“

Mir kam ein Einfall. „Ja, weil meine Mutter nach der achten Stunde auch noch mal kocht, und zweimal groß Mittag essen pro Tag – sorry, aber das schaffe ich nicht!“

Hanna gab sich mit dieser Antwort zufrieden und wandte sich wieder ihrem Teller zu. Christin beäugte währenddessen meine halb aufgegessene Portion.

„Vielleicht sollte ich auch mal einen Salat zum Mittag essen.“ Sie legte den Kopf schief. „Echt, ich könnte ein kleines bisschen abnehmen.“

Hanna seufzte. „Ja, ich auch. Aber Essen ist einfach viel zu geil!“

Wir lachten, und ich nickte zustimmend. „Stimmt. Ich denk mir auch jeden Tag, dass ich ein bisschen weniger essen sollte. Aber dann hab ich doch jedes Mal Lust, mir irgendwas reinzuschieben.“

Den Schein wahren. Dass ich seit Monaten kaum noch etwas

zu mir nahm, mussten die beiden nicht wissen. Tatsächlich fühlte ich mich, als würde ich doppelt so viel essen wie jeder andere Mensch. Selbst hier, mit meinem kleinen Beilagensalat, kam ich mir verfressen vor.

Christin lachte laut auf. „Laura, wirklich jetzt? Du bist doch schön dünn. Du bist die Einzige, die sich keine Gedanken um ihre Figur machen muss!"

Am liebsten hätte ich ihr widersprochen. Stattdessen murmelte ich etwas Unverständliches, das man hoffentlich als Zustimmung deuten konnte, und wandte mich wieder meinem Salat zu. Die beiden redeten weiter, aber ich hörte ihnen nicht mehr zu. Wenn ich tatsächlich so dünn war, warum sah ich dann nach wie vor einen fetten Klops, wenn ich vor dem Spiegel stand? Warum hatte ich das Gefühl, dass jedes Mädchen in meiner Klasse, jedes Mädchen an der ganzen Schule, dünner war als ich? Warum verbot mein Kopf mir strikt, all das zu essen, was ich früher gern gemocht hatte? Und warum plagten mich Schuldgefühle, die mich die ganze Nacht nicht schlafen ließen, sobald ich etwas anderes aß als die paar Lebensmittel, die ich mir erlaubte?

Vielleicht hätte ich in diesem Moment merken sollen, dass irgendetwas mit meiner Sicht auf mich selbst nicht stimmen konnte, aber das tat ich nicht. Stattdessen entwickelte ich die feste Überzeugung, dass mit meinem Körper etwas nicht in Ordnung war. Während andere dünn wurden, wenn sie abnahmen, konnte ich so viel Gewicht verlieren, wie ich wollte, und wurde trotzdem kein einziges Gramm Fett los. Die kleine Stimme flüsterte mir ein, dass ich lediglich Muskelmasse einbüßte, während das Fett in meinem Körper von Tag zu Tag mehr wurde. Obwohl mich dieser Gedanke verzweifeln ließ, war es genau das, was ich sah, wenn ich in den Spiegel schaute.

Immer tiefer versank ich in Selbsthass und Einsamkeit. In der

Schule blieb ich die meiste Zeit allein. Außer Hanna und Christin ignorierte mich der Großteil der Klasse, und ich gab mir zusätzlich alle Mühe, mich selbst zu isolieren, indem ich einsilbige Antworten gab, wenn ich doch mal angesprochen wurde. Irgendwann verbreitete sich das Gerücht, ich nähme Drogen und hinge mit komischen Leuten ab. Woher genau dieses Gerede kam, habe ich nie herausgefunden, es führte jedoch dazu, dass sich die Leute noch konsequenter von mir fernhielten. Außer Hanna besaß ich in Braunschweig keine Freunde, und wenn sie sich nicht beständig bemüht hätte, wäre auch diese Verbindung schnell abgerissen. Wenn sie vorschlug, etwas gemeinsam zu unternehmen, sagte ich regelmäßig kurzfristig ab aus Angst, unterwegs etwas essen zu müssen. Außerdem entwickelte ich die stetig größer werdende Panik, etwas falsch zu machen, wenn ich auf andere Menschen traf. Also saß ich die meiste Zeit zu Hause, ging laufen und trauerte meinen Erinnerungen an Berlin hinterher.

Vor dem Umzug war ich selbstsicher und gut gelaunt aufgetreten, hatte Witze gerissen und war zeitweise sehr hibbelig gewesen. Ich hatte meine Instrumente geübt, gesungen oder Schauspielübungen gemacht in der Hoffnung, eines Tages eine Sängerin oder Schauspielerin zu werden. Hier in Braunschweig wurde dieser Traum mit jedem Tag kleiner. Stattdessen machte ich mittlerweile jeden Tag Sport, YouTube-Work-outs, oder ich ging joggen, manchmal auch beides.

Während meine Mutter diese Entwicklung mit stetig wachsender Sorge beobachtete, begleitete mein Vater sie mit großer Begeisterung. Er hatte immer gewollt, dass mein Bruder und ich uns viel bewegten, da Sport ein wichtiger und großer Teil seines eigenen Lebens war. Schon lange hatte er mir damit in den Ohren gelegen, ich solle mehr für meinen Körper tun, mehr trainieren, meine Leistungen steigern. Mir hingegen hatten die dreimal Fußballtraining pro Woche, zu denen ich in Berlin hinging, vollkommen gereicht. Und zur großen Enttäuschung meines Vaters war ich mit der Zeit auch noch immer seltener zum Training gegangen und hatte irgendwann lieber andere Dinge gemacht. Dass ich in seinen Augen nun endlich ausreichend viel Sport trieb, machte ihn glücklich.

Meine Mutter meldete mich schließlich bei einem neuen Fußballverein an. Vielleicht hoffte sie, dass ich dadurch meine anderen sportlichen Beschäftigungen, die sie übertrieben fand, einschränkte. Was ich nicht tat.

• • •

Es wurde November. Ein sehr trister windiger November, der die Blätter durch die Straßen fegte und eisige Luft in die Stadt brachte. Ob es wirklich so unendlich kalt war wie in meiner Erinnerung, weiß ich nicht. Jedenfalls saß ich stundenlang frierend an der voll aufgedrehten Heizung und ging nur mit mehreren Kleidungsschichten vor die Tür. Ich hockte in meinem Zimmer und zelebrierte mein neues Hobby: Koch- und Backbücher anschauen. Stundenlang blätterte ich darin herum, stellte mich anschließend in die Küche und begann, Zutaten zu mischen, zu kneten, zuzubereiten, sorgfältig darauf achtend, dass ich kein noch so kleines bisschen davon kostete. Besonders Daniel freute sich über die regelmäßig am Nachmittag auf ihn wartenden Süßigkeiten, während meine Mutter meine selbst gemachten Kekse oder Eintöpfe vermutlich lediglich deshalb aß, um mir eine Freude zu machen. Oder weil sie glaubte, dass durch das Zubereiten der Speisen eventuell mein Appetit zurückkäme.

Es war ein grauer Tag Ende November, als ich beim Mittagessen saß und kritisch die Gemüsepfanne auf meinem Teller betrachtete, als sie mir die Neuigkeiten verkündete. „Ich war heute noch mal bei deinem Arzt."

„Aha", machte ich dumpf, ohne den Blick von meiner lächerlich kleinen Portion Gemüse (drei Scheiben Zucchini, ein Streifen Paprika, etwas Zwiebeln und zwei Brokkoliröschen) mit Tomatensoße abzuwenden.

„Ich habe ihm gesagt, dass dein Essverhalten von Tag zu Tag schlimmer wird und du weiter abnimmst."

Genervt legte ich die Gabel beiseite. „Ja und? Was hat er gesagt?"

„Das Gleiche wie beim letzten Mal."

„Siehst du?" Ich warf meiner Mutter einen triumphierenden Blick zu, doch sie fuhr ungerührt fort.

„Diesmal habe ich nicht einfach klein beigegeben."

Sie klang beinahe so trotzig wie ich so oft.

„Er hat dir eine Überweisung zu einer Ernährungsberaterin geschrieben. Die soll sich dein Essverhalten mal genauer angucken."

„Wieso das denn?" Verärgert schüttelte ich den Kopf. „Die wird dir auch nur sagen, dass ich normal esse."

„Offiziell bist du dort wegen deiner vegetarischen Ernährung. Um dir Tipps zu holen, weil deine letzte Blutuntersuchung einen Eisen- und Eiweißmangel ergeben hat."

Meine Mutter ignorierte meinen beleidigten Blick. „Der Termin ist nächsten Dienstag."

„Da hab ich Training."

„Dann lässt du das mal ausfallen. Schadet dir bestimmt nicht."

Meine Mutter begleitete mich zu dem Termin, sie war nervöser als ich. Die Ernährungsberaterin war eine quirlige Frau mittleren Alters, die uns gut gelaunt begrüßte und uns in eine Art Büro führte, wo wir an einem runden Tisch Platz nahmen.

„Beginnen wir mit den Förmlichkeiten", sagte sie, während sie drei Gläser mit Wasser füllte und meiner Mutter und mir jeweils eines hinschob. „Ich bin Frau Schneider, und du bist Laura?" Sie lächelte mich an: „Ich darf dich doch duzen?"

„Ja klar", murmelte ich und beobachtete, wie sie meinen Namen groß auf einem weißen Blatt Papier vor sich notierte und ihn zweimal unterstrich. Dann strahlte sie mich erneut an.

„Du bist dreizehn Jahre alt? Und wie ich gehört habe, Vegetarierin? Wie lange denn schon?"

„Seit über einem Jahr."

Sie nickte und notierte sich meine Antwort. „Und jetzt willst du ein paar Tipps haben, wie man sich fleischlos ernährt und trotzdem alle Nährstoffe zu sich nimmt, die man braucht?"

Ich nickte. „Ja, ganz genau."

Meine Mutter warf mir einen auffordernden Blick zu. Bisher hatte sie sich im Hintergrund gehalten, doch als ich nicht antwortete, ergriff sie das Wort. „Da wäre noch was."

Frau Schneider wandte sich, nach wie vor strahlend, meiner Mutter zu. Die holte tief Luft und presste dann hastig, als sei es einfacher, wenn man es schnell loswurde, hervor: „Also, nun ja. In den letzten dreieinhalb Monaten hat sich Lauras Essverhalten stark verändert. Sie isst sehr, sehr wenig und hat viel abgenommen."

Das Lächeln auf dem Gesicht der Ernährungsberaterin zerfiel. Sie nickte kurz. „Ach herrje, und ich dachte, heute ginge es nur um vegetarische Ernährung." Sie schaute mich an, und ich wich erneut ihrem Blick aus. „Wie viel wiegst du denn? Und wie groß bist du?"

„Ich bin 1,75 groß und wiege im Moment so um die 54 Kilo."

„Und wie viel hast du in den letzten Monaten abgenommen?"

„Nur ungefähr acht Kilo." Ich konnte nicht umhin, stolz auf diese Zahl zu sein. Acht Kilo in drei Monaten – das sollte mir erst einmal jemand nachmachen!

Frau Schneider runzelte die Stirn. „Du weißt, dass das viel ist? Besonders wenn man bedenkt, dass du zuvor Normalgewicht hattest. Sogar eher im unteren Bereich lagst, wenn ich das richtig überschlage. Ich würde sagen, du hast mittlerweile Untergewicht. Weißt du, ob das stimmt?"

Natürlich wusste ich das, dennoch zuckte ich mit den Schultern. „Keine Ahnung."

„Du siehst auf jeden Fall so aus."

„Ja, kann sein. Weiß nicht so genau." Ich starrte auf meine Hände und wünschte mich irgendwo anders hin. Warum musste ich dieses Gespräch überhaupt führen?

„Machst du Sport?", fragte Frau Schneider freundlich.

„Ja, ich spiele zweimal pro Woche Fußball."

„Und sie geht joggen und macht ständig irgendwelche Workouts", fügte meine Mutter hinzu.

Frau Schneider nickte und notierte sich etwas. Dann wandte sie sich erneut an mich. „Kannst du einschätzen, wie viel du am Tag ungefähr isst?"

„Hm, das ist unterschiedlich." Ich vermied es weiterhin, irgendjemanden anzusehen. „Vielleicht manchmal ein bisschen zu wenig. Und ich versuche, nichts Ungesundes zu essen und nicht zu viele Kohlenhydrate."

„Wie oft am Tag wiegst du dich?"

Ich dachte nach. „Na ja, weiß ich nicht so genau. Mehrmals."

„Und zählst du Kalorien?"

„Eigentlich schon."

„Eigentlich immer." Das war die genervte Stimme meiner

Mutter. „Sie isst nichts, ohne haargenau zu wissen, wie viele Kalorien es hat."

Frau Schneider legte ihren Stift beiseite und seufzte. „Das klingt alles ganz und gar nicht gut, Laura." Ich blickte kurz in ihr besorgtes Gesicht, um dann schnell wieder wegzusehen. Die ganze Situation war mir unendlich unangenehm.

„Ich kann noch nichts Genaues sagen", fuhr Frau Schneider fort und wandte sich dabei an meine Mutter. „Aber Sie machen sich berechtigt Sorgen. Es wäre gut, wenn wir in zwei Wochen einen neuen Termin machen und Laura bis dahin alles, was sie isst, dokumentiert. Das werden wir dann beim nächsten Mal auswerten, und anschließend kann ich Ihnen schon mehr sagen."

Meine Mutter war sichtlich erleichtert, dass ihre Bedenken endlich von jemandem ernst genommen wurden, und ich begann damit, jeden Tag zweimal aufzuschreiben, was ich aß. Einmal nach wie vor in meinem eigenen kleinen roten Büchlein und ein weiteres Mal für die Ernährungsberatung, auch wenn ich bei Letzterem immer etwas dazuschummelte – hier eine Scheibe Eiweißbrot mehr, dort eine ganze Tomate statt einer halben, drei Löffel Haferflocken im Müsli, das in Wirklichkeit lediglich aus einem klein geschnittenen Apfel in einem Tässchen mit Buttermilch bestanden hatte. Als ich zwei Wochen später, diesmal allein, erneut Frau Schneider in ihrem kleinen Raum gegenübersaß, hatte ich ein relativ gutes Gefühl. Vielleicht stand ein bisschen zu wenig auf meinem Notizzettel, aber bestimmt nicht in besorgniserregendem Maße.

Während Frau Schneider mit gerunzelter Stirn mein Ernährungsprotokoll las, sah ich mich zum ersten Mal um. An der Wand hingen verschiedene Plakate, unter anderem mit der Ernährungspyramide oder welche, die Tipps zur richtigen Ernährung gaben. Auf einem kleinen Eckschrank standen verschiedene Lebensmittelpackungen, daneben ein kleiner Tisch, auf dem verschiedene Flyer lagen, die Tipps zur richtigen vegetarischen, veganen, glutenfreien oder Low-Carb-Ernährung verkündeten und versprachen, wertvolle Helfer für eine lebensverändernde Diät zu sein.

„Was sagst du dazu?“ Frau Schneider unterbrach meine Betrachtungen, und ich wandte meinen Blick von den Prospekten ab. „Denkst du, das ist genug? Wie ging es dir damit?“

Ich überlegte kurz und entschloss mich schließlich, wenigstens halbwegs wahrheitsgetreu zu antworten. „Also, ich denke, ich hab schon etwas mehr gegessen als sonst. Aber mir geht es nicht gut damit, so viel zu essen.“

In Frau Schneiders Stirn gruben sich neue Furchen, sie machte sich eine Notiz und fragte: „Und wie äußert sich dieses Nicht-Wohlfühlen?“

Ich starrte an ihr vorbei und dachte nach. Dachte an das miese Gefühl, das ich seit Monaten mit mir herumtrug und welches mit jedem Bissen, den ich nahm, schlimmer wurde. Die Schuldgefühle, der Selbsthass, der Wunsch, weniger zu sein. Und plötzlich fühlte ich mich wie erschlagen. Ich wollte erzählen, irgendjemandem sagen, wie schlecht es mir ging. Allerdings wusste ich nicht, ob es irgendjemand verstehen würde. Und ob Frau Schneider die Richtige war.

„Ich habe ein schlechtes Gewissen, wenn ich esse“, begann ich vorsichtig. „Allein, wenn ich daran denke, dass ich etwas essen muss. Ich fühle mich zu dick und denke immer, ich müsste noch mehr abnehmen. Und weil ich ohnehin bereits zu *fett* bin, habe ich das Gefühl, dass ich nicht essen darf. Wenn ich nicht esse, geht es mir okay, sobald ich esse, geht es mir schlecht. Manchmal zwingen mich meine Eltern zum Essen, und dann könnte ich heulen. Ich habe dann das Gefühl, alles bricht zusammen. Manchmal hab ich richtig Angst davor, etwas zu essen.“

Die Worte waren immer schneller aus meinem Mund gekommen, und jetzt, da ich schwieg, bereute ich sie. Nervös begann ich, meine Finger zu kneten, und sah abwartend zu Frau Schneider hinüber, deren Gesichtsausdruck immer besorgter geworden war.

„Hast du weiter abgenommen? Wenn ja, was wiegst du jetzt?" Sie musterte mich nachdenklich.

„52 Kilo", murmelte ich wahrheitsgemäß.

Sie seufzte, bevor sie zu sprechen begann. „Das klingt alles ganz und gar nicht gut, Laura. Das, was du hier aufgeschrieben hast, sind in etwa 1.100 Kalorien pro Tag, und ich bin mir nicht sicher, ob du die auch tatsächlich gegessen oder etwas dazuerfunden hast."

Ich starrte beschämt zu Boden.

„Du müsstest viel mehr zu dir nehmen", fuhr Frau Schneider fort, wobei es aussah, als fasste sie meinen Blick als Zustimmung auf. „Ein Mensch braucht mindestens 2.000 Kalorien am Tag. Du machst Sport und bist noch dazu in der Pubertät. Du bräuchtest mindestens 2.500 Kalorien."

„So viel?" Entsetzt sah ich sie an.

„Ja, und genau das isst ein Teenager auch gut und gerne. Deine Gedanken und Gefühle weisen alle stark auf eine Essstörung hin." Sie seufzte erneut. „Kannst du bitte deine Mutter anrufen? Ich würde gern noch mal mit euch beiden zusammen sprechen."

Zehn Minuten später saßen wir zu dritt um den kleinen Tisch herum. Ich schwieg und hörte besorgt zu, wie die beiden berieten, was nun zu tun sei.

Frau Schneider begann zögerlich. „Ich fürchte, ich habe keine guten Nachrichten für Sie."

Meine Mutter machte ein Gesicht, als ahnte sie die nächsten Worte bereits und als hoffe sie trotzdem, dass Frau Schneider etwas ganz anderes sagte. Dass sich ihre Worte in der Luft umformen würden und irgendein einfach zu lösendes Problem ergäben, nichts lang Anhaltendes und bitte, bitte nicht die Worte, die sie zu hören befürchtete, seit wir das erste Mal wegen meines Essverhaltens beim Arzt gewesen waren. Doch die Sätze, die Frau Schneider als Nächstes in den Raum warf, ließen sich leider nicht aufhalten, und wir, die bisher noch nie mit psychischen Erkrankungen in Berührung gekommen waren, hatten nicht die geringste Vorstellung davon, was sie bedeuteten und welchen Stellenwert sie in den kommenden Jahren einnehmen, wie sie unser aller Leben einschränken und verändern würden.

„Ich bin keine Psychologin oder Ärztin, von daher steht es mir nicht zu, Diagnosen zu stellen", fuhr die Ernährungsberaterin langsam fort. „Ich habe jedoch die starke Befürchtung, dass Laura unter einer Essstörung leidet. Um genau zu sein, glaube ich, dass Laura magersüchtig ist."

Ich warf meiner Mutter einen schnellen Blick zu. Sie rang sichtlich nach Luft, schluckte ein paarmal und wirkte, als hätten sich gerade ihre schlimmsten Albträume bestätigt. Unsere Blicke trafen sich, und unter dem wütenden Ausdruck in ihren Augen wandte ich mich schnell wieder dem Boden zu.

„Und was soll ich jetzt machen?"

Frau Schneider begann, meiner Mutter aufzuzählen, was für Optionen es gab. Beratungsstellen, Therapien, Behandlungsmöglichkeiten.

Ich hörte nur halb zu. In meinem Kopf schossen Gedanken wie Pistolenkugeln hin und her. War es wahr? Konnte ich tatsächlich eine Essstörung haben? Die kleine Stimme, die mich seit Monaten verfolgte, lachte gackernd in meinem Kopf.

WAS EIN QUATSCH! Hast du vielleicht mal in den Spiegel geschaut? Ich sehe nichts als Fett. Vielleicht ist die gute Frau ein bisschen wirr im Kopf.

Die zweite, vernünftigere Stimme hingegen bestätigte Frau Schneiders Worte besorgt. Ich wusste nicht, was ich glauben sollte. Auf was sollte ich vertrauen? Auf meine Wahrnehmung? Oder auf die der anderen?

Später traten meine Mutter und ich hinaus in den kühlen, dunklen Dezemberabend. Ich sah meine Mutter nicht an, während ich schnellen Schrittes vorauseilte. Ich wollte ihren enttäuschten Blick nicht sehen.

„Laura! Warte doch bitte mal!"

Ich lief etwas langsamer, sodass meine Mutter aufholen konnte.

„Was denn?", fauchte ich und war plötzlich wieder wütend. „Jetzt hast du doch endlich gehört, was du hören wolltest!"

„Was ich wollte?!" Wir erreichten unser Auto, und meine Mutter blieb stehen, schloss es auf. Wir setzten uns hinein. „Das war ganz bestimmt nicht das, was ich hören wollte."

„Warum hast du mich dann dahingeschleppt?"

„Weil dein Essverhalten total gestört ist", rief meine Mutter. „Aber *du* müsstest jetzt ja zufrieden sein, nicht wahr? Immerhin hast du nun eine Bescheinigung, dass du zu wenig isst. Das ist es doch, was du willst, oder?"

„Quatsch!" Ich ballte die Fäuste und starrte aus dem Fenster. „Ich bin nicht magersüchtig. Das ist Mist. Und ich fühle mich absolut beschissen, weil sie das gesagt hat!" Das tat ich wirklich. Denn ich hatte Angst. Angst, dass es wahr war, und gleichzeitig Angst, dass es nicht wahr war. Und während ich mein sich in der Scheibe spiegelndes Ebenbild betrachtete, erkannte ich mich selbst nicht wieder. Was war nur los mit mir?

Zu Hause angekommen, stürmte ich in mein Zimmer. Ich wollte den besorgt-enttäuscht-wütenden Blick meiner Mutter nicht länger ertragen, nicht hören, wie sie meinem Bruder erklärte, dass ich vermutlich unter einer Essstörung litt. Ich schaltete das Licht nicht an, warf mich auf mein Bett und zog mir die Decke über den Kopf. *Vielleicht wäre es gar nicht so schlecht, magersüchtig zu sein*, dachte ich, *dann würde ich wenigstens sterben*. Gleich darauf erschrak ich vor meinen eigenen Gedanken.

Die Tür wurde geöffnet, Schritte bewegten sich durch den Raum. Jemand setzte sich zu mir auf die Bettkante und zog mir die Decke vom Kopf. Ich blinzelte in das helle Licht der nun eingeschalteten Deckenlampe und murmelte: „Lass mich allein. Bitte."

Meine Mutter schüttelte den Kopf. Sie sah aus, als hätte sie geweint. „Wir müssen reden."

„Du bist doch eh nur wütend."

Mama sah mich ungläubig an. „Ich bin doch nicht wütend." Sie seufzte. „Ich habe Angst."

„Das ist auch nicht besser."

„Na, was denkst du denn?" Meine Mutter verzog das Gesicht. „Kannst du bitte etwas essen?"

Ich sah in ihr müdes, trauriges Gesicht und fühlte mich plötzlich unglaublich schlecht. Wie konnte ich ihr nur so etwas antun? Ich war eine miese Tochter.

„Ja, okay. Wenn du willst."

Meine Mutter stand auf und kam fünf Minuten später mit zwei Scheiben Roggenbrot, belegt mit Käse, zurück. Sie beobachtete, wie ich langsam begann, daran zu knabbern, und wandte den Blick nicht ab, bevor ich das letzte Stück Käsestulle hinuntergeschluckt hatte.

Anschließend nahm sie mich in den Arm. „War das so schwer?"

Ich spürte einen Kloß im Hals. Und begann zu weinen. Meine Mutter strich mir durch die Haare.

„Wir werden einen Termin bei einer Beratungsstelle für Essstörungen machen“, sagte sie leise und beruhigend. „Da gibt es Experten, und solange wir deren Urteil nicht kennen, wissen wir gar nichts. Vielleicht ist es doch nur eine Phase, und diese Ernährungsberaterin irrt sich. Sie kennt dich ja noch gar nicht so lange. Aber, Laura, bis wir den Termin haben, musst du essen. Und zwar mehr als bisher. Viel mehr.“

Ich nickte, und in diesem Moment meinte ich es so. Meine Mutter blieb noch lange an meinem Bett sitzen. Wir unterhielten uns, und sie nahm mich immer wieder in den Arm. Sie wollte wissen, wie es mir ging, und hörte mir zu, als ich ihr erzählte, wie schlecht ich mich die meiste Zeit fühlte, dass ich das Gefühl hatte, falsch zu sein, wie mies es mir in der Schule ging, wie unwohl und allein ich mich in Braunschweig fühlte. Wir sprachen auch über die Magersucht, die ich eventuell haben könnte, und kamen irgendwann zu dem Schluss, dass die Diagnose falsch sein musste.

„Wir warten darauf, was die Leute in der Beratungsstelle sagen“, schloss meine Mutter. „Ich glaube, du machst eher eine Phase durch. Du hast dich schon immer schnell in Sachen reingesteigert.“ Sie nickte, wie um sich selbst zu bestätigen, dass ihre Worte glaubhaft klangen. „Aber du musst jetzt wirklich aufpassen. Du musst mehr essen und zunehmen.“

Am nächsten Tag ging ich nicht zur Schule. Ich saß in meinem Zimmer und sah mir Dokumentationen über Magersucht an. Das Frühstück ließ ich ausfallen.

Die extreme Beschäftigung mit dem Essen ist eines der Hauptmerkmale von Essstörungen. Die Gedanken kreisen ausschließlich um das eine Thema: Nahrung. Ich lief zehnmal am Tag zum Kühlschrank, riss die Tür auf und begutachtete die Vorräte. Mit Vorliebe sah ich mir alle Kochbücher an, die wir besaßen. Stundenlang blätterte ich sie durch und strich mir alles an, was ich später mal probieren wollte. *Irgendwann kannst du das wieder essen,* sagte ich mir jedes Mal, *irgendwann* darfst *du das wieder essen, wenn der richtige Zeitpunkt da ist.*

Bis dahin fand ich mich mit dem Anschauen ab. Ich backte für die Weihnachtszeit ein Dutzend verschiedene Plätzchensorten, von denen ich genau eine mir zu probieren erlaubte. Ich backte Kuchen für den Besuch meiner Großeltern und machte meinem Bruder jeden Abend ein riesengroßes Abendessen, das ich verzierte und dekorierte, bis es aussah, als käme es direkt aus einem edlen Restaurant. Während mein Bruder aß, beobachtete ich ihn. Genoss den Geruch des Essens und stellte mir vor, wie es wohl schmeckte. Wenn er mir jedoch einen Löffel zum Probieren hinhielt, schüttelte ich den Kopf.

„Nee, lass mal, ich habe beim Kochen schon so viel genascht; das hier ist für dich."

Achselzuckend nahm Daniel es hin.

Jedes Lebewesen braucht Nahrung, um zu überleben, und weil ich meinem Körper das Elementarste entzog, brauchte ich eine Ersatzbefriedigung. Alle meine Gedanken drehten sich ums Essen, bis ich so besessen davon war, dass in meinem Kopf kaum Platz blieb, mich mit dem zu beschäftigen, was mich wirklich umtrieb. Stattdessen projizierte ich all meine Probleme auf die Nahrung, bis ich genauso wie mein Umfeld davon überzeugt war, dass eben die Lebensmittel das eigentliche Problem waren. Eine Essstörung lässt vermuten, dass die Betroffenen einen Konflikt mit dem Essen haben, dabei handelt es sich lediglich um ein Symptom, welches das Problem ersetzt und sich als Hilferuf an die Umgebung wendet. Genauso gut hätte ich eine Drogen- oder Alkoholsucht entwickeln können. Stattdessen entschied sich mein Unterbewusstsein für eine Essstörung und im späteren Verlauf für Selbstverletzung.

Ein weiteres Zeichen meiner stärker werdenden Obsession mit dem Essen war die Tatsache, dass ich meine Mutter nicht mehr allein einkaufen gehen ließ. Ich wollte jedes Mal mitkommen und schlurfte dann langsam durch jeden einzelnen Gang des Supermarktes, betrachtete die Nahrungsmittel und hätte Stunden zwischen den verschiedenen Regalen verbracht, hätte meine Mutter mich nicht irgendwann genervt aus dem Laden gezogen. Ich warf sinnlos Packungen und Kartons in den Einkaufswagen, deren Inhalt ich gern gegessen hätte, aber nicht essen würde, und die meine Mutter für mich kaufte in der Hoffnung, ich würde es letztlich vielleicht doch tun.

Zu Nikolaus stand vor meiner Zimmertür ein bis zum Überlaufen gefüllter Stiefel mit allen Süßigkeiten, die ich schon immer gemocht hatte. Begeistert sah ich mir alle an und kippte sie schließlich in die große Box, die mittlerweile in der hintersten Ecke meines Zimmers stand und in der ich begonnen hatte, massenhaft Nahrungsmittel zu bunkern. Ein paar Tage später brach meine Mutter in Tränen aus, als sie feststellen musste, dass ich kein Stückchen der geschenkten Schokolade angerührt hatte, sondern sie lieber in meinem Zimmer verteilte und jeden Tag neu in die Box „sortierte".

Mein Vater versuchte, mir Verständnis entgegenzubringen und einen Lösungsweg aufzuzeigen, der ihm sinnvoll erschien. Er erklärte mir, dass ich vor allem viele Nudeln essen sollte, um ein wenig zuzunehmen, mit dem Resultat, dass ich Nudeln komplett aus meinem Speiseplan strich. Er sagte mir, dass ich zu dünn sei und dass es ausreichend wäre, wenn ich einfach weiterhin viel Sport trieb.

„Dann kannst du essen und wirst nicht dick." Er versuchte, mir ermutigend zuzulächeln. „Ich verspreche dir, dass ich dir sage, falls du irgendwann zu fett aussiehst. Und dann kümmere ich mich höchstpersönlich darum. Aber im Moment musst du wirklich nicht weiter abnehmen."

Als er merkte, dass seine Worte nicht halfen, resignierte er. Er begann, mich anzuschreien, ich solle verdammt noch mal essen, ich solle um Gottes willen ein wenig zunehmen und aufhören, die Familie zu tyrannisieren.

„Iss doch einfach!" wurde zu seiner Lieblingsparole, und tat ich dies nicht, wurde er wütend und schickte mich in mein Zimmer oder drohte mit Konsequenzen.

Seine Reaktion wie auch das ständige Bitten meiner Mutter, ich möge doch endlich essen, entsprangen ihrer Hilflosigkeit. Beide merkten jedoch nicht, dass sie durch ihre nervtötende Beharrlichkeit mein Verhalten nur weiter befeuerten. Je mehr sie mich drängten, umso weniger aß ich. Und wurde immer schwächer. Beim Sport geriet ich schnell außer Atem und rannte trotzdem weiter. Zu Hause trug ich mehrere Pullover übereinander und fror dennoch, während ich mich so eng an die voll aufgedrehte Heizung presste, dass mein Rücken knallrot wurde.

Kurz vor Weihnachten hatten wir einen Termin bei der Beratungsstelle. Seit dem Beginn meiner Diät waren fünf Monate vergangen. Ich wog 52 Kilo und war lediglich ein Schatten meiner selbst. Unwillig und frierend trottete ich meiner Mutter hinterher. Wie schon vor dem allerersten Arztbesuch hatte ich die ganze Nacht lang überlegt, welche Fragen mir gestellt würden und was ich darauf antworten konnte.

Mittlerweile war ich überzeugt davon, nicht magersüchtig zu sein, denn seit zwei Wochen hatte ich kein Gramm mehr abgenommen. Und verzweifelte daran. Ich aß nicht mehr als zuvor, hatte sogar versucht, hier und da noch ein paar Kalorien wegzulassen, ohne dass es jemand merkte, und zwang mich beim Sport, bei jeder Übung ein, zwei, drei Wiederholungen mehr zu machen.

Trotzdem verlor ich nicht weiter an Gewicht, was meine Laune einen neuen Tiefpunkt erreichen ließ, sehr zulasten meiner Mitmenschen.

Mein Vater und ich stritten uns mehrmals täglich. Er war der Meinung, ich wäre zu faul, täte zu wenig für die Schule, würde nicht die zu erwartenden Noten erreichen und andauernd alles nur negativ sehen.

Ich hingegen war nach wie vor wütend wegen des Umzugs, wegen des Umstandes, dass ich mich in Braunschweig so unwohl fühlte und dass er so wenig Verständnis für meine Situation zu haben schien.

Neu war, dass meine Mutter und ich plötzlich ebenfalls regelmäßig in Streit gerieten. Die Konflikte mit ihr drehten sich jedoch ausschließlich ums Essen, um die Fragen, ob ich etwas essen würde oder nicht, wie viel ich essen sollte und was ich nicht essen würde. In dieses Thema wiederum mischte sich mein Vater kaum ein – bis auf gelegentliche Versuche, mich zu Mahlzeiten zu bewegen, die meistens mit Gebrüll endeten sowie mit der Aufforderung, ich solle mich doch um Himmels willen endlich wieder wie ein normaler Mensch benehmen.

Ich erinnere mich nur an ein einziges Mal, bei dem ich ein längeres Gespräch mit meinem Vater zum Thema Nahrungsaufnahme führte, das am Ende nicht eskalierte. Es war nach einer Auseinandersetzung mit meiner Mutter, die nach dem Frühstück verlangt hatte, dass ich irgendetwas Weiteres zu mir nehmen sollte. Natürlich hatte ich mich geweigert, bis sie schließlich in Tränen ausbrach und mich zum ersten Mal anschrie.

„Wie viel willst du denn noch abnehmen?“, hatte sie zwischen heftigen Schluchzern herausgebrüllt. „Zehn Kilo? Zwanzig Kilo? Bis du ganz verschwunden bist? Scheiße, Laura, ich habe Angst, dass du verhungerst!“

Gar keine so schlechte Idee, dachte ich und konnte selbst kaum fassen, dass das meine eigenen Gedanken waren.

Ich floh aus dem Zimmer und hatte plötzlich das dringende Bedürfnis, meinen Vater zu sprechen. Zwar war er mir bislang ausschließlich mit Unverständnis und Ungeduld begegnet, was das Essen anbelangte, doch ich sehnte mich so nach irgendeinem Halt, dass ich nach dem Telefon griff und seine Nummer wählte.

Während ich auf das Tuten im Hörer lauschte, spürte ich jener Geborgenheit nach, die ich als kleines Kind verspürt hatte, wenn meine Mutter an einem kalten Winterabend mit uns in der Küche stand und Plätzchen backte oder wenn mein Vater auf der Straße mit uns den Ball durch die Gegend kickte. Solch unbeschwerte Stunden kamen mir unendlich lange her vor. Seit unserem Umzug gab es nur Streit, Tränen und Stille. Ich hatte das Gefühl, nicht nur meine alten Freunde verloren zu haben, sondern auch den Anschluss an meine Familie.

„Was ist denn los? Laura, beruhig dich!" Mein Vater wirkte schockiert, als er meine verweinte Stimme am Telefon erkannte. Und ich schüttete ihm mein Herz aus. Wie unglücklich ich war, wie *fett* ich mich fühlte, wie gern ich jemand anderes wäre, wie sehr ich mich selbst hasste.

„Hey, es ist alles gut." Er gab sich wirklich Mühe, die richtigen Worte zu finden und zu helfen. „Wir kriegen das alles hin. Ich helfe dir. Das geht aber nur, wenn du anfängst zu essen! Das wird schon wieder."

„Aber ich will nicht *fett* werden!", heulte ich.

„Wir erstellen dir einen Trainingsplan", schlug mein Vater vor, „mit dem baust du Muskeln auf. Wenn man viel Sport macht, wird man nicht dick und kann trotzdem viel essen. Mach dir keine Sorgen, es wird alles gut."

Diese Worte, die mein Vater gut und als Hilfestellung meinte, speicherte ich folgendermaßen in mein Gehirn ein: *Mache ich Sport, darf ich essen, andernfalls werde ich* fett. Ein typischer Mechanismus von Essgestörten, damit keine Wahrheit dem veränderten Weltbild widerspricht.

Nachdem ich aufgelegt hatte, kam meine Mutter in mein Zimmer. Sie umarmte mich und redete erneut mit mir. Tatsächlich aß ich an diesem Abend einen ganzen, von meiner Mutter gefüllten Teller.

Während sie erleichtert die Küche aufräumte, ging ich in mein Zimmer und machte Sit-ups.

Nun saß ich neben meiner Mutter im Wartezimmer der Beratungsstelle und knetete meine Finger. Die Frau am Empfang hatte uns gebeten, kurz zu warten, und mit jeder Minute, die verstrich, wurde ich nervöser und fühlte mich unwohler. Ich gehörte einfach nicht hierher. Mir gegenüber saß ein schwarzhaariges Mädchen mit blassen, eingefallenen Wangen und einer engen schwarzen Hose, die ihre dürren Beine unterstrich. Ihr gegenüber fühlte ich mich wie ein Walross. Meine Wangen glühten vor Scham. Ich schämte mich dafür, nicht so dünn zu sein wie sie, schämte mich dafür, meiner Meinung nach nicht krank genug zu sein, um hier sitzen zu dürfen. Ich warf meiner Mutter einen wütenden Blick zu, doch sie blätterte in einem Prospekt, der Tipps zum Umgang mit essgestörten Kindern gab.

Mit einer gewissen Bewunderung begann ich, das andere Mädchen zu beobachten. Sie starrte mit leerem Blick vor sich hin, wobei sie unablässig ihre Beine bewegte, vielleicht zählte sie sogar mit, wie viele Kalorien sie dabei verbrannte. Als sich unsere Blicke trafen, sah ich beschämt weg.

Seit mir die Ernährungsberaterin vor ein paar Wochen gesagt hatte, ich sei magersüchtig, hatte ich mich durchgehend mit diesem Gedanken beschäftigt. Und ein Teil von mir hatte tatsächlich in Erwägung gezogen, dass es wahr sein könnte, doch als ich jetzt hier saß, kam mir das plötzlich absurd vor. Ich war mir wieder sicher, kein Essproblem zu haben, und erst recht aß ich nicht zu wenig.

Die Worte der Frau in der Beratungsstelle, die uns ein paar Minuten später aufrief und sich als Frau Schmied vorstellte, sollten diesen Gedanken nur bestätigen. Als meine Mutter zu reden anfing, hob sie die Hand. „Ich möchte das alles lieber von Laura hören." Sie nickte mir zu, und ich begann zu erzählen. Damals ahnte ich noch nicht, wie oft ich in den nächsten Jahren auf solch einem Stuhl sitzen und die immer selbe Geschichte wiedergeben würde, während sich mein Gegenüber auf einem Block Notizen machte.

Ich erzählte von Berlin, dem ersten Halbjahr der siebten Klasse, in dem sich meine Klassenkameraden über mich lustig gemacht hatten und nichts mehr mit mir zu tun haben wollten, und davon, wie sich schließlich alles geändert hatte, als ich endlich Freunde an der Schule fand. Davon, wie meine Eltern mir, kurz nachdem ich mich tatsächlich wohlgefühlt hatte, verkündeten, dass wir umziehen würden, und dass wir nun also in Braunschweig wohnten und ich es hier hasste. Dass meine neuen Schulkameraden zum großen Teil taten, als existiere ich nicht, und sich das Verhältnis zu meinem Vater durchgehend verschlechterte. Ich erzählte, wie wütend ich auf ihn war, da er sich um nichts kümmerte und stattdessen ausrastete, wenn etwas nicht so lief, wie er wollte. Dass er uns nach Braunschweig geholt hatte, nun jedoch genauso wenig anwesend war wie zuvor in Berlin. Dass er nie zufrieden war, wenn ich etwas tat, sondern jedes Mal wollte, dass ich besser wurde.

Hier unterbrach mich schließlich meine Mutter, um meinen Vater in Schutz zu nehmen, doch Frau Schmied hob erneut die

Hand, warf einen schnellen Blick zu der Uhr, die an der Wand hing, und sagte dann zu mir: „Du bist ja hier, weil du Probleme mit dem Essen hast. Schildere mir diese bitte."

„Ähm." Ich warf meiner Mutter einen Blick zu, und sie begann zu erklären. Widerwillig wandte Frau Schmied sich ihr zu.

„Seit wir hier wohnen, isst sie immer weniger", berichtete meine Mutter. „Sie meidet alle möglichen Lebensmittel und isst fast ausschließlich Obst und Gemüse. Sie hat ziemlich abgenommen und sagt, sie wiege im Moment 52 Kilo. Das sind zehn Kilo in vier Monaten."

„Na ja", murmelte ich und fuhr lauter fort: „Ich möchte mich gesünder ernähren, mehr nicht. Ich esse vier Mahlzeiten am Tag, und wenn wir zum Beispiel in ein Restaurant gehen, esse ich ganz normal eine Pizza. Ich will auch gar nicht weiter abnehmen. Ich habe im Moment einfach kaum Hunger und Appetit. Das ist alles." Ich verschwieg, dass die vier Mahlzeiten, von denen ich redete, lediglich Magerquark, Gemüse, Tomatensoße, einen Apfel und eine Scheibe Brot pro Tag umfassten. Auch verschwieg ich das schlechte Gewissen, das auf jedes Essen folgte und welches nach der besagten Pizza so sehr an mir genagt hatte, dass es sich anfühlte wie körperliche Schmerzen und mich die ganze Nacht lang wach hielt.

Frau Schmied nickte, warf einen weiteren Blick zur Uhr und sagte: „Also. Laura, ich glaube nicht, dass du an einer Essstörung leidest. Zehn Kilo in vier Monaten sind zwar ordentlich, aber nicht gefährlich viel. Auch dass du Pizza isst, ist ein sehr gutes Zeichen. Ich denke, dir sind einfach der Umzug und der Leistungsdruck auf den Magen geschlagen. Das ist alles nicht einfach für Mädchen in deinem Alter, ihr habt genug mit euren körperlichen Veränderungen zu tun und damit, sie zu akzeptieren. Da ist es nur natürlich, dass so ein Umzug einem den Appetit rauben kann." Sie lächelte mich an. „Trotzdem musst du ein bisschen mehr essen und darfst nicht noch mehr abnehmen. Versuch, eine zusätzliche Mahlzeit in den Tag einzubauen, und falls das Gewicht doch weiter nach unten gehen sollte, dann kommen Sie bitte noch einmal vorbei." Sie sah zum dritten Mal auf die Uhr und stand auf. „Ich muss jetzt leider zur Gruppentherapie." Sie reichte meiner Mutter und mir die Hand. „Ich wünsche Ihnen alles Gute." Mit diesen Worten öffnete sie die Tür.

Meine Mutter gab sich mit Frau Schmieds Beurteilung zufrieden. Als wir auf der Straße standen, machte sie ein beinahe glückliches Gesicht. „Ich denke, sie ist ein Profi und weiß, was sie sagt." Heute, über sechs Jahre später, ist sie immer noch wütend über diese frühe Fehleinschätzung.

Obwohl meine Mutter nun fürs Erste beruhigt schien und mich das hätte erleichtern sollen, fühlte ich mich unendlich enttäuscht. Nicht mal abnehmen konnte ich gut genug, damit sich jemand Sorgen machte. Nicht einmal dünn genug war ich.

Und tatsächlich, nach außen hin schien sich die Einschätzung der Beratungsstelle zu bewahrheiten – in den nächsten Wochen verlor ich kaum an Gewicht. Meine Familie nahm das zwar als gutes Zeichen, dennoch überwachte meine Mutter nach wie vor mein Essverhalten und erinnerte mich ständig an die fünf Mahlzeiten, die mir Frau Schmied zu essen aufgetragen hatte. Je öfter ich mich auf die Waage stellte, desto mehr verfiel ich in Panik. Es verging kein Tag ohne eine Auseinandersetzung zwischen meiner Mutter und mir, da ich ihr die Schuld dafür gab, dass ich nicht weiter abnahm. Ich fühlte mich gehetzt, war unruhig, und meine Gedanken kreisten. Jeden Tag rannte ich eine Stunde lang durch unsere Nachbarschaft oder den Stadtwald, machte anschließend Krafttraining und spielte *Just Dance* auf der Wii, um beständig in Bewegung zu bleiben.

Mein Vater war begeistert von meiner plötzlichen Sportbegeisterung und unterstützte mich darin. Wann immer ich ihn sah, erzählte ich ihm, wie viele Stunden Sport ich an diesem und jenem Tag gemacht hatte, und er lobte mich und gab mir im nächsten Atemzug Tipps, wie ich meine Leistungen und Techniken verbessern könnte.

Dann stand Weihnachten vor der Tür. Mein Körper verzehrte sich nach Nahrung, und als ich mich mit den Festtagen konfrontiert sah, beschloss ich schließlich, das Hungern aufzugeben.

Ich werde eh nicht dünner, dachte ich wütend, als ich am Abend vor Heiligabend im Bett lag. *Ich habe zehn Kilo abgenommen und bin noch so fett wie vorher. Wenn sich das eh nicht ändern lässt, kann ich auch wieder essen.*

Und so aß ich. In dem Glauben, dass ich einfach wieder anfangen könne und dass mein Nicht-Essen tatsächlich nur mit dem Wunsch zusammenhing, dünn zu sein. Ich tappte in die gleiche Falle wie so viele andere Betroffene.

Fünf Tage lang hielt ich es durch, halbwegs normal zu essen, naschte ein paar Weihnachtsplätzchen, probierte vom Stollen und ertränkte meinen Kartoffelkloß am ersten Weihnachtsfeiertag in Rahmsoße. Nachts nagte das schlechte Gewissen an mir und raubte mir den Schlaf. Ich knabberte meine Fingernägel bis zum Nagelbett ab und wurde für jeden in meinem Umfeld zu einer nervlichen Belastung, da ich ständig entweder Wut- oder Tränenausbrüche hatte. Ich versuchte, mit dem Wiegen aufzuhören, und schaffte es ebenso wenig, wie wieder zu essen.

Am 30.12. hielt ich es schließlich nicht mehr aus. Die Waage am Morgen zeigte 53,5 Kilogramm an, und meine Gedanken befanden sich im freien Fall. In nur sechs Tagen hatte ich *Vielfraß* es geschafft, anderthalb Kilo zuzunehmen. Zitternd vor Wut und Panik, stellte ich mich unter die Dusche, drehte den Hahn auf und die Temperatur so hoch wie möglich. Das heiße Wasser prasselte auf mich nieder, versengte mir den Nacken und Rücken, aber ich blieb dort stehen, schluchzend und mit fest zusammengepressten Augen, und mich erfasste jener Selbsthass, der mich verfolgte, seit ich in der siebten Klasse das erste Mal Erfahrung mit Mobbing gemacht hatte.

Als ich schließlich aus der Dusche stieg, war mein Körper rot vom heißen Wasser, und ich hatte einen Entschluss gefasst: Ich konnte und durfte nicht essen.

Ich hielt es nicht aus. Nichts war so schlimm wie das Gefühl und die Angst beim Essen. Der einzige Weg, wie ich mit mir klarkommen würde, war, nicht mehr zu essen. Ich ertrug es einfach nicht länger, ich zu sein. Nur das Gefühl des Hungers und der kurze Stolz, der auf das Nicht-Essen folgte, ließen es mich in meinem Körper aushalten.

Abends gingen wir mit Freunden ins Restaurant. Ich hatte mich den ganzen Tag über geweigert, etwas zu essen, und dementsprechend war es zum Streit gekommen. Mein Vater war unfassbar wütend und hatte mich fast den ganzen Tag lang angeschrien. Meine Mutter war besorgt. Während der letzten Tage hatte sie die Hoffnung gehegt, ich hätte die „Phase" endlich hinter mich gebracht und würde wieder ganz normal essen. Und nun dieser Rückfall.

Als wir am Tisch im Restaurant saßen, betrachtete ich angespannt die Speisekarte, auf der Suche nach dem kalorienärmsten Gericht. Die mit Käse überbackenen Nachos, die als Vorspeise auf dem Tisch standen, würdigte ich keines Blickes, auch wenn mein Vater mir immer wieder dringliche, auffordernde Blicke zuwarf. Ich entschied mich schließlich für einen Salat. Kaum hatte ich die Karte geschlossen, sprach mich meine Mutter an.

„Was nimmst du?"

Ich wich ihrem Blick aus, griff nach einem Nacho und begann, damit herumzuspielen.

„Den Salat", sagte ich schnell, den Blick starr auf das Maiseckchen gerichtet. Ich spürte die bohrenden Blicke zweier Augenpaare auf mir ruhen, und die Ruhe am Tisch verriet mir, dass mittlerweile auch Daniel und unsere Freunde dem Gespräch lauschten.

„Laura, du hast den ganzen Tag noch nichts gegessen. Bestell bitte etwas Anständiges", sagte meine Mutter vorsichtig.

„Das ist was Anständiges", erwiderte ich, ohne aufzusehen.

„Du isst keinen Salat", mischte mein Vater sich mit bestimmtem Tonfall ein. „Es wird was Richtiges bestellt, kein Diätfutter."

Den Nacho in meiner Hand hatte ich mittlerweile, ohne auch nur einen Krümel davon gegessen zu haben, zerbröselt. In winzigen Stückchen lag er auf dem kleinen Vorspeisenteller, der vor mir stand und den mein Vater mir gerade wegnahm. Für einen Moment war ich erleichtert.

„Hör auf, mit dem Essen rumzuspielen. Du bist doch keine fünf Jahre alt", sagte er kopfschüttelnd. „Soll ich für dich bestellen, oder schaffst du das selbst?"

„Der Salat ist etwas Anständiges", wiederholte ich leise. „Da ist sogar Käse drin. Und Dressing."

„Es reicht." Die Stimme meines Vaters klang genervt. Beim nächsten Mal würde er lauter werden. Aus den Augenwinkeln beobachtete ich, wie er die Speisekarte aufschlug und durchblätterte, während er „Das ist ja wie mit einem Kleinkind" murmelte.

„Wir machen uns doch einfach nur Sorgen", schlug meine Mutter ihren verständnisvollen Tonfall an, der in meinen Ohren inzwischen so schrill wie das Gebrüll meines Vaters klang. Sie versuchte, mir über den Arm zu streicheln, aber ich zog ihn weg.

„Müsst ihr nicht", nuschelte ich. Mir war die ganze Situation vor unseren Freunden und mitten in einem gut besuchten Lokal unendlich peinlich.

In diesem Moment trat die Bedienung an den Tisch, um die Bestellungen aufzunehmen. Als sie sich schließlich an mich wandte, ergriff mein Vater das Wort. „Sie nimmt die vegetarischen Fajitas."

„Das sind drei Stück!", flüsterte ich entsetzt. „Bitte, Papa, lass mich noch mal gucken."

„Die Chance hast du vertan", erwiderte mein Vater grimmig. Die Bedienung musterte uns verwundert, bevor sie mit einem freundlichen „In Ordnung" verschwand.

Ich musste die Tränen zurückhalten.

„Ich will das nicht essen!", flehte ich meine Mutter an, doch auch sie schüttelte den Kopf.

„Es wird alles gegessen. Du mochtest Fajitas immer, dann kannst du sie auch heute Abend essen", hörte ich meinen Vater sagen.

Meine Sicht wurde von Tränen verschleiert, und ich senkte den Kopf, zählte die Nachoteilchen auf meinem Teller, um nicht loszuheulen, und schwieg. Nach einer kurzen, betretenen Pause nahmen die anderen ihr Gespräch wieder auf, während sich in meinem Kopf Kalorienzahlen und Makrowerte überschlugen.

Unter den grollenden Blicken meines Vaters und der besorgten Miene meiner Mutter aß ich schließlich die gesamte Portion. Ich schob die Röllchen über den Teller, krümelte absichtlich daneben, schmierte den Teller voll und aß eher wie ein Kleinkind als wie eine 13-Jährige. Meine Mutter sprach mir immer wieder aufmunternd zu, und auch ihre Freundin, die ich seit meiner Kindheit kenne und die bis heute eine meiner größten Vertrauenspersonen ist, versuchte es mehrmals mit motivierenden Worten.

Eine Dreiviertelstunde brauchte ich, um meine seltsame Essensprozedur zu vollziehen, und sah alle paar Minuten flehend zu meiner Mutter hinüber, stumm bittend, nicht noch mehr essen zu müssen. Zum Schluss war der Teller bis auf Dutzende Krümel mehr oder weniger leer. Kaum hatte die Bedienung abgeräumt, flüchtete ich auf die Toilette, wo ich mich in eine der Kabinen einschloss und versuchte, mich zu übergeben. Ich steckte den Finger so tief wie möglich in den Hals, würgte, aber nichts kam hoch. Ich versuchte es wieder und wieder, bis mein Hals wehtat, und resignierte schließlich. Mir war heiß geworden, und Tränen stürzten mir die Wangen hinunter. Alles in mir schrie: *Kalorien, Kalorien, Kalorien! Fett, Fett, Fett!*

Ich begann, Kniebeugen zu machen, zitterte jedoch zu stark. Ich lehnte mich gegen die Wand meiner Kabine. Einatmen, ausatmen. Verzweifelt sah ich mich um, sah an mir herunter und entdeckte nichts als Schwabbelspeck. Meine Hose drückte in meine Haut wie eine Wurstpelle, und ich fühlte mich 120 Kilo schwer. Am liebsten hätte ich geschrien, stattdessen begann ich heulend, auf die mit Fliesen gekachelte Wand einzuschlagen. Ich schluchzte und warf meine Fäuste dagegen und hörte erst auf, als jemand meinen Namen sagte. Bebend drehte ich mich um. Meine Handballen und Knöchel waren rot und würden in den nächsten Tagen von blauen Flecken übersät sein. Ich öffnete die Kabinentür und steckte meine Hände in die Hosentasche.

„Laura, was machst du hier so lange ..." Meine Mutter stand vor den Waschbecken und betrachtete mich schockiert. „Weinst du?"

Ich wollte antworten, brachte jedoch nicht mehr als ein Schluchzen hervor.

Meine Mutter trat auf mich zu und nahm mich in den Arm. „Was ist denn los mit dir?", murmelte sie, während sie mir über die Haare strich. „Das ist doch nur Essen."

„Ich bin so *fett!*“, heulte ich. „Ich hasse mich!“

„Sag so was nicht. Du bist überhaupt nicht fett.“

Ich machte mich von ihr los. „Das sagst du nur so! Ich hab schon wieder so viel zugenommen. Ich will das alles nicht! Das war so viel. Ich spüre, wie alles ansetzt und ich *fetter* werde!“ Und tatsächlich war ich mir sicher, dass mir die Fajitas locker zehn Kilo eingebracht hatten.

„Laura. Das war eine ganz normale Mahlzeit.“ Meine Mutter blickte mich ungläubig und kopfschüttelnd an. „Die hast du doch immer so gern gegessen. Was ist nur los? Jeder Mensch braucht Nahrung. Das ist ganz normal. Zu essen, zu trinken!“

Ich weinte nur noch heftiger.

„Beruhig dich! Es wird alles gut.“

Ich ging zum Waschbecken hinüber und atmete tief ein und aus. Klatschte mir kaltes Wasser ins Gesicht und versuchte, mit einem Papiertuch meine verwischte Schminke aus dem Gesicht zu wischen. Meine Mutter beobachtete mich.

Als wir zum Tisch zurückkehrten, versuchten unsere Freunde, meine Eltern und mein Bruder, mich aufzuheitern, doch ich starrte nur vor mich hin, während meine Gedanken Amok liefen. Die Stimme in meinem Kopf schrie auf mich ein, beleidigte mich und zählte mir all die Dinge auf, die falsch an mir waren und die es zu ändern galt. Die sich nur jedoch dann ändern würden, wenn ich weniger wöge, weniger äße, weniger laut, perfekter wäre.

…

Eine Woche später erklärten mir meine Eltern, ich solle erneut zum Arzt gehen. „Ich will, dass der dich noch mal anschaut“, sagte meine Mutter.

„Bei dir dreht sich alles nur noch um Essen, Nicht-Essen, Kalorien", fügte mein Vater hinzu und beäugte mich kritisch. „Du terrorisierst die ganze Familie damit."

„Das will ich ja gar nicht", murmelte ich müde.

„Dann solltest du vielleicht mal intensiv über dein Verhalten nachdenken", fauchte mein Vater. „Natürlich machen wir uns Sorgen, wenn du dich zu Tode hungerst. Wenn du jemanden für den Umzug fertigmachen willst, schön, mach weiter so! Aber wir haben das nicht verdient! Überleg mal, was du uns antust."

„Ich möchte euch nichts antun." Je lauter mein Vater wurde, desto leiser wurde ich.

„Anscheinend verstehst du nicht einmal ansatzweise, was du mit deinem Verhalten auslöst", grollte mein Vater weiter. „Fang endlich an, ausnahmsweise auch an andere zu denken anstatt immer nur an dich selbst!"

Ich stand auf.

„Wohin gehst du?", fragten meine Eltern im Chor.

„In mein Zimmer." Ich war bemüht, sie nicht anzusehen, damit sie die Tränen in meinen Augen nicht bemerkten. „Dort bin ich vielleicht nicht mehr so eine *Belastung*."

„Genau, und jetzt die Mitleidskarte." Ich hörte die Wut in der Stimme meines Vaters und verließ schnell den Raum.

Ein paar Stunden später kam meine Mutter in mein Zimmer. Ihre Augen waren rot und geschwollen, sie hatte geweint.

„Er macht sich nur Sorgen", sagte sie leise. „Das ist seine Art, es zu zeigen. Er weiß nicht, wie er damit umgehen soll. Er versteht nicht, warum du nichts isst."

„Ich esse doch", murmelte ich dumpf.

„Tust du nicht."

„Ich habe sogar zugenommen."

„Ja, zwischendurch lief es ein, zwei Wochen besser. Aber jetzt ist es genauso schlimm wie davor."

Ich zuckte mit den Achseln. „Kannst du bitte gehen? Ich will schlafen."

Mit hängenden Schultern verließ meine Mutter das Zimmer, und ich war wieder allein.

Allerdings schlief ich nicht. Stattdessen lag ich stundenlang wach und lauschte dem Gedankenkarussell in meinem Kopf und der Verzweiflung, die in meinem Inneren anwuchs. Ich war wütend auf mich und meinen Körper, dass ich nicht einfach abnehmen konnte, um eine tolle Figur zu bekommen und dann glücklich zu sein. Noch immer übersah ich den Fehler dabei, das Glücklichsein mit einem durchtrainierten idealen Körper gleichzusetzen. Und ich war wütend, dass ich immer wieder rückfällig wurde und doch wieder aß. Ich setzte Essen mit Schwäche gleich, und ich hasste meinen Körper dafür, dass er überhaupt Nahrung verlangte und es nicht schaffte, sich der Entscheidung meines Geistes anzuschließen, kein Essen mehr zu mir zu nehmen. Meine Wut richtete sich ebenfalls gegen meine Familie, die nicht begreifen wollte, wie nötig es für mich war, jedes Nahrungsmittel zu vermeiden. Ich war anders als sie. Mein Körper funktionierte anders. Ich war überzeugt davon, dass er keinesfalls mehr als sechs- bis siebenhundert Kalorien brauchte, vermutlich sogar weniger, was die Tatsache bewies, dass ich trotz meiner Bemühungen immer noch *fett, fett, fett* war.

Irgendwann schlief ich ein und wachte schließlich schweißgebadet aus einem Albtraum auf. Ich war an einen Stuhl festgebunden gewesen und gezwungen worden, tafelweise Schokolade zu essen. Ich lief ins Badezimmer, wog mich und machte anschließend hundert Sit-ups, bevor ich mich zurück ins Bett legte und den Morgenstunden entgegendämmerte.

Der nächste Arzttermin verlief nicht anders als der letzte.

„Es ist noch nicht kritisch", erklärte der Arzt meiner Mutter, und: „Seien Sie doch froh, dass Ihre Tochter viel Obst und Gemüse isst."

Erneut fühlte ich mich bestätigt, während meine Mutter sich zusehends aufregte.

„Es kann doch nicht sein, dass es niemanden interessiert, dass du kaum noch etwas isst!", schimpfte sie auf dem Heimweg. „Wollen die mich für blöd verkaufen? Die können mir doch nicht erzählen, dass mit dir alles in Ordnung ist."

Zu Hause setzte sie sich an den Computer und durchsuchte das Internet nach Artikeln über Magersucht und las Elternratgeber.

Bei einem Gespräch Anfang Februar beichtete ich ihr schließlich, dass seit über einem Monat meine Regelblutungen, die bereits seit geraumer Zeit nur noch sehr unregelmäßig gekommen waren, komplett ausgeblieben waren, und das brachte das Fass schließlich zum Überlaufen. Als ich am nächsten Tag aus der Schule kam, erwartete mich meine Mutter mit grimmigem Blick in der Küche.

„Was gibt's?" Ich ließ meine Tasche fallen, lehnte mich an die Wand und verschränkte die Arme vor der Brust.

„Ich war heute bei deinem Arzt und ..."

Ich unterbrach sie. „Was? Ohne mich? Du hast nichts gesagt? Warum das denn?"

„Weil ich mir Sorgen mache! Und dieser Typ absolut nichts macht! Aber es reicht mir jetzt." Sie wedelte mit einem Zettel in ihrer Hand herum. „Ich habe mir eine Überweisung geholt. Im März hast du deinen ersten Therapietermin, und dann wollen wir mal sehen."

Mit zwei Schritten war ich bei ihr und riss ihr die Überweisung aus der Hand.

Verdacht: Anorexia nervosa.

„Was soll das?", fragte ich und fühlte Panik in mir aufsteigen. „Ich bin überhaupt nicht dünn genug für so was! Die werden sich fragen, was will die fette Kuh denn hier?!"

„Die werden sich fragen, warum wir nicht schon viel früher gekommen sind, und sonst nichts." Meine Mutter sprach mit einer Entschlossenheit in der Stimme, die ich lange nicht mehr von ihr gehört hatte. „Du bist absolut nicht dick! Allein, dass du das denkst, zeigt mir, dass du ein Problem hast!" Sie holte tief Luft. „Außerdem werden wir ab sofort einiges ändern. In drei Wochen ist das Konzert von dieser Band, zu dem du fahren möchtest. Du meintest gestern, du wiegst noch fünfzig Kilo. Wenn du bis dahin nicht mindestens 52 Kilo auf die Waage bringst, werden wir nicht gehen."

Ich starrte sie an. Es ging um das Konzert meiner Lieblingsband. Am 26. Februar. Ich zählte schon seit Monaten die Tage.

„Das kannst du nicht machen", stammelte ich. „Das sind zwei Kilo in drei Wochen. Das schaffe ich nie. Das ist nicht fair. Ich *will* dahin. Ich *muss* dahin."

„Du *musst* nur eins, und zwar essen", erwiderte meine Mutter, erneut mit dieser Bestimmtheit. Milder schob sie hinterher: „Ich will dir das ja gar nicht verbieten ..."

„Warum machst du's dann?", fauchte ich.

„Weil ich will, dass du isst!" Plötzlich klang sie verzweifelt. „Weil mir nicht wohl dabei ist, wenn ich mir vorstelle, dass du, dünn, wie du bist, auf einem Rockkonzert stehst. Du wirst ja umgerannt! Deine Blutwerte sind schlecht, du bist weiß wie die Wand, hast ständig Kopfschmerzen, dir ist schwindelig. Ich will, dass du isst. Und wenn du dich daran hältst, dann gehen wir auf das Konzert."

Sie atmete tief durch und sagte ruhiger:

„Und Laura: Das ist gesetzt. Ich habe das gestern Abend mit Papa abgesprochen. Am Morgen vom Konzert geht einer von uns beiden mit dir zur Waage, und wenn da nicht mindestens 52 Kilo stehen, dann ist es für dich abgesagt."

„Ihr seid so unfair." Ich heulte. „Das ist das Einzige, worauf ich mich seit Monaten freue, und das wisst ihr! Bitte!"

„Du musst einfach nur essen."

„Ich *will* aber nicht!", schrie ich. „Ich will nicht essen, und ich will nicht *fett* werden!"

„Du wirst nicht fett, nur weil du isst. Aber bitte schön, deine Entscheidung." Die ungewohnte Strenge in den Worten meiner Mutter trieb mir Sturzbäche die Wangen hinunter. „Wenn du isst, kannst du dir einen tollen Abend mit *Thirty Seconds To Mars* machen, ansonsten bleiben wir zu Hause. Ich an deiner Stelle würde schleunigst damit anfangen, etwas zu essen. Und zwar jetzt sofort zum Mittagessen."

„Vergiss es!", zischte ich. „Ihr könnt mich nicht erpressen!" Ich wirbelte herum, lief durch den Flur, die Treppe nach oben in mein Zimmer und knallte die Tür hinter mir zu.

Zu diesem Zeitpunkt setzte ich essen schon mit fett werden gleich. Zwar war mir klar, dass jeder Mensch essen muss und Nahrung überlebensnotwendig ist, allerdings hatte ich die fragliche Überzeugung entwickelt, dass mein Körper anders funktionierte und im Gegensatz zu anderen Körpern überdurchschnittlich viel an Gewicht zulegen würde, sobald ich auch nur etwas mehr aß. Außerdem glaubte ich, dass der BMI bei mir nicht stimmte. Ich befürchtete, dass mein Körper mehr Fettanteile hatte als andere und ich deswegen selbst mit Untergewicht noch zu dick sei. So war ich davon überzeugt, nun endlich die richtige Lebensweise für mich gefunden zu haben, und wollte nicht einsehen, warum ich mehr essen sollte. Dass diese Theorie zutiefst unlogisch war, begriff ich schon nicht mehr. Blutuntersuchungen, die diese Fehlerhaftigkeit meines Denkens belegten, tat die Magersucht in mir als falsch ab, und ich glaubte ihr viel eher als den medizinischen und biologischen Fakten. Die Magersucht ergab für mich einfach Sinn, viel mehr als die Behauptungen meiner Eltern, mehr als die Untersuchungen der Ärzte, mehr als alles andere im Leben. Auf meine Essstörung konnte ich mich verlassen. Wenn ich mich stundenlang mit Nahrung, ihrer Kalorienzahl und ihren Makrowerten beschäftigte, blieb nicht mehr viel Platz für anderes in meinem Kopf, und ich lernte, dieses Gefühl zu lieben. Genauso wie das des Hungers, der zu Anfang beißend, dann nagend und letztendlich nur noch ein leises Kratzen war.

In den nächsten Jahren würde ich so tief in das Loch „Magersucht" fallen, dass es an ein Wunder grenzt, dass ich nicht auf dem Boden aufgeschlagen bin. Magersucht ist ein Tanz mit dem Hungertod, und der Betroffene genießt diesen Tanz und verschwendet nur wenige Gedanken daran, was passiert, wenn die Musik endet und es kein Entrinnen mehr gibt. Es ist ein Tod auf Raten, durch eine Krankheit, die nach wie vor von den meisten maßlos unterschätzt wird: 10 bis 15 Prozent der Erkrankten sterben an ihrer Essstörung, durch Mangelerscheinungen, Spätfolgen, Organversagen oder Selbstmord.

Als ich in den nächsten Tagen merkte, dass meine Eltern es ernst meinten, aß ich kaum merklich mehr, zwang mich dazu, Knäckebrotecken zu zerkauen, vor denen es mich ekelte, und Quark von Löffeln zu lecken, obwohl es mir den Schweiß auf die Stirn trieb. An meinem 14. Geburtstag, kurz vor dem Konzert, „gönnte" ich mir ein Stück Kuchen und ging sogar mit ins Restaurant. Dass mich die Angst, die ich dabei ausstand, nicht verrückt machte, verdankte ich lediglich dem Gedanken an das Konzert, den ich wie ein Mantra ständig im Geiste wiederholte. Wenn du das isst, darfst du aufs Konzert. Danach nimmst du wieder ab. Wenn du das isst, darfst du aufs Konzert. Danach nimmst du wieder ab.

Am Morgen des 26. Februar wog ich schließlich knapp 51 Kilo. Ich stellte mir den Wecker auf sechs Uhr morgens, trank über einen Liter Wasser und wartete, bis meine Eltern um 6:30 Uhr aufwachten und mich aufforderten, auf die Waage zu steigen. Das Wasser tat seinen Zweck. Ich wog 52,2 Kilo.

„Das ist aber haarscharf", kommentierte mein Vater kopfschüttelnd. „Bloß kein Gramm zu viel."

Ich verkniff mir meine Antwort. Die Freude, abends tatsächlich zu *Thirty Seconds To Mars* gehen zu dürfen, übertönte für einen Moment jene Stimme in mir, die ein schrilles Angstgeschrei ausstieß. *Umsonst, es war alles umsonst. Du bist wieder fett, fett, fett.*

Bis zu meinem ersten Therapietermin 19 Tage später verlor ich über zwei Kilo. Ich wog 49 Kilo.

• • •

Meiner ersten Therapiestunde sah ich mit einer Mischung aus Erleichterung, Angst und Scham entgegen.

Erleichterung, weil es Momente gab, in denen ich merkte, wie schlecht es mir ging, und in denen ich erkannte, dass die Leere, die Wut und die Verzweiflung, die ich ständig fühlte und durch Hungern und Gewichtsverlust zu verdrängen versuchte, nicht normal waren und mich zu jemandem machten, der ich zuvor nicht gewesen war.

Angst, weil ich mich davor fürchtete, was die Therapeutin sagen und diagnostizieren würde. Davor, dass sie mich wegschicken würde mit den Worten, ich sei nicht krank und solle mich zusammenreißen; dass sie das Gleiche sagen würde wie der Kinderarzt, der mich mit ähnlichen Worten immer wieder vertröstet hatte. Genauso jedoch fürchtete ich mich davor, dass die Psychiaterin die Diagnose Magersucht bestätigen und mich dazu zwingen würde, zu essen und zuzunehmen. Allein der Gedanke daran, mehr zu wiegen, ließ mir das Blut in den Adern gefrieren.

Und Scham, weil ich nun tatsächlich zu einer Therapeutin musste, einer Seelenklempnerin, von der ich bisher angenommen hatte, dass nur Gestörte dorthin gingen. Und das führte mich zurück zu der Angst. Denn ich hatte Angst davor, dass mit mir etwas nicht stimmte, Angst davor, tatsächlich falsch zu sein.

Die Psychiaterin war anders, als ich sie mir vorgestellt hätte. Schon als ich mit meiner Mutter das freundlich gestaltete Wartezimmer betrat, wunderte ich mich über die farbigen Wände und die auf einem Tisch wartenden Spielzeuge, die offenbar dafür gedacht waren, dass jüngere Kinder sich die Wartezeit verkürzen konnten.

Wir nahmen Platz und wurden bereits kurz darauf aufgerufen. Die Therapeutin, Frau Sijan, war eine junge, schlanke Frau mit blonden Haaren. Sie lächelte mich freundlich an und wuselte gut gelaunt durch die Praxis, um uns etwas zu trinken anzubieten. Ich kannte Therapiesitzungen nur aus Filmen und hatte mir die Gesprächsräume als kalte, leere Zimmer mit einer Liege oder Stühlen vorgestellt, vielleicht ein Tisch und ein Schreibtisch, aber sicher nicht so wie den Raum, in den uns Frau Sijan hineinbat. Ein hell eingerichtetes Zimmer mit bequemen Stühlen, hohen Regalen, die vollgestopft waren mit Büchern und Spielen, und Malereien an den Wänden.

Kaum saßen wir, begann meine Mutter zu erzählen. Ich hockte daneben und ließ meinen Blick durch den Raum schweifen, Frau Sijan machte sich Notizen. Anschließend forderte sie meine Mutter auf, im Vorzimmer zu warten, und bat mich zu erzählen, wie ich die Situation sah. Meine Mutter verließ den Raum, und ich gab etwas unsicher, da ich jetzt allein mit der Therapeutin war, meine Standardantwort, die ich jedes Mal gab, wenn ich erklären sollte, was im Moment los sei.

„Ja, vielleicht bin ich etwas dünn, und es stimmt, ich fühle mich nicht wohl in Braunschweig. Aber ich esse ja, also kann ich nicht magersüchtig sein. Letzte Woche habe ich sogar eine Pizza gegessen."

Frau Sijan lächelte freundlich. „Das mit der Pizza ist toll. Trotzdem würde ich sagen, dass du ganz schön dünn bist, nicht nur ein bisschen. Und was deine Mutter erzählt hat, klingt auch nicht so gut. Was wiegst du denn?"

Ich tat, als müsste ich überlegen. „49 Kilo, als ich mich das letzte Mal gewogen habe." Das war vor einer Stunde gewesen.

Frau Sijan nickte wissend, und ich wandte meinen Blick ab. „Wie groß bist du?"

„Eins fünfundsiebzig."

„Weißt du, wo dein BMI liegt?"

„Hab ich irgendwann mal ausgerechnet, aber nein, nicht ganz so genau."

„Wirklich? Ich glaube, du kennst deinen BMI." Frau Sijan öffnete eine Schublade, nahm einen Taschenrechner heraus und tippte darauf herum. Dann sagte sie: „Dein BMI lautet 16. Das ist Untergewicht. Weißt du, was ein normaler BMI wäre?"

Ich zuckte mit den Achseln. „So 19?"

„Genau. Und um den zu erreichen, müsstest du mindestens neun Kilo zunehmen."

Das wusste ich. Natürlich wusste ich das. Und wenn nach diesem Gespräch irgendjemand tatsächlich auf die Idee käme, mich zum Essen zu zwingen, hätte ich die bestimmt auch ganz schnell wieder drauf. Und dann würde ich immer weiter zunehmen und könnte irgendwann durch Braunschweig rollen. Alle würden mir nachglotzen, auf mich zeigen und sich gegenseitig „Boa, guck mal, ist die *fett*“ zuraunen. Mein Körper funktionierte einfach anders, mein Körper war komisch.

Nichts davon sagte ich laut, sah nur abwartend zur Therapeutin hinüber.

„Wie viel hast du vor deiner Diät gewogen?“

„Zwischen sechzig und zweiundsechzig Kilo.“

„Das war Normalgewicht. Warum warst du unzufrieden?“

„Weil ich *fett* war.“

„Hm, das glaube ich nicht. Ich glaube, dass du dich fett *gefühlt* hast. Bei dem Gewicht und deiner Größe warst du jedoch wahrscheinlich sehr schlank. Außerdem machst du viel Sport, also warst du vermutlich auch noch durchtrainiert.“

„Schön wäre es gewesen. Dann hätte ich nicht abnehmen müssen.“

Frau Sijan lachte. „Ich glaube gar nicht, dass du hättest abnehmen müssen. Zumindest nicht, weil du zu fett warst. Ich glaube, dass es andere Gründe gab, warum du *dachtest*, du müsstest abnehmen.“

Ich warf ihr einen unsicheren Blick zu. Das waren Gedankengänge, die mir fremd waren und sich merkwürdig anfühlten. Frau Sijan öffnete indessen erneut die Schublade, nahm einen Stift und einen Stapel Zettel heraus und reichte mir beides.

„Ich möchte, dass du Dinge aufschreibst, die du an dir magst. Dann legen wir die Liste in eine Box, und immer, wenn du an dir zweifelst, schaust du dir all diese Punkte an, ist das in Ordnung? Schreib einfach so viel auf, wie dir einfällt, und ich ergänze dann.“

Ich sah sie mit hochgezogenen Augenbrauen an. *Was für ein Kindergarten*, dachte ich, nahm jedoch trotzdem den Stift und wandte mich dem obersten Blatt zu. Es wurde still im Raum, während ich den Kugelschreiber mehrmals klicken ließ und das weiße Papier betrachtete. Was mochte ich an mir? Mir fielen ausschließlich Dinge ein, die ich nicht leiden konnte. Meine Beine, die viel zu dick und schwabbelig waren. Mein Bauch, der sich anfühlte wie eine einzige Fettschicht. Meine Haare, die langweilig an mir herunterhingen. Meine Witze, die ich nie lustig genug fand. Meine Stimme, die entweder zu leise oder zu laut war. Ich konnte nichts gut genug und bestimmt nichts so gut, dass ich es hier aufschreiben würde.

Die Zeit schien zu kriechen.

Schließlich ließ ich den Kugelschreiber erneut klicken und schrieb auf einen der Zettel: *Meine Augen sind okay.*

Auf den nächsten: *kann ein bisschen schauspielern.*

Auf den dritten: *ganz gut backen.*

Zufrieden legte ich die Blätter auf den Tisch und reichte sie Frau Sijan. Sie las, was ich geschrieben hatte, und nickte. „Mehr fällt dir nicht ein?"

„Nö." Ich mied ihren Blick und begutachtete stattdessen meine Schuhe.

„Also, ich finde deine Augen wirklich schön. Nicht nur so *okay*."

„Hm. Es geht."

„Erzähl mal, du schreibst, du kannst ganz gut schauspielern?"

„Ja, also, in Berlin war ich in so einer Musical-Gruppe. Meine Schauspiellehrerin meinte das mal, also, dass ich Talent hätte. Ich finde, es ist verbesserungswürdig."

„Wenn sie das gesagt hat, denke ich, dass es stimmt. Sie wird das ja nicht jedem erzählt haben."

Ich zuckte mit den Achseln.

„Und backen?"

„Meine Familie isst ganz gern, was ich backe. Besonders mein Bruder."

„Backst du oft?"

„Joah."

Während wir sprachen, beschrieb Frau Sijan mehrere der Zettel und legte sie schließlich vor mir auf den Tisch. „Ich hab noch ein paar weitere Sachen gefunden, von denen ich glaube, dass sie gut an dir sind. Dabei kenne ich dich erst seit vielleicht einer halben Stunde."

Ich las: *schönes Lächeln, hübsch, schlau, empathisch.*

Sie beobachtete mich. „Was denkst du darüber?"

Ich dachte nach und versuchte, die dort stehenden Worte mit mir in Verbindung zu bringen. Es ging nicht. Mir fielen haufenweise negative Adjektive ein, die mich beschrieben, jedoch kein einziges von denen, die Frau Sijan vor mir auf dem Tisch aufgefächert hatte.

„Ich sehe das anders", sagte ich schließlich.

Frau Sijan nickte. „Das habe ich mir gedacht. Du hast ein sehr geringes Selbstwertgefühl. Aber mach dir keine Sorgen. Daran werden wir arbeiten."

Ich wusste nicht, was ich dazu sagen sollte, also schwieg ich und sah aus dem Fenster. Kurze Zeit später war die Sitzung vorbei.

„Das hier war nur ein Kennenlerngespräch. Bis ich regelmäßig Termine für dich frei habe, dauert es leider noch ein bisschen. Ab Ende April trage ich dich einmal pro Woche ein, okay? Versuch bis dahin, so gut wie möglich zu essen. Du darfst nicht noch mehr abnehmen, sonst müssen wir über einen Klinikaufenthalt nachdenken." Als ich zusammenzuckte, schenkte sie mir ein aufmunterndes Lächeln. „Ich weiß, es ist schwer, aber versuch es!"

Auf dem Nachhauseweg schwiegen wir größtenteils. Zwar hatte sich meine Mutter danach erkundigt, was ich mit Frau Sijan besprochen hatte, jedoch war das Gespräch an meinen einsilbigen Antworten gescheitert.

Zu Hause verdrängte ich den Gedanken, den die Therapeutin geäußert hatte; dass mein Abnehmen nichts mit meinem Fettsein zu tun, sondern vermutlich andere Ursachen hatte. Stattdessen begann ich akribisch, Tagebuch zu schreiben. Stundenlang lungerte ich mit kleinen Notizbüchern in der Ecke bei der Heizung herum und beschrieb jeden meiner Tage und die aktuelle Gefühlslage haargenau.

Am 29. März hatte ich ein Fußballspiel. Statt meiner früheren Position als Abwehrspielerin war ich in meiner neuen Mannschaft zur Torwärtin geworden. Das Spiel begann um 9:30 Uhr, und am Vorabend hatte ich meiner Mutter ausführlich erklärt, warum ich davor nichts essen würde. Sie zuckte mit den Achseln und akzeptierte es unter der Bedingung, dass ich direkt nach dem Spiel ausgiebig frühstücken würde. Mein Vater hörte dem Gespräch zu, sagte jedoch nichts.

Bis zum nächsten Morgen, als ich mit meiner Sporttasche zu ihm ins Auto stieg.

„Guten Morgen."

„Hey", murmelte ich und überprüfte, ob ich alles dabeihatte. Trikot, Torwarthandschuhe, Schienbeinschoner, Schuhe ...

Mein Vater startete den Motor. „Wir fahren noch kurz zum Bäcker."

„Äh, Papa, ich esse aber nichts", sagte ich vorsichtig und spürte die altbekannte Panik in mir aufsteigen. „Nicht vor dem Spiel."

Mein Vater fädelte sich in den Verkehr ein und holte tief Luft. „Doch, tust du. Du gehst nicht auf den Platz, ohne gefrühstückt zu haben. Du kannst dir beim Bäcker was aussuchen, muss auch nichts Großes sein."

Ich starrte ihn an. „Nein." Die Panik schnürte mir die Kehle zu, und meine Stimme rutschte eine Oktave höher. „Ich hab das mit Mama abgesprochen. Ich esse nach dem Spiel, aber nicht jetzt. Ich frühstücke nicht zweimal."

„Dann spielst du eben nicht." Schon hielt er das Auto vor dem Bäcker an. „Was möchtest du?"

„Nichts", flüsterte ich und suchte nach irgendeiner Ausrede.

„Nichts gibt es nicht." Ich merkte, wie mein Vater die Geduld verlor. „Wer Fußball spielt, kann auch essen."

„Ich. Esse. Nichts."

Mein Vater öffnete den Mund, aber anstatt etwas zu sagen, verließ er das Auto und ging, nicht ohne die Tür zuzuknallen, zum Bäcker hinüber.

Ich blieb sitzen, und meine Gedanken überschlugen sich. Mein sorgsamer Plan, wie viel ich heute essen und wie viel ich verbrennen würde (den ich seit ein paar Wochen jeden Abend für den nächsten Tag aufstellte), drohte zu platzen. Ich zitterte vor Wut, und die giftige Stimme in meinem Kopf lief Amok.

Wenn du mehr isst, als du geplant hast, wirst du zunehmen! Du wirst dick und fett, fett, fett!

Ich würde die Kontrolle verlieren. Ich würde verlieren und alle anderen gewinnen.

Ich durfte das nicht zulassen.

In den vergangenen Jahren habe ich häufig versucht, anderen Menschen diese Gedankenspirale zu erklären, meiner Mutter, meinem Bruder, Verwandten und Freunden. Aber wie erklärt man, dass Essen, ein Grundbedürfnis, ohne das kein Lebewesen existieren kann, zum größten Feind geworden ist? Zu einer Angst, die einen nächtelang wach hält und jede Minute des Tages die Gedankenwelt dominiert?

An jenem Märztag hatte ich keine Ahnung, wie ich es erklären sollte, und vor allem nicht, wie ich es meinem Vater erklären sollte, der eben zurückkehrte und mir eine Brötchentüte zuwarf.

„Was ist das?"

„Ein Rosinenbrötchen. Das ist nun wirklich nicht viel, ich denke, das schaffst du." Seine Stimme war wieder ruhig, sogar motivierend, doch meine Angst beruhigte sich dadurch kein bisschen. NICHT ESSEN. NICHT ESSEN. NICHT ESSEN. Erneut startete er den Motor.

„Die mag ich nicht", sagte ich schließlich. Das war früh zu meiner Standardausrede geworden, wenn ich eine Mahlzeit oder bestimmte Nahrungsmittel verweigerte.

„Du hättest dir ja auch was aussuchen können, jetzt wird das hier gegessen", erwiderte mein Vater trocken.

„Werde ich nicht. Ich esse nichts vor dem Spiel. Das habe ich gestern schon gesagt, und dabei bleibe ich. Ich habe keinen Hunger, und ich möchte nicht zweimal frühstücken."

„Du kannst dann ja beim zweiten Frühstück zu Hause weniger essen." Er bemühte sich, verständnisvoll zu klingen. Trotzdem konnte er den genervten Unterton in der Stimme nicht verbergen.

„Papa, ich *kann* das Rosinenbrötchen jetzt nicht essen." Verzweifelt suchte ich nach Worten, mit denen ich ihm die Notwendigkeit dahinter irgendwie hätte klarmachen können. Ein Argument, das ihm einleuchtete, so wie es für mich eine unverrückbare Tatsache geworden war, dass Lebensmittel mich *fett* machten, egal, welche. Und dass ich *fett* nichts wert wäre. Mir fiel nichts ein, darum wiederholte ich bloß, was ich ständig sagte: „Ich esse nichts."

Ich konnte förmlich spüren, wie der Geduldsfaden meines Vaters riss. „Und wie du das Brötchen essen wirst! Du spielst sonst nicht, und ich fahr dich auf direktem Weg ins Krankenhaus. Mama kannst du mit deinem Theater vielleicht um den Finger wickeln, aber ich lasse mir dein Rumgezicke nicht länger gefallen. Du isst nicht? Es gibt Wege, Leute zum Essen zu bringen. Mal schauen, ob du immer noch so darauf beharrst zu hungern, wenn du erst mal an der Zwangsernährung hängst.“

Ich kämpfte mit den Tränen. Nicht heulen, nicht heulen, nicht heulen.

Ich biss mir auf die Unterlippe und starrte aus dem Fenster. Ich wollte vor meinem Vater keine Schwäche zeigen, da ich eh schon das Gefühl hatte, dass er mich verachtete.

Zehn Minuten später fuhren wir auf den Parkplatz des Fußballplatzes. Kaum standen wir, griff ich nach meiner Tasche, riss die Tür auf und lief los in Richtung Umkleidekabine.

„HEY! KOMM ZURÜCK!“, rief mein Vater mir hinterher und wedelte mit der Brötchentüte in der Luft herum.

Mist, ich hatte das blöde Rosinenbrötchen vergessen. Langsam trottete ich zurück, nahm wortlos die Tüte entgegen und wollte mich wieder abwenden, als mein Vater nach meinem Arm griff.

„Ich warne dich“, sagte er mit unterdrücktem Zorn in der Stimme, „du isst dieses Brötchen, sonst gibt es ernsthafte Konsequenzen.“

„Ich will es aber nicht essen.“

„Wenn du es wegwirfst und ich das mitbekomme, geht es noch heute ins Krankenhaus.“

Ich machte mich los und sah drei Mädchen aus dem gegnerischen Team, die uns neugierig beobachteten und miteinander tuschelten.

„Zum nächsten Spiel kannst du allein fahren!“, brüllte mein Vater quer über den Parkplatz, während ich schnellen Schrittes davonging.

Ich zog mir die Kapuze über den Kopf, damit niemand die Tränen sehen konnte, die mir vor Wut über das Gesicht liefen und die ich mir trotzig wegwischte.

„Das ist mir auch lieber so", murmelte ich.

Bevor ich in die Mannschaftskabine ging, feuerte ich das Rosinenbrötchen auf der Mädchentoilette in den Mülleimer und wusch mir das Gesicht. Ich betrachtete mein müdes Gesicht und zwang mich zu einem verzerrten Lächeln, bevor ich die Umkleidekabine betrat.

An diesem Tag aß ich nur ein halbes trockenes Brötchen und eine Frühlingsrolle, obwohl ich mich deswegen den gesamten Tag mit meinem Vater stritt und er mir erneut mit einer Klinikeinweisung drohte, bevor er sich irgendwann ins Fitnessstudio verabschiedete und fünf Stunden lang nicht wiederkam.

„Wir sind ihm doch total egal", antwortete ich meiner Mutter auf die Frage, ob er und ich das Kriegsbeil zwischen uns nicht endlich mal begraben könnten. „Nie ist er zu Hause, und sein ganzes Leben kreist nur um Arbeit und Sport."

„Sag so was nicht", entgegnete meine Mutter kopfschüttelnd. „Weißt du, wie sehr es ihn verletzen würde, das zu hören?"

„Es ist die Wahrheit", gab ich achselzuckend zurück.

„Ich habe das Gefühl, du baust dir da ein Feindbild auf. Das ist nicht schön, Laura."

„Ich mache gar nichts", rief ich und vergrub mich für den Rest des Tages in meinem Zimmer.

Ich ließ die Rollladen herunter und zog mir die Decke über den Kopf, bis ich irgendwann, am frühen Abend, einschlief.

In der ersten Woche der Osterferien fuhr ich mit Hanna für ein paar Tage in ein Ferienhaus an der Nordsee. Weder mein Vater noch meine Mutter waren begeistert davon, und wie sie es befürchteten, aß ich in dieser Woche so wenig, dass ich, als meine

Mutter mich sieben Tage später am Bahnhof abholte, 1,5 Kilo abgenommen hatte.

„Du siehst schrecklich aus", begrüßte sie mich schockiert, während ich panisch voran zum Auto lief, in der festen Überzeugung, mindestens fünf Kilo zugenommen zu haben. Obwohl ich kaum mehr als Gemüse und Hanna zuliebe ein kleines Schälchen Popcorn gegessen hatte, war ich mir sicher, unterwegs viel zu viel gegessen zu haben. Ein von Magersucht beherrschtes Hirn läuft ohne beständige Kontrolle Amok, und nie wieder würde ich ohne Waage im Gepäck verreisen. Zu Hause versuchte ich nicht einmal zu verbergen, dass es nichts Wichtigeres gab, als sofort ins Badezimmer zu rennen.

Meine Mutter stöhnte, als ich, kaum aus den Schuhen geschlüpft, bereits die Treppe hochrannte. Hastig warf ich meine Kleider ab und wartete mit zitternden Knien und fliehendem Atem darauf, dass die Anzeige der Waage ihre Bereitschaft signalisierte. Ich tat den einen Schritt vorwärts, der mein Leben so sehr bestimmte, und schloss für einen Moment die Augen. Als ich sie wieder öffnete und hinabsah, polterten ganze Felsbrocken von meinem Herzen, und vor lauter Erleichterung traten mir Tränen in die Augen. Ich wog 47,3 Kilo.

Meine Mutter wartete schon vor der Badezimmertür. „Und? Habe ich recht? Du hast abgenommen, nicht wahr?"

Ich zuckte mit den Schultern und schob mich an ihr vorbei. „Bisschen."

Sie seufzte. „Das kann doch nicht wahr sein! Was bedeutet denn ‚ein bisschen'?"

„Ist doch egal", murmelte ich.

„Ist es nicht, Laura. Du siehst aus wie ein Skelett, als würdest du jeden Moment umkippen. Sag mir, wie viel du wiegst!"

Ich verdrehte die Augen. „Aber sei bitte nicht sauer. 47,3 Kilo."

Meine Mutter starrte mich an. „47 Kilo?!“

„Ja.“

„Das darf doch nicht wahr sein!“ Sie lief voraus, hinunter in die Küche und ließ sich dort auf die Eckbank fallen. Unsicher folgte ich ihr.

„Mama, es tut mir leid. Ich weiß ja, dass das wenig ist. Aber das klappt schon wieder.“ Ich überlegte, was ich sonst zur Beruhigung sagen konnte. „Ich esse heute mehr. Das war nur während der letzten Tage, weil ich nicht die gewohnten Nahrungsmittel dabeihatte und es deswegen schwerer war zu essen. Aber jetzt wird das wieder. Versprochen! Weißt du ...“

Meine Mutter unterbrach mich. „Laura, nein. Du sagst jeden zweiten Tag, dass du ab jetzt wieder normal isst. Ich hab dich mit Hanna fahren lassen, weil ich dachte, dass es dir guttut, mal allein wegzufahren. Ich glaube dir ja, dass es dir schwerfällt zu essen, aber so geht es nicht weiter. Ich habe hier sieben Tage lang gesessen und mir Sorgen gemacht, ob du genug isst. Und dann kommst du zurück und hast fast zwei Kilo abgenommen! Ich weiß nicht mehr weiter. Schau dich doch mal an! Wie viel wolltest du abnehmen? Vier, fünf Kilo? Verdammt, du hast 14 abgenommen! 14 Kilo!“

Zu meinem Entsetzen brach meine Mutter in Tränen aus. Sie schlug die Hände vors Gesicht und schluchzte so heftig, dass ich nichts mehr von dem verstand, was sie sagte.

„Mama! Es tut mir leid!“ Geschockt starrte ich auf den Boden. „Ich wollte gar nicht so viel abnehmen. Das ... das hat sich irgendwie verselbstständigt. Ich esse wieder. Ich verspreche es!“ Ich ging zu ihr hinüber und nahm sie in den Arm. „Es tut mir leid.“ Ich wusste nicht, was ich sonst sagen sollte, und schämte mich, dass meine Mutter meinetwegen so sehr weinte.

„Ich muss dir beim Verhungern zuschauen. Weißt du, wie das

ist? Ich … Was habe ich falsch gemacht? Ich …" Der Rest des Satzes ging erneut in ihren verzweifelten Schluchzern unter. Ich begann ebenfalls zu weinen.

„Mama, bitte, es tut mir leid! Ich werde essen, okay? Ich denke bloß immer, dass ich zu viel esse und dass ich *fett* wäre. Ich weiß ja auch nicht. Ich wäre einfach gern dünn. Und ich fühle mich so furchtbar. Es tut mir leid." Ich schluchzte mittlerweile ebenfalls und hasste mich dafür, dass meine Mutter meinetwegen wie ein Häufchen Elend und vollkommen verheult in der Küche saß und ich nichts anderes tun konnte, als über die vermeintliche Speckrolle an meiner Hüfte nachzudenken und auf die zischelnde Stimme in meinem Kopf zu lauschen, die auf mich einredete.

Na? Siehst du es jetzt? Du bist nicht gut genug. Immer noch nicht. Deine Mutter weint deinetwegen. Nur deinetwegen. Weil ohne dich alles besser wäre. Schon mal daran gedacht, wie schön das Leben ohne dich wäre? Wie leicht sie es hätte? Nein, wahrscheinlich nicht. Und du willst jetzt wirklich wieder zunehmen? Mit jedem Gramm Fett an deiner Hüfte wirst du schlimmer. Je weniger du bist, desto besser.

Am liebsten hätte ich mir die Ohren zugehalten. Aber was bringt das, wenn die Stimme, die man nicht hören möchte, im eigenen Kopf wohnt? Egal, was ich tat, sie war da.

„Mama", wiederholte ich. „Bitte, es tut mir leid."

Meine Mutter schniefte. „Es soll dir nicht leidtun, Laura. Du bist krank, das habe ich mittlerweile verstanden. Du bist da in etwas hineingerutscht, das du nicht kontrollieren kannst. Aber du musst irgendwie etwas ändern. Endlich gegen diese Scheißkrankheit ankämpfen. Siehst du nicht, was diese Magersucht aus dir macht?"

Ich schwieg, also fuhr meine Mutter fort: „Du warst nie fett. Du hattest eine tolle Figur – und jetzt? Bist du nichts als Haut und Knochen. Denkst du, das ist schön?"

„Na ja."

Jetzt war ich es, die vor lauter Schluchzen kaum sprechen konnte.

„Schöner als davor. Ich fühle mich immer noch zu dick."

„Laura", meine Mutter hatte sich gefasst, redete ruhig, aber bestimmt auf mich ein und wischte mir eine Träne von der Wange, „du bist mager! Du bist der dünnste Mensch, den ich kenne. Alle sind geschockt, wenn sie dich sehen. Wie kannst du dich denn dick fühlen?"

„Ich fühle mich halt so."

„Du musst essen. Ich kann das nicht mehr mit ansehen. Versprich es mir, hörst du? Ich möchte, dass du wirklich isst. Ich helfe dir, ich bin für dich da, und wir schaffen das. Aber du musst kämpfen, bitte."

„Ja, ja. Versprochen. Ich esse."

„Du hast morgen einen Termin bei Frau Sijan. Um zwölf, bevor wir zu Oma und Opa losfahren. Sie hat dich extra dazwischengeschoben."

Ich nickte unsicher.

„Und heute Abend bestellen wir Pizza, in Ordnung? Isst du eine?" Ihre Stimme klang flehentlich.

„Ja, okay", murmelte ich. „Ich esse sie."

„Und ab jetzt isst du regelmäßig etwas Normales? Du isst mehr, ja?"

„Ja."

„Versprochen?"

„Ja, versprochen."

„Deine Mutter meinte, du bräuchtest dringend ein Gespräch." Frau Sijan lächelte mich freundlich und aufmunternd an. „Wie geht es dir?"

Unsicher sah ich hinab auf meine Hände. „Es geht so, denke ich.“

„Das heißt?“

„Ich habe wieder abgenommen, und meine Mutter macht sich Sorgen.“

„Und du?“

„Wie?“ Ich sah auf.

„Machst du dir Sorgen?“

„Nein, eigentlich nicht. Aber ich will nicht, dass es meiner Mutter meinetwegen schlecht geht.“

„Es ist normal, dass sie sich Sorgen macht. Du bist sehr dünn.“

Ich zuckte mit den Schultern. „Ja, kann sein. Aber ich fühle mich nicht so.“

„Kannst du mir denn sagen, wie viel du im Moment wiegst?“

Ich zögerte kurz. „Ja, schon. So 47,3 Kilo.“

„Dann hast du ja noch mal einiges abgenommen.“ Frau Sijan seufzte und legte Zettel und Stift beiseite. „Weißt du, wenn ich dir helfen soll, musst du dir helfen lassen und an dir arbeiten. Dann können wir das hinkriegen. Aber du darfst nicht weiter abnehmen, Laura. Sonst müssen wir irgendwann die Notbremse ziehen, und du musst in die Klinik. Ambulant können wir nur in einem begrenzten Rahmen helfen und unter der Bedingung, dass der Patient mitarbeitet.“

„Klinik?“ In meinem Kopf schrillten alle Alarmglocken, und ich blickte sie entsetzt an. „Ich will da nicht hin.“

„Ja, ich weiß. Deswegen musst du ab jetzt versuchen zu essen. Du darfst nicht weiter abnehmen, sonst bleibt uns irgendwann keine andere Wahl.“

Einen Teil der Osterferien wollten wir bei meinen Großeltern verbringen, und während wir dort waren, gab ich mir größte Mühe zu essen. Bisher hatte ich jeden Tag um die sechshundert Kalorien zu mir genommen. Nun versuchte, ich tausend Kalorien zu mir zu nehmen, meistens schaffte ich etwa neunhundert. Ich redete mir ein, dass ich tolle Fortschritte machte und bald wieder gesund würde, obwohl ein anderer Teil von mir nach wie vor davon überzeugt war, dass deutlich weniger Kalorien deutlich besser für mich wären.

Meine Mutter sah meine Bemühungen und versuchte, mich zu unterstützen. „Das ist ein toller Anfang, Laura. Ich bin stolz, dass du mehr isst. Du weißt allerdings auch, dass du bald noch mehr essen musst?"

Ich nickte, sagte Ja und dachte gleichzeitig, dass ich auf gar keinen Fall *noch mehr* Kalorien zu mir nehmen würde. Ich hatte bereits jetzt das Gefühl, so dick zu sein, dass ich demnächst bestimmt explodierte. In mein Tagebuch schrieb ich:

Seit ich bei Oma und Opa bin, esse ich so viel. Ich habe so ein schlechtes Gewissen, wahrscheinlich werde ich doch noch fett. Und obwohl ich jeden Tag esse, esse, esse, gibt es jeden Tag Zoff wegen dieses beschissenen Themas!

Meine Großeltern machten sich ebenfalls Sorgen. Sie fragten mich, warum ich nichts äße, versicherten mir, ich wäre total dürr, und schüttelten den Kopf über meine Art, jede Speise in ihre Einzelteile zu zerlegen, bevor ich sie schließlich langsam auf die Gabel und in den Mund schob. Meine Oma bot mir an, sämtliche meiner Lieblingsgerichte zu kochen, doch ich lehnte ab.

Mein Vater kam erst Karfreitag zu meinen Großeltern dazu, und ab dann eskalierten die Streitereien. Nach fast jeder Mahlzeit bekam er einen Wutanfall, versuchte, mich zu einer größeren Portion zu zwingen, und drohte mir täglich damit, mich ins Krankenhaus zu bringen. Während meine Mutter ihr Bestes gab, um mich mit Verständnis und Fürsorge zu unterstützen, versteckte mein

Vater seine Sorge hinter Wut. Immer häufiger gerieten meine Eltern deshalb selbst in Streit. Darüber, wie sie mit mir umgehen sollten, ob dieses Nicht-Essen eine Krankheit oder bloßer Trotz war.

Meine Mutter las zunehmend über Magersucht. Wie soll man mit erkrankten Kindern umgehen? Warum erkrankt man überhaupt an einer Essstörung? Wie kann man Jugendlichen mit Depressionen helfen?

Mein Vater hingegen setzte sich wenig mit der Krankheit auseinander. Er konnte mit der Diagnose Magersucht nichts anfangen und wurde regelmäßig wütend über meine vermeintliche Trotzreaktion. Meine Mutter hielt dagegen und nahm mich in Schutz.

„Sie versucht ja nicht mal zu essen!“, fauchte mein Vater, als wir auf dem Rückweg von einem Besuch bei Freunden waren.

„Tue ich doch“, warf ich von der Rückbank ein.

„Sie gibt sich Mühe“, meinte meine Mutter ruhig. „Aber es geht eben nicht von heute auf morgen. Deswegen macht sie ja die Therapie.“

„Mühe“, echote mein Vater. „Was hat sie heute gegessen? Eine Brezel und ein Brötchen. Beim besten Willen kann ich nicht sehen, wo sie sich da Mühe gibt.“

„Wir gehen ja gleich noch grillen. Da isst du etwas, ja, Laura?“ Meine Mutter drehte sich zu mir um.

„Ja“, murmelte ich.

Mein Vater lachte freudlos. „Ein Stückchen Tofu und ein Salatblatt vielleicht. Davon wird sie bestimmt nicht zunehmen. Sie verarscht uns doch nur, sie *will* gar nicht, dass sie mehr wiegt.“

Ich begann, leise zu weinen. Daraufhin mischte sich Daniel ein, der bislang stumm neben mir auf der Rückbank gesessen hatte. „Seid bitte einfach ruhig.“

„Na, siehst du?" Die Stimme meines Vaters zitterte. „Daniel leidet auch unter deinem Geschiss. Lange schau ich mir nicht mehr an, wie du diese Familie zerstörst. Glaub mir, davor steck ich dich ins Krankenhaus."

Daniel griff nach meiner Hand. „Nicht weinen", raunte er mir zu. „Das meint er nicht so. Iss heute Abend einfach. Papa muss nur sehen, dass du es wirklich versuchst."

Die Osterferien gingen vorbei, und die Schule begann wieder. Von nun an hatte ich regelmäßig zweimal pro Woche Therapie. Meistens fehlte ich an diesen Tagen komplett im Unterricht. Ich ging immer seltener zur Schule.

„Nimmst du Drogen?", fragte mich Hanna eines Tages auf dem Pausenhof.

„Hä? Nein, wieso?"

„Na ja, alle erzählen das." Sie zuckte mit den Achseln.

Ich starrte sie an. Deswegen also sprach mittlerweile niemand mehr mit mir! Und all die seltsamen Blicke ... Das erklärte einiges. „Was sagen die sonst?"

Hanna blickte an mir vorbei. Das Thema war ihr sichtlich unangenehm. „Nicht viel. Dass du total seltsam wärst und so. Und dass du ständig Schule schwänzt, wegen den Drogen halt." Sie seufzte und sah mir in die Augen. „Mach dir keinen Kopf. An dieser Schule sind doch alle bescheuert und haben halt nix anderes zu erzählen. Ignorier einfach, was die labern."

Obwohl Hanna recht hatte, zerbrach ich mir den Kopf darüber. Ich hatte das Gefühl, die Blicke meiner Klassenkameraden im Rücken brennen zu spüren, und lauschte jedem getuschelten Gespräch nach.

Schließlich wollte ich gar nicht mehr zur Schule gehen. Meine Mutter versuchte, mich zu beruhigen, Frau Sijan schlug uns zum nächsten Schuljahr einen Schulwechsel vor. Ich stimmte sofort zu, und auch meine Mutter willigte ein.

„Bring bitte außerdem beim nächsten Mal deine Aufzeichnungen mit, in denen du notierst, was du isst“, bat mich Frau Sijan am Ende der Sitzung, und mich durchfuhr es heiß, so als hätte sie verlangt, dass ich ihr Nacktfotos von mir mitbrachte. Das, was ich aß – oder auch nicht aß –, empfand ich als etwas zutiefst Persönliches, das ich ungern teilte, obwohl ich zu Hause keine Mahlzeit mehr zu mir nehmen konnte, ohne dass meine Mutter mich dabei strengstens überwachte. Einerseits wollte ich mich an mein Versprechen halten, mehr zu essen und zuzunehmen, damit meine Familie meinetwegen nicht länger leiden musste. Andererseits spürte ich immer noch jedes Mal jenen süßen Triumph, wenn es mir gelang, einen Teil meiner Portionen irgendwo verschwinden zu lassen.

In der nächsten Therapiesitzung begutachtete Frau Sijan meine Notizen und gab mir anschließend Feedback. „Man sieht, dass du dir Mühe gibst, Laura. Trotzdem ist das immer noch viel zu wenig.“

Ich schwieg, denn ich fand eigentlich, dass ich ziemlich viel aß in letzter Zeit, und so sah ich sie nur abwartend an.

„Hast du noch mal abgenommen?“

„Nein“, antwortete ich halbwegs wahrheitsgemäß. Tatsächlich hatte ich nach den Osterferien sogar auf 48 Kilo zugenommen, da meine Eltern mir währenddessen den ganzen Tag im Rücken saßen und es beinahe unmöglich gewesen war, sie und mich selbst zu beschummeln. Allerdings hatte ich diese Kilos, kaum dass Ostern und damit die Ganztagsüberwachung vorbei war, schnell wieder abgenommen.

Ich kann einfach nichts dagegen machen, schrieb ich in mein Tagebuch. *Ich habe versprochen, dass ich das mit dem Essen hinkriege, aber ich weiß nicht, wie. Dass ich nichts esse, passiert wie automatisch, selbst wenn ich das Gegenteil will.*

„Und?“ Frau Sijans Stimme riss mich aus meinen Gedanken. „Wie läuft es zu Hause? Vor allem mit deinem Vater?“

„Nicht so“, antwortete ich. „Papa ist so gut wie nie da. Er arbeitet von frühmorgens bis spätabends und geht danach noch zum Sport. Am Wochenende ist er auch fast nie zu Hause. Er behauptet, er wäre im Fitnessstudio.“

„Behauptet?“

„Na ja, Fitnessstudio dauert keine fünf Stunden, oder?“ Ich zog die Augenbrauen zusammen. „So viel Sport, wie er sagt, dass er macht, kann ein Mensch gar nicht schaffen.“

„Was, glaubst du, macht er stattdessen?“

„Keine Ahnung und ist auch egal.“

Ich wich Frau Sijans Blick aus und wechselte das Thema.

„Mama macht sich Sorgen um Daniel. Er hat Ärger in der Schule. Benimmt sich da wohl nicht so gut. Als Mama ihn gefragt hat, warum, hat er zugegeben, dass er auch nach Berlin zurückwill. Meine Eltern sind aus allen Wolken gefallen. Die dachten, ihm gefällt es hier. Tut es aber nicht. Es gefällt niemandem hier außer meinem Vater. Meine Mutter hasst es genauso. Sie ist nur seinetwegen hier. Weil er unbedingt diesen blöden Job machen will.“

„Du bist ganz schön sauer“, stellte Frau Sijan fest.

Ich konnte nicht umhin, die Augen zu verdrehen.

„Verdammt, ja. Klar bin ich sauer. Uns geht es allen scheiße, und das nur seinetwegen. Weil ihm sein bescheuerter Job und Sport wichtiger sind als seine Familie! Erst reißt er uns aus unserem Zuhause, und dann ist er nie da. Er kann machen, was er will, und niemanden interessiert es. Und Mama nimmt ihn auch noch in Schutz.“

„Hast du ihm das schon mal so gesagt?“ Frau Sijan schrieb sich irgendetwas auf und sah mich anschließend wieder an.

„Nein.“ Ich lachte bitter. „Werde ich auch nicht, er würde bloß austicken.“

„Willst du deinen Vater vielleicht mal hierhin mitbringen?“

Ich zuckte mit den Achseln. „Ich habe das Gefühl, dass er gar nicht glaubt, dass ich krank bin. Er denkt, ich will ihn bloß ärgern.“

„Vielleicht kann ich es ihm erklären. Wahrscheinlich ist er einfach überfordert mit der Situation – so wie deine Mutter. Sie gehen damit nur unterschiedlich um.“

„Hm. Ich weiß, nicht ob er mitkommen würde.“

„Du könntest ihn fragen.“

Ich seufzte. „Ja, na gut. Mache ich.“

Frau Sijan lächelte. „Vielleicht schaffen wir ja, dass er ein bisschen mehr Präsenz und Verständnis zeigt.“

Ich seufzte ein zweites Mal. „Mal schauen.“

Als mein Vater ein paar Tage später von einer Geschäftsreise zurückkam, willigte er ein, mich das nächste Mal zur Therapie zu begleiten, was mich gleichermaßen überraschte wie freute.

Anfang Mai feierte ich meine Konfirmation. Meine ganze Familie kam, und ich bemühte mich verzweifelt, normal zu essen, während ich mich gleichzeitig von der schrillen Stimme des schlechten Gewissens in meinem Hinterkopf peinigen ließ. Trotzdem gelang es mir, das Fest zu genießen. Von meinen Eltern bekam ich eine Reise nach Paris geschenkt, die wir drei Wochen später antraten.

Es ist anstrengend, mit Magersüchtigen zu reisen. Die Krankheit bringt ihren ganz eigenen Tagesplan mit sich, in dem sich alles einzig und allein ums Essen dreht. Um wie viel Uhr isst man?

Wie viele Kalorien nimmt man wann zu sich? Und vor allem: Wie viele darf man überhaupt essen? Wenn man sich schließlich erlaubt zu essen, was isst man dann? Die ungewohnten Mahlzeiten müssen sehr gut schmecken, damit es keine „Kalorienverschwendung" ist. Im Alltagsleben ist es schwer genug, sich nach den Ticks von Essgestörten zu richten, im Urlaub ist es beinahe unmöglich.

Ich hatte mir mittlerweile eine hübsche Sammlung an Ticks zugelegt, deren Befolgung mir zum neuen Lebensinhalt wurde. Beispielsweise frühstückte ich niemals vor elf Uhr (am liebsten nicht mal vor zwölf) und aß abends nichts nach zwanzig Uhr. Vor jeder Mahlzeit berechnete ich, wie lange ich für meine Portion brauchen musste (mindestens dreißig Minuten), und musste während des gesamten Essens beständig eine Uhr im Blick haben. War nirgends eine zu sehen, weigerte ich mich zu essen. Ich aß keine Nudeln, keinen Käse, nix Frittiertes, keine Butter, keine Weißmehlprodukte ...

Zwar versuchte ich, diese Regeln in Paris zu lockern, doch lässt die kranke Psyche von ihrer selbst vorgetäuschten Sicherheit nicht so leicht ab.

Ich trank viel Kaffee und Cola light, lief möglichst weite Strecken und aß wenig. Meinen Vater brachte ich damit zur Weißglut, sodass meine Mutter wie zu Hause zwischen uns vermitteln musste.

Da das Hotel nur bis zehn Uhr Frühstück anbot, konnte ich dort nichts essen. Am ersten Tag versuchte ich es, da ich keine Lust auf Streit hatte, und nahm mir ein kleines Stück Baguette, Obst und Marmelade. Das Obst aß ich, das Baguette und die Marmelade nicht einmal halb. Danach saß ich eine halbe Stunde lang weinend in meinem Zimmer, weil ich weder mit der frühen Uhrzeit noch mit dem hellen Baguette klarkam. Da halfen auch keine

Sit-ups auf dem harten Hotelzimmerboden. Vier Stunden später konnte ich, obwohl wir mittlerweile pausenlos durch Paris gelaufen waren, immer noch an nichts anderes denken und brach erneut in Tränen aus, als meine Eltern vorschlugen, wir könnten doch irgendwo Mittag essen gehen. Wir verschoben es auf später. Ich wollte jedoch auch später nicht essen, und mein Vater bekam mitten in einer belebten Straße einen Wutanfall.

Während ich zitternd an einer Hauswand lehnte, lief er zum nächsten Crêpestand und kaufte mir einen dünnen Pfannkuchen, der in meiner Erinnerung riesig und mit kiloweise Butter, Zimt und Zucker belegt war.

„Ein Crêpe, das ist echt nicht viel, und irgendetwas musst du essen", sagte mein Vater bemüht ruhig. Sein versuchtes Lächeln gelang ihm nicht. „Und wehe, du lässt ihn fallen, dann gehen wir direkt zurück ins Hotel."

Ich heulte, meine Mutter redete beruhigend auf mich ein, und mein Vater lief während der nächsten halben Stunde fünf Meter hinter uns, um keine weiteren Streitereien zu provozieren. Schließlich verkrümelte ich mich in den nächsten Souvenirshop, wo ich den Crêpe, ohne auch nur einen Bissen davon gegessen zu haben, entsorgte. Ich hielt mich zwanzig Minuten in dem Laden auf, bevor ich mich zurück auf die Straße traute, wo mein Vater ungeduldig wartete. Seine Laune besserte sich jedoch, als er den leeren Pappteller in meiner Hand sah.

„Na also, geht doch." Er strahlte mich an. Entweder kam er gar nicht auf die Idee, dass ich es gewagt haben könnte, den Crêpe auf eine andere Weise loszuwerden, als ihn zu verzehren, oder er war froh, dass er das Thema und damit auch die Streiterei endlich fallen lassen konnte.

Trotz der ständigen Auseinandersetzungen war der Urlaub wunderschön. Ich liebte Paris. Die kleinen Cafés, die Sprache, die

Künstler auf den Straßen, die Spaziergänge entlang der Seine und vor allem das Viertel Marais. Allerdings hatte ich oft das Gefühl, nur mit meiner Mutter unterwegs zu sein. Mein Vater setzte sich ständig ab, lief vor oder hinter uns und telefonierte andauernd. Auch in den Restaurants und Cafés, die wir besuchten, tippte er die meiste Zeit über auf seinem Handy herum.

Ich fand, dass mein Vater sich zunehmend komisch verhielt, und sprach meine Mutter darauf an. Sie winkte ab.

„Er hat im Moment einfach viel Stress bei der Arbeit", erklärte sie, und ich akzeptierte diese Erklärung stirnrunzelnd.

Auf der Rückfahrt schließlich hatte ich endlich mal wieder ein gutes, langes Gespräch mit meinem Vater. Er hörte sich an, was ich über meine Essstörung zu sagen hatte, und entschuldigte sich, dass wir uns so häufig stritten. Er sagte, dass er mit meiner Therapeutin reden wollte und vielleicht lernen könnte, besser mit meiner Krankheit umzugehen. Zum ersten Mal räumte er ein, dass meine Essprobleme wohl tatsächlich eine ernst zu nehmende Erkrankung seien. Ich war so glücklich nach diesem Gespräch, und meine Mutter nahm mich später beiseite und sagte mir, wie froh sie sei, dass wir endlich geredet hätten.

In der Therapiestunde einen Tag nach unserer Rückkehr äußerte ich die Hoffnung, dass es bald endlich bergauf ginge, sodass Frau Sijan mich am Ende erleichtert verabschiedete.

Es ging nicht bergauf. Stattdessen stürzte ich in ein kilometertiefes Loch, dessen Boden ich noch nicht mal erahnte.

2.
Im Zwielicht

Juni bis Oktober 2014

> I didn't want to wake up.
> I was having a much better time asleep.
> And that's really sad.
> It was almost like a reverse nightmare,
> like when you wake up from a nightmare you're so relieved.
> I woke up into a nightmare.
> *Ned Vizzini, It's kind of a funny story*

Als ich vier Jahre alt war, machten wir Urlaub auf Gran Canaria. Ich hatte orangefarbene Schwimmflügel und einen blauen Schwimmreifen mit kleinen Eisbären darauf. Jedes Mal, bevor ich ins Wasser sprang, und jede Sekunde, die ich im Wasser verbrachte, überprüfte ich, ob Schwimmreifen- und -flügel sicher bei mir waren.

Meine Mutter, mein Vater, meine Großeltern redeten auf mich ein, dass eines von beidem reichte, dass es nicht schlimm sei, wenn ich meinen blauen Schwimmreifen verlieren würde, dass ich ihn nicht überallhin mitschleppen müsse. Aber obwohl alle anderen Kinder und selbst mein zweijähriger Bruder nur mit den Schwimmflügeln über Wasser blieben, glaubte ich ihnen nicht. Ich war felsenfest davon überzeugt, ohne den Schwimmreifen zu ertrinken. Und so schleppte ich ihn zwei Wochen lang, Tag für

Tag, zuerst mit an den Swimmingpool und später weiter mit ans Meer.

Daniel und ich sprangen gern vom Beckenrand, und ich klammerte mich stets fest an meinen Reifen, um ihn bloß nicht zu verlieren. Auch am letzten Tag. Mein Bruder sprang, ich sprang. Meine Mutter stand nicht weit von uns entfernt und beobachtete uns. Ich hatte mich wie immer doppelt abgesichert. Bei einem der letzten Sprünge hielt ich den Schwimmreifen jedoch nicht gut genug fest und verlor ihn bei meinem Sprung ins Becken.

Sobald ich bemerkte, dass er fehlte, war ich mir sicher, gleich zu ertrinken. Ich atmete Wasser ein, begann zu schreien und versuchte, meinen Schwimmreifen zu erreichen, der einige Meter von mir entfernt im Pool trieb. Ich hörte meine Mutter rufen.

„Laura, du kannst nicht ertrinken. Es ist alles gut! Komm rüber."

Es half nichts. Ich dachte, ich würde sterben. Bis mich mein sechs Jahre älterer Cousin schließlich packte und aus dem Wasser zog. Ich war davon überzeugt, er habe mir das Leben gerettet und ich wäre ohne ihn ertrunken.

Nach dem Umzug nach Braunschweig, neun Jahre später, wurde die Magersucht mein Schwimmreifen. Ich klammerte mich an sie und war mir sicher, dass etwas Schreckliches geschähe, sobald ich sie losließe. Ich hatte Angst, ohne sie zu ertrinken. Jede Zelle meines Körpers, jeder Gedanke signalisierte mir, dass ich die Magersucht brauchte und ohne sie verloren wäre.

Es war im Juni 2014, als ich schließlich feststellte, *wie sehr* ich meinen neuen Schwimmreifen benötigte. Das Vertrauen, dass „die Schwimmflügel" mich über Wasser halten würden, oder gar das Selbstvertrauen, dass ich allein schwimmen könnte, hatte ich längst verloren.

Und je absurder mein Klammern wurde und je eindringlicher

die Worte der Außenstehenden, desto mehr war ich davon überzeugt, meine Essstörung zu brauchen. Ich sah keine Gefahr in der Magersucht, ich sah in ihr meine Freundin, meinen Anker, meine Rettung.

Das ist der Grund, warum wir nicht loslassen können.

Magersucht ist Sicherheit. Diese Worte klingen unendlich paradox, wenn man sich vor Augen führt, dass diese Krankheit in den Tod führen kann. Gleichzeitig ist sie jene nagende kleine Stimme in meinem Kopf, die auf ihre Art und Weise immer für mich da war. Wenn ich mich fallen ließ, weil ich das Leben nicht aushielt, weil ich *mich* nicht aushielt, weil ich mich hilflos und verloren fühlte, fing sie mich auf und gab mir ein paar Minuten lang das Rauschgefühl des Nicht-Essens.

Magersucht ist wie eine Droge, du nimmst sie einmal, zweimal, und irgendwann kommst du von ihr nicht mehr los. Du redest dir ein, ohne sie zu versinken. Du brauchst sie, weil du sicher bist, ohne sie zu ertrinken.

• • •

Seit ich an Magersucht erkrankte, kann ich Kälte nicht ausstehen. Sie erinnert mich an Hunger, Angst und Verzweiflung, denn in meinen schlimmsten Phasen fror ich ständig. Selbst bei den wärmsten Temperaturen ging ich nicht ohne Jacke aus dem Haus. Im Winter liefen meine Finger, Lippen und Zehen blau an, und ich zitterte, obwohl ich vor der Heizung meines Zimmers kauerte, so sehr, dass man meine Zähne klappern hörte.

Der 6. Juni 2014 war ein sonniger Frühsommertag, an dem die Temperatur bereits morgens auf zwanzig Grad hochkletterte. Trotzdem lag ich drinnen in meinem Bett unter vier Decken und fror. Ich hatte an diesem Morgen einen Termin bei Frau Sijan, weswegen ich nicht zur Schule musste, und ahnte nicht, dass meine düstere Welt kurz davor stand, vollends unterzugehen.

„Mama?“, hörte ich meinen Bruder durch den Flur rufen. „Kann mich jemand zur Schule fahren?“

„Kannst du nicht die Bahn nehmen?“, entgegnete meine Mutter, und als mein Bruder nicht antwortete, rief sie resigniert: „Ich kann dich nicht fahren. Ich gehe mit Laura zur Therapie und muss anschließend zur Arbeit. In circa einer halben Stunde ist Papa da. Vielleicht kann er dich mitnehmen.“

Mein Vater war in der vergangenen Woche auf einer Geschäftsreise gewesen, von der er heute Morgen zurückkehrte – um gleich wieder im Büro zu verschwinden.

Meine Tür wurde aufgerissen, und meine Mutter kam herein.

„Gut, du bist wach.“ Sie verharrte kurz.

„Laura, dreh die Heizung ab. Hier drin ist es wie in einer Sauna.“

„Mir ist kalt“, erwiderte ich und zog meine Decken enger um mich.

„Kein Wunder, so dünn, wie du bist.“

Ich verdrehte genervt die Augen. Ich würde mir bestimmt nicht eingestehen, dass es daran lag.

„Frühstückst du gleich?“ Meine Mutter klang hoffnungsvoll, aber ich schüttelte den Kopf.

„Nein. Es ist viel zu früh.“

„Dachte ich mir“, murmelte meine Mutter und wandte sich zum Gehen.

„Kommt Papa hoch in die Wohnung?“, fragte ich.

„Nein, er fährt gleich weiter. Er stoppt hier nur kurz, um seine Reisetasche abzustellen“, meinte meine Mutter. „Er muss arbeiten.“

Ich schnaubte. „War ja klar.“

Meine Mutter schüttelte den Kopf. „Lass das, Laura, okay? Du kannst ja runterkommen und ihm Hallo sagen."

„Nein, mach ich nicht."

Sie sah mich traurig an. „Das ist schade, Laura. Er wird enttäuscht sein. Er hat dich eine ganze Woche lang nicht gesehen."

„Das ist nichts Neues. Er ist ja auch so nie da. Wenn er mich sehen wollte, bräuchte er bloß heimzukommen." Ich wandte den Blick ab, um an die Decke zu starren. Aus den Augenwinkeln sah ich, wie meine Mutter genervt den Kopf schüttelte.

„Ich bringe Daniel zum Auto und begrüße Papa. Mach du dich inzwischen bitte fertig, wir müssen bald los."

Ich nickte und hörte, wie sie meine Zimmertür schloss. Kurz danach fiel die Haustür zu. Langsam löste ich mich von meinem Bettenlager. Im Bad war es noch viel kälter als in meinem Zimmer, und ich drehte das Duschwasser so heiß, dass mein Rücken rot anlief. Anschließend schlüpfte ich in einen dicken Pulli und zog eine dicke Leggins unter meine Jeans. Meine Mutter war immer noch nicht zurück.

Seltsam, dachte ich, sah auf mein Handy und stellte fest, dass sie bereits seit zwanzig Minuten draußen war.

Wo bleibst Du?, tippte ich und drückte auf *Senden*.

Ich schlurfte in die Küche, setzte mich auf die Eckbank und spielte auf meinem Handy herum. Sah erneut auf die Uhr. Dreißig Minuten.

Ich seufzte. Wahrscheinlich wollte sie einfach, dass ich runterkam und meinen Vater begrüßte. Widerwillig öffnete ich die Wohnungstür, setzte mich auf die oberste Stufe im Treppenhaus und wollte gerade die Schuhe anziehen, als ich unten die schwere Eingangstür ins Schloss fallen hörte. Ich schaute über das Geländer und sah meine Eltern schweigend hintereinander die Treppen hochsteigen. Meine Mutter ging viel zu schnell voran, mein Vater lief ihr hinterher. Es war ein seltsames Bild. Ich wich vom Geländer zurück, und meine Gedanken rotierten. Irgendetwas stimmte nicht. Warum kam mein Vater mit hoch? Wo war Daniel? Warum hielt meine Mutter ihre Tasche fest an die Brust gedrückt? Wo waren sie so lange gewesen?

Entweder, er hat seinen Job verloren, oder sie trennen sich, schoss es mir durch den Kopf, und Angst schnürte mir die Kehle zu.

„Was ist los?", fragte ich mit dünner Stimme, als meine Eltern den oberen Treppenabsatz erreichten.

„Laura, gehst du bitte in dein Zimmer?" Mein Vater sprach ruhig und in einem nüchternen Tonfall, während meine Mutter stumm zu weinen begonnen hatte.

Ich ignorierte ihn. „Mama, was ist?"

„Laura, bitte." Wieder mein Vater.

Meine Mutter schob sich an mir vorbei in die Wohnung. Ich folgte ihr und griff nach ihrem Arm.

„Laura, geh in dein Zimmer."

Wütend drehte ich mich zu meinem Vater um. „Ich will wissen, was los ist!"

Mein Vater schwieg.

„Was. Ist. Los?" Ich blickte von einem zum anderen und war überrascht, als meine Mutter plötzlich zwischen ihren Schluchzern ein abfälliges Lachen ausstieß.

„Na los, sag es ihr", fauchte sie an meinen Vater gewandt, der ihrem Blick auswich und stattdessen auf den Boden stierte. Noch nie hatte ich ihn um Worte verlegen erlebt, und es schien, als wünschte er sich woandershin.

„Was denn?", fragte ich.

„Sag's ihr!", wiederholte Mutter in so hysterischem Tonfall, dass ich zusammenzuckte. Als mein Vater weiterhin schwieg, ließ sie eine Mischung aus Schluchzer und Lachen hören und schrie:

„Er hat eine Freundin. Seit fünf Monaten hat dein Vater eine Freundin. Er hat uns die ganze Zeit verarscht. Hat gelogen. Hat sich eine Jüngere gesucht. Nicht wahr?“ Wütend fuhr sie zu ihm herum. „Stimmt doch, oder? Sag ihr, was du mir gesagt hast! Oder bist du zu feige dazu? Du bist zu ...“ Der Rest ihrer Worte ging in einem lauten Aufheulen unter, das mich zusammenzucken ließ.

Ich starrte von meiner Mutter zu meinem Vater und hatte das Gefühl, etwas in mir würde fallen. Ich war so wütend. Ich war traurig.

Mein Vater streckte die Hand nach mir aus. „Hör zu. Ich kann das erklären. Du wirst das verstehen, Laura.“

„Fass mich nicht an“, grollte ich und wich einen Schritt zurück. Meine Mutter ließ sich gegen die Wand fallen und sank langsam zu Boden, wo sie bebend sitzen blieb.

„Laura, hör mir zu. Wirklich, ich erkläre es dir.“

„Lass mich in Ruhe.“

„Das ist nicht so, wie es klingt.“

„LASS MICH IN RUHE!“ Mir rannen inzwischen ebenfalls Tränen übers Gesicht, und auch ich schrie. Kalter Zorn kroch in mir hoch und gleichzeitig ein Gefühl der Leere. Ich wollte das alles nicht fühlen.

„Kommt schon. Hört euch an, was ich euch sagen möchte.“ Mein Vater blickte hilflos zwischen uns hin und her. Seine gestotterten Worte, wir sollten ihm zuhören, als gäbe es eine Erklärung dafür, dass meine Mutter seinetwegen schluchzend auf dem Boden kauerte, dass wir in dieser Scheißstadt saßen, er nie da war, seine Arbeit vorschob, uns allein ließ. Mir wurde schlecht vor Wut.

„Hau ab!“, brüllte ich. „Lass uns in Ruhe. Geh weg. Lass mich ...“

Ich heulte laut auf. Meine Mutter rappelte sich hoch, nahm

mich an der Hand und zog mich ins Wohnzimmer, wo sie mich in den Arm nahm.

Mein Vater kam hinterher.

„Hau ab!", brüllte nun sie. „Hau bitte einfach ab!"

Mein Vater starrte uns an, dann drehte er sich um. „Gut, dann gehe ich jetzt."

Ich hörte die Tür zuschlagen. Und ich weinte.

Meine Mutter fuhr mich zur Therapie. Sie stieg mit aus, und zusammen setzten wir uns ins Wartezimmer.

„Was machen wir denn jetzt?", fragte ich, nachdem wir ein paar Minuten schweigend auf den Stühlen gesessen und unseren Gedanken nachgehangen hatten. Sie sah verheult aus, ich vermutlich ebenso.

„Ich weiß es nicht", murmelte meine Mutter, als ich aufgerufen wurde.

„Willst du mit reinkommen?"

Sie schüttelte den Kopf. „Geh du erst mal."

Frau Sijan lächelte, als ich den Raum betrat und mich setzte. „Na, wie geht es dir?"

Ich mied ihren Blick. „Ich glaube, meine Eltern trennen sich", sagte ich und konnte nicht umhin, dass mir erneut Tränen über die Wangen liefen.

„Was ist passiert?" Frau Sijan klang alarmiert.

„Mein Vater hat seit fünf Monaten eine Freundin. Kam heute Morgen raus. Deswegen war er nie da." Wütend wischte ich mir die Tränen aus den Augen. „Mama ist auch hier."

„Sollen wir sie reinholen?"

Ich nickte. Frau Sijan stand auf, öffnete die Tür zum Wartezimmer und bat meine Mutter herein.

Sie hatte den Therapieraum noch nicht betreten, als sie schon haltlos zu schluchzen begann. Sie ließ sich auf einen Stuhl fallen, Frau Sijan schloss die Tür, gab ihr eine Packung Taschentücher und nahm ebenfalls Platz. Dann holte sie tief Luft und sagte. „Wenn ich das mal so sagen darf: Was für eine Scheiße."

Meine Mutter stieß ein komisches Lachen zwischen ihren Schluchzern aus. „Ja, das können Sie laut sagen."

Ich sah weiterhin zu Boden. Plötzlich fühlte ich mich einfach nur noch müde. Ich wollte schlafen. Lange und tief schlafen und erst wieder aufwachen, wenn das alles vorbei war und so wie früher. Ich wollte wieder in Berlin sein, mit meinen Eltern, die sich so benahmen, wie ich sie kannte, Daniel, der glücklich war, und zurück zu meinen Freunden. Ich wünschte mir, das vergangene Jahr einfach löschen zu können und wie aus einem Albtraum aufzuwachen. Meine Eltern würden mich in den Arm nehmen und mir versichern, dass so etwas nie passieren würde.

„Du hast schlecht geträumt, Schatz", würden sie sagen. „Wir sind und bleiben zusammen. Und nichts und niemand wird das jemals ändern."

Stattdessen saß ich auf einem orangefarbenen Stuhl, neben meiner weinenden Mutter, vor meiner Therapeutin, und hörte zu, wie sie überlegten, was jetzt zu tun sei. Weil mein Vater seit beinahe einem halben Jahr ein falsches Spiel spielte.

„Was denkst du gerade, Laura?", unterbrach Frau Sijan meine Gedanken und holte mich zurück in die bittere Realität.

Ich blinzelte und sah von ihr zu meiner Mutter. Dann starrte ich wieder auf den Boden. Ich war so müde. Und mir war wieder kalt. Eiskalt.

„Er hat uns alle verarscht", wiederholte ich schließlich tonlos, was meine Mutter vorhin geschrien hatte. Ihre heftige Wortwahl ließ mich jetzt noch zusammenzucken, war sie doch sonst die Ruhige in unserer Familie, die Besonnene, diejenige, die schlichtete.

„Die ganze Zeit hat er uns verarscht. Ich meine, die ganzen letzten Monate – alles gelogen. Er hat getan, als wäre alles wie immer. Und er war nie da. Aber nicht, wie er behauptet hat, weil er arbeiten musste oder ins Fitnessstudio gegangen ist. Uns geht es allen schlecht. Mama fühlt sich hier nicht wohl, Daniel ist total unglücklich in der Schule und in Braunschweig, ich habe wohl eine Essstörung, und alles, was ihm einfällt, ist, davor wegzulaufen.“ Ich spürte einen Kloß im Hals, den ich wütend herunterschluckte. Bloß nicht heulen. Ich wollte nicht mehr weinen. Nie wieder. Nicht wegen meines Vaters.

„Laura, sag das nicht so.“ Meine Mutter griff nach meiner Hand.

„Warum nicht?“, murmelte ich. „Ist doch wahr.“

„Du hast jedes Recht, so zu fühlen, Laura.“ Frau Sijan nickte. „Haben Sie denn eine Idee, wie es jetzt weitergehen soll?“, fragte sie an meine Mutter gewandt.

Ich hob den Kopf.

Meine Mutter straffte die Schultern. „Ich ... Ich glaube, ich möchte mit ihm reden. Vielleicht können wir das alles ja irgendwie retten. Wiedergutmachen. Wir kriegen das schon hin. Bestimmt. Wir haben bis jetzt doch alles hinbekommen. Ich möchte nicht einfach aufgeben.“

Ich starrte meine Mutter an. „Du willst zurück?“

„Ja, ich denke schon.“

Darauf wusste ich weder etwas zu sagen noch zu fühlen. Frau Sijan gab uns ein paar ermutigende Worte mit auf den Weg, und wir verabschiedeten uns von ihr und fuhren nach Hause.

„Was willst du Daniel sagen?“, fragte ich, nachdem meine Mutter geparkt hatte, jedoch keine Anstalten machte auszusteigen.

„Ich weiß nicht ... Ich kann sagen, dass wir Eheprobleme haben, dass wir eine Lösung suchen müssen." Meiner Mutter standen erneut Tränen in den Augen. Ich sah weg.

„Das ist gelogen. Nur *er* hat ein Problem."

„Red nicht so über deinen Vater."

Ich schnaubte. „Warum denn nicht? Nimmst du ihn wirklich in Schutz?"

„Ich hätte mit ihm sprechen sollen."

„Du hättest gar nichts. Du warst geschockt. Es ist voll normal, so zu reagieren."

„Ich sage Daniel das mit den Eheproblemen." Sie weinte. Ich schüttelte den Kopf.

„Warum? Sag ihm die Wahrheit. Er ist nicht doof. Er saß im Auto, als Papa es dir gesagt hat."

„Ja, aber wir standen draußen, und die Türen waren zu."

„Daniel ist nicht blind, Mama. Er hat euch gesehen. Und dann habt ihr ihn mit der Bahn zur Schule geschickt, obwohl er bereits im Auto saß. Ernsthaft, er weiß längst, dass etwas nicht stimmt."

„Trotzdem muss er nicht alles wissen."

„Verheimlichen ist das Gleiche wie lügen. Wenn er mich fragt, sag ich ihm die Wahrheit."

„Ich gucke, was ich ihm sage."

Als wir zurück in der Wohnung waren, meinte meine Mutter, sie wolle schlafen, aber sie schlief nicht. Den ganzen Vormittag lang, bis mein Bruder heimkam, hörte ich sie weinen.

Wir erzählten ihm dann doch, was passiert war, und mein Bruder reagierte erstaunlich ruhig. Schon immer war das seine Art, mit allem umzugehen: Es in sich aufnehmen und dort begraben, als sei nichts. Dass es ihm damit genauso schlecht ging wie uns allen und dass er später schlussendlich ebenfalls an Depressionen erkranken sollte, ahnte damals noch niemand.

Meine Mutter kochte Mittagessen. Ich aß eine Gabel voll und

ließ den Rest auf meinem Teller liegen. Ich wollte nicht essen. Ich ging in mein Zimmer, legte mich ins Bett und verließ es den gesamten Tag nicht mehr.

Abends kam mein Vater nach Hause. Ich hörte ihn und meine Mutter leise reden. Dann weinte meine Mutter wieder. Irgendwann kam Daniel herein und informierte mich darüber, dass die beiden sich im Gästezimmer eingeschlossen hatten und weiterredeten.

„Ich habe Hunger“, sagte er schließlich. „Weißt du, ob wir was dahaben?“

Ich stand auf und schob ihm eine Pizza in den Ofen.

„Kann ich einen Film schauen?“, fragte er, während wir die Pizza beim Auftauen beobachteten.

Ich nickte. „Ja, mach.“

„Guckst du mit?“

„Nein, sorry. Ich bin müde.“

„Okay.“ Er zögerte kurz. „Laura? Isst du auch was? Bitte.“

Ich sah seinen besorgten Blick und wandte mich ab. „Tut mir leid, ich habe keinen Hunger. Wirklich, ich will einfach schlafen.“

„Okay.“

Nachdem ich Daniel mit der Pizza vor den Fernseher gesetzt hatte, schlich ich zurück ins Bett. Ich schlief tatsächlich ein und träumte unruhig.

Irgendwann weckte mich meine Mutter. Ihr Gesicht war geschwollen vom Weinen.

„Wir versuchen es. Papa und ich. Wir kriegen das wieder hin.“

Ich zuckte mit den Schultern. „Gut.“

„Er möchte mit dir und Daniel reden.“

„Ich rede nicht mit ihm.“

„Bitte.“

„Nein.“

Meine Mutter seufzte. Ich schloss die Augen, drehte mich zur Seite und fiel erneut in einen unruhigen Schlaf.

Am nächsten Morgen gelang es meiner Mutter und Daniel, mich zu überreden, mit meinem Vater zu sprechen. Meine Mutter wiederholte ständig, dass wir zusammenhalten und gemeinsam daran arbeiten müssten, damit wir als Familie bestehen blieben. Ihre Augen waren geschwollen vom vielen Weinen, und sie sah aus, als habe sie die ganze Nacht nicht geschlafen. Daniel wollte einfach, dass alles wieder gut würde, und bat mich deswegen, mit meinem Vater zu sprechen.

Also redete ich mit ihm. Wir sprachen zwei Stunden lang, und es war das einzige Mal, dass ich meinen Vater weinen sah.

Er entschuldigte sich für das, was er getan hatte. Versprach, sich zu ändern. Auch in seinem Verhalten Daniel und mir gegenüber. Er wollte weniger oft wütend werden, sich mehr um uns kümmern, öfter bei uns zu Hause sein. Er versprach sogar, dass wir versuchen würden, wieder aus Braunschweig wegzuziehen – ohne allerdings konkret zu werden, ob er sich einen anderen Job suchen oder erneut einen langen Weg zur Arbeit in Kauf nehmen wollte. Er sprach davon, gemeinsam mit meiner Mutter eine Paarberatung zu beginnen und zusätzlich eine eigene Therapie anzufangen. Er entschuldigte sich dafür, wie er bisher mit meiner Erkrankung umgegangen war, und erklärte, er sei in den letzten Monaten einfach nicht er selbst gewesen und würde ab jetzt weniger arbeiten, weniger Sport machen und wieder für die Familie da sein.

„Allerdings können wir nur dann wieder eine Familie werden, wenn du mir hilfst, Laura", meinte er zum Schluss und versuchte, mir in die Augen zu sehen. „Ich bin genauso unglücklich wie du."

„Okay."

„Gut, danke." Er lächelte. Ich nickte. „Und kannst du bitte etwas essen? Mama hat Angst, dass du weiter abnimmst."

Der Themenwechsel behagte mir gar nicht.

„Ich hab keinen Hunger", erwiderte ich knapp. „Kann ich schauen, wie es Mama geht?" Sie hatte sich ins Schlafzimmer zurückgezogen und war seit Stunden nicht rausgekommen.

„Nein, lass sie schlafen, und iss was. Ich setze mich zu dir."

Um den Frieden des Gespräches nicht gleich wieder zu ruinieren, zwang ich mir eine Scheibe Brot hinein, die so dünn war, dass sie zwischen meinen Fingern zerfiel, eine halbe Gurke und eine Tomate. Dafür brauchte ich über neunzig Minuten, aß das Brot tatsächlich Korn für Korn und zerlegte die Gurke und die Tomate mithilfe eines Messers in kleinste Einzelteile, die ich nacheinander auf die Gabel spießte und langsam in den Mund schob.

Mein Vater saß geduldig daneben. Er blieb ruhig und ließ sogar einige ermutigende Worte fallen, die mich jedoch weder von meinen finsteren Gedanken noch von dem nagenden schlechten Gewissen in meiner Brust ablenkten.

Am Nachmittag entschieden meine Eltern, für einen Tag in den Harz zu fahren. Sonntagabend würden sie wiederkommen. Meine Mutter redete kaum, während sie eine kleine Tasche packte. Beim Abschied wollte mein Vater mich umarmen, doch ich schob ihn beiseite. Trotz des Gespräches war ich immer noch wütend.

An diesem Abend verletzte ich mich zum ersten Mal selbst.

Nachdem Daniel und ich irgendeinen Teil von *Ice Age* geschaut hatten, gingen wir ins Bett. Ich konnte jedoch nicht schlafen, schrieb Tagebuch und wälzte mich hin und her. Ich wollte weinen, aber ich konnte nicht.

Ich verstand nicht, wie es so weit hatte kommen können. Schon immer hatte ich Angst davor gehabt, dass meine Eltern sich irgendwann trennen könnten, nicht aus konkretem Anlass, sondern einfach so, grundsätzlich. In der Grundschule hatte ich viele Freunde gehabt, deren Eltern getrennt lebten, und einige davon litten sehr darunter, ständig zwischen ihrer Mutter und ihrem Vater hin- und herpendeln zu müssen, zwei Zuhause zu haben und gleichzeitig doch immer nur ein halbes. Ich hatte Angst, dass es bei mir nun genauso werden würde. Angst davor, Eltern zu haben, die nicht mehr miteinander sprachen, und ständig zwischen den Stühlen zu stehen.

Ich wollte schlafen, nicht mehr fühlen, nicht mehr denken.

Aber ich fühlte. Und meine Gedanken drehten sich im Kreis. Irgendwann begann ich, an meinem Unterarm zu kratzen. Der Schmerz tat gut. Schließlich kratzte ich, bis es blutete. Dann betrachtete ich die Wunde. Und stand auf.

Aus einer Schreibtischschublade nahm ich mein Taschenmesser. Ich klappte es auf und führte es zweimal quer über meinen Unterarm. Ich übte nicht viel Druck aus, aber das Messer war scharf.

Ein dünnes Rinnsal Blut lief aus den Schnitten und tropfte auf den Tisch. Die Wunden brannten, und aus irgendeinem Grund beruhigte mich dieses Brennen. Meine Gedanken wurden klarer.

Ich ging ins Bad, holte zwei Taschentücher, wischte mit dem einen die kleinen Blutstropfen auf meinem Schreibtisch weg und drückte das andere auf die dünnen Schnitte auf meinem Unterarm.

Danach legte ich mich ins Bett und schlief endlich ein.

Mein Vater hielt seine Versprechen nicht. Ich glaube ihm, dass er sie in dem Moment, in dem er sie gab, ernst meinte, doch er setzte sie nicht um. Ich weiß nicht, ob er es nicht konnte oder ob es einfach schon zu spät war.

Als meine Eltern am Sonntag zurückkehrten, sah meine Mutter noch fertiger aus als am Vortag. Sie lag die meiste Zeit auf der Couch, nahm meinen Bruder und mich immer wieder in den Arm und bat mich zu essen. Ich aß eine Scheibe Brot, Gurke und eine Tomate und abends immerhin die Gemüsesoße meines asiatischen Gerichts.

Am Montag wog ich noch 45 Kilo.

Als mein Vater abends von der Arbeit nach Hause kam, war er angespannt und schlecht gelaunt. Meine Mutter erzählte ihm unter Tränen, dass ich weiter abgenommen hätte, und er nahm mich zur Seite, um mit mir zu sprechen.

„Kannst du nicht wenigstens Mama zuliebe essen?“, fragte er und versuchte, mir zu erklären, wie es ihm ging, was mich nur wütend machte. Ich verstand seine Sicht auf die Dinge nicht – was bitte war so schwer daran, ein wenig früher Feierabend zu machen und gleich nach Hause zu kommen, statt jeden Tag ins Fitnessstudio zu gehen? Vielleicht ein wenig Interesse an uns zu zeigen, anstatt mit den Gedanken bei irgendwelchen wichtigen Projekten und Dienstreisen zu verweilen?

Wir redeten aneinander vorbei, und es endete wie jedes Mal damit, dass wir uns stritten. Ich hatte das Gefühl, dass jegliche positiven Aspekte unserer Beziehung kaputtgegangen waren. Wir befanden uns in einer Sackgasse.

An diesem Abend aß ich eine halbe Pizza, hauptsächlich aus schlechtem Gewissen meinen Eltern gegenüber. Ich hatte Angst, dass all das, was passierte, meine Schuld war. Nachts konnte ich erneut nicht schlafen. Schließlich begann ich, Sit-ups zu machen, um die Kalorien der Pizza zu verbrennen, doch meine Gedanken wurden dadurch nicht ruhiger.

Es war zwei Uhr nachts, als ich aufstand, das Taschenmesser aus der Schublade holte und den beiden Schnitten auf meinem

Arm zwei weitere hinzufügte, bevor ich mich zurück ins Bett legte und nach einer gefühlten Ewigkeit endlich einschlief.

In den folgenden Tagen und Wochen spielten wir „Happy Family", wie ich das Theater, das wir aufführten, in meinem Tagebuch, meinen Gedanken und den Therapiestunden nannte. Sobald mein Vater zu Hause war, benahmen sich meine Mutter und Daniel, als wäre nichts passiert, obwohl auch sie nicht umhinkonnten zu bemerken, dass er schon nach ein paar Tagen abends erneut länger wegblieb. Meine Mutter weinte morgens, wenn er das Haus verlassen hatte, und abends, wenn er erst so spät nach Hause kam. Allerdings nur, solange er nicht da war. Sobald sie die Haustür unten im Treppenhaus aufgehen und zuschlagen hörte, lief sie ins Bad, wusch sich das Gesicht und schminkte sich neu, sodass mein Vater nicht merkte, dass sie geweint hatte. Sie begrüßte ihn breit lächelnd, kochte ihm Abendessen und setzte sich zu ihm in die Küche, ließ ihn erzählen und hörte zu. Auch Daniel versuchte, es meinem Vater recht zu machen. Beide dachten, dass sie ihn dazu bewegen konnten zu bleiben, wenn sie ihm zeigten, wie wichtig er uns war.

Ich beobachtete das ganze Schauspiel mit großem Argwohn. Ich gab mir die Schuld an der Krise meiner Eltern und hasste mich dafür. Ich wollte nicht essen, tat es aber, wenn meine Mutter neben mir am Tisch saß und mich anflehte, wenigstens eine Kleinigkeit zu mir zu nehmen. Ich wollte nicht, dass sie meinetwegen noch trauriger war.

Nach dem Essen ging ich spazieren. Ich rauchte Zigaretten, die ich mir in der Schule besorgt hatte und die mir ein gutes Gefühl gaben, weil ich wusste, dass sie meinem Körper schadeten. Ich kam nach Hause, versuchte, meine Mutter zu trösten, machte Sport, schnitt mich mit meinem Taschenmesser, schlief.

Währenddessen wurden Daniels Noten kontinuierlich schlechter. Er sprach mit niemandem darüber, wie es ihm ging oder was er dachte. Stattdessen half er meiner Mutter in der Küche, trug Einkäufe nach oben, brachte meinem Vater die Fernbedienung und mir eine Wolldecke, wenn er sah, dass ich fror. Seine Lehrer berichteten meinen Eltern besorgt, dass er teilweise völlig teilnahmslos im Unterricht säße, dafür in den Pausen umso mehr aufdrehte. Es ging so weit, dass meine Eltern zu einem Gespräch beim Schulleiter gebeten wurden, das jedoch außer der Forderung, mein Bruder solle mehr für die Schule lernen, ergebnislos blieb,

„Laura, so geht es nicht weiter." Frau Sijan saß mir gegenüber und musterte mich besorgt. „Du hast schon wieder abgenommen, oder?"

Ich schüttelte den Kopf. „Nein."

Doch, hatte ich.

„Du siehst so aus."

„Hab ich aber nicht."

„Wann warst du das letzte Mal beim Arzt zum Wiegen und Blutabnehmen?"

„Das ist schon eine Weile her. Drei Wochen oder so."

„Wir hatten abgesprochen, dass du jeden Freitag dorthin gehst."

„Ja, aber es war alles so ein Durcheinander in der letzten Zeit."

„Diese Woche Freitag gehst du bitte zum Arzt und hältst dich von nun an unsere Verabredungen."

„In Ordnung."

„Außerdem möchte ich mich mit deiner Internistin beraten. Es wäre gut, wenn du dafür eine Schweigepflichtsentbindung unterschreibst."

„Ja, mache ich." Ich warf Frau Sijan einen prüfenden Blick zu. „Was möchten Sie denn mit ihr besprechen?"

„Deinen aktuellen Zustand. Allmählich müssen wir ernsthaft einen Klinikaufenthalt in Betracht ziehen. Dein Gewicht ist gefährlich niedrig und deine Blutwerte wahrscheinlich auch nicht mehr gut."

„Ich ... Ich will nicht in eine Klinik." Geschockt sah ich sie an.

„Ja, das weiß ich. Wenn du jedoch weiter abnimmst, bleibt uns keine andere Wahl."

„Ich habe ja gar nicht abgenommen", log ich.

Tatsächlich hatte die Waage heute Morgen nur noch 44 Kilogramm angezeigt.

„Du siehst aus, als hättest du es", sagte Frau Sijan ruhig. „Aber ich weiß, dass *du* das nicht sehen kannst. Ich verstehe auch, dass es in deiner aktuellen familiären Situation für dich schwer ist zu essen. Aber genau deswegen müssen wir uns eine Alternative überlegen, sonst wird es langsam lebensbedrohlich."

Wahrscheinlich hätten mich Frau Sijans Worte treffen sollen, doch sie ließen mich kalt, denn ich glaubte ihr kein Wort.

„So dünn bin ich nicht", entgegnete ich achselzuckend. „Wenn ich durch die Stadt gehe, sehe ich Mädchen, die viel dünner sind als ich. Und die leben auch noch. Dass ich im Moment keinen Appetit habe, ist wohl normal."

„Du hast seit einem Jahr keinen Appetit mehr, Laura."

„Ich leugne ja gar nicht, dass ich eine Essstörung habe. Aber es ist nicht soooo schlimm. Das wird auch wieder."

Frau Sijan schüttelte den Kopf. „Solange du nicht zunimmst, müssen wir einen Klinikaufenthalt erwägen. Tut mir leid." Sie schenkte mir ein Lächeln, das sicher freundlich gemeint war, mir in diesem Moment jedoch verlogen vorkam. Würde sie mich wirklich verstehen, würde sie nicht in Erwägung ziehen, mich in eine

Klinik zu schicken, sondern akzeptieren, dass ich die Krankheit brauchte.

„Wir können es, solange es geht, ambulant versuchen, und ich werde dich nach Möglichkeit unterstützen, trotzdem besteht mittlerweile einfach ein erhebliches medizinisches Risiko."

Ich sah an ihr vorbei.

„Nimm bitte regelmäßig deine Arzttermine wahr, ja? Ich muss mich auf dich verlassen können, wenn wir das hier so weitermachen wollen."

„Ja, in Ordnung." Ich nickte langsam. Nicht mitzumachen nützte schließlich genauso wenig.

„Ich habe vorhin deinen Arm gesehen", wechselte Frau Sijan das Thema.

„Oh." Erstaunt sah ich sie an. Seit Tagen trug ich extra nur noch langärmlige Shirts.

„Dein Ärmel ist hochgerutscht." Sie deutete darauf. „Seit wann verletzt du dich selbst?"

Ich seufzte. „Seit das mit meinen Eltern angefangen hat."

„Schneidest du tief?"

„Nein, eher oberflächlich. Blutet immer nur ein bisschen."

Sie nickte. „Weißt du, warum du das machst?"

Ich zuckte mit den Schultern. „Ich weiß nicht. Fühlt sich gut an. Danach geht es mir besser, ich bin dann ruhiger und kann klarer denken."

„Versorgst du die Wunden?"

„Ähm, geht so."

„Bitte kleb dir anschließend wenigstens ein Pflaster drauf. Das ist wichtig. Versuch, ein bisschen fürsorglicher mit dir umzugehen. Wenn du es im Moment nicht schaffst, gut für dich zu sorgen, dann sei wenigstens ein bisschen netter. Probierst du das diese Woche?"

„Äh ... Ja. Kann ich machen.“ Ich runzelte die Stirn.

„Du willst gar nicht nett zu dir sein, stimmt's?“ Frau Sijan musterte mich aufmerksam.

„Äh, ich weiß nicht. Warum sollte ich?“

„Warum solltest du nicht?“

„Na ja.“ Ich lachte trocken. „Ich mag mich nicht besonders.“

„Denkst du, du hast das verdient? Das Schneiden, das Hungern?“

„Ich ... Keine Ahnung ... Ja, vielleicht schon irgendwie.“ Ich lachte wieder, obwohl ich einen Kloß im Hals spürte. Ich schluckte ihn hinunter. Wie immer. „Ich finde mich halt schon ziemlich scheiße, aber was soll's? Gibt bestimmt genug Menschen, die sich nicht leiden können.“

„Glaubst du, dass du lernen kannst, dich zu mögen?“

„Nee, eher nicht. Vielleicht wenn ich anders wäre. Aber das bekomme ich ja nicht hin.“

„Wie anders?“

„Na ja, besser, hübscher, schlauer, nicht so nervig ...“

„Du findest dich nervig?“

„Ja, hab ich doch eben gesagt.“ Ich wollte nicht weiter über dieses Thema reden. Nervös begann ich, meine Hände zu kneten, und ließ meinen Blick durch den Raum schweifen.

„Okay. Noch eine letzte Frage.“ Ich spürte Frau Sijans Blick auf mir ruhen, mied ihn jedoch weiterhin. „Weißt du noch, wie es war, als du dich gemocht hast?“

Ich lehnte mich in meinem Stuhl zurück, versuchte, das Gefühl der Traurigkeit und Wut in meiner Brust zu unterdrücken, und lachte stattdessen erneut freudlos. „Ich glaube, ich habe mich noch nie gemocht.“

Frau Sijan hatte mir einen Essensplan zusammengestellt, den sie mir zum Abschied in die Hand drückte.

„Es ist wichtig, dass du dich daran hältst, Laura. Dein Gewicht macht mir ernsthafte Sorgen. Aber du kannst das schaffen. Zeig der blöden Stimme, wer der Boss ist.“

Ich nickte. „Ja, ich geb mein Bestes.“

Schon während ich nach Hause lief, wusste ich, dass ich nach diesem Plan niemals essen würde. Damit ich nicht das Gefühl bekam, komplett die Kontrolle zu verlieren, hatte Frau Sijan mir die Kalorienzahl unter den Plan geschrieben: 1.500.

„Niemals“, murmelte ich, während ich, den Plan betrachtend, langsam durch den Stadtwald schlenderte. Allein die Vorstellung, so viel zu essen, ließ ein Gefühl der Panik in mir hochsteigen. Mit Müh und Not zwang ich mir zurzeit täglich sechshundert Kalorien rein – wie sollte ich das bitte von jetzt auf gleich mehr als verdoppeln?!

Ich knüllte das Blatt zusammen und warf es in die nächste Mülltonne. Erleichtert seufzte ich. Nein, das war einfach zu viel verlangt. Ich würde mir meinen eigenen Plan zusammenstellen, mit weniger Kalorien und ohne verbotene Lebensmittel.

Noch zwei Stunden lang lief ich durch den Wald, da ich nicht nach Hause wollte (und nebenbei ein paar zusätzliche Kalorien verbrannte). Trotz des warmen Frühsommers fror ich erbärmlich. Meine viel zu große Hose schlabberte um meine Beine, und obgleich ich zwei Jacken übereinandertrug, zitterte ich im Schatten der Bäume. Meine Gedanken schwankten zwischen Einsicht („Ja, okay. Ich bin krank. Ich wiege noch knapp 45 Kilo. Das ist eindeutig zu wenig. Ich muss wieder essen. So kann das nicht weitergehen.“) und Leugnung hin und her. Jedes Argument der Vernunft wurde von der fiesen Stimme der Essstörung übertönt. *Das ist doch Quatsch. Schau mal in den Spiegel. Du merkst doch schon beim Gehen, wie dein ganzes Fett vor sich hin schwabbelt. Lass dich nicht veralbern, du brauchst mich!*, flüsterte sie in einer Tour, bis ich am liebsten meinen Kopf gegen einen der Bäume geschlagen hätte, damit endlich Ruhe herrschte. Ich war so unendlich müde ...

Zu Hause verkroch ich mich in meinem Zimmer, kauerte mich vor der Heizung zusammen und drehte sie voll auf. Auf die Frage meiner Mutter, wie es bei Frau Sijan gewesen war, antwortete ich lediglich mit einem Schulterzucken.

Am späten Abend kam mein Vater nach Hause. Ich wechselte knappe Worte mit ihm, während meine Mutter und Daniel fröhlich auf ihn einredeten und gute Miene zum bösen Spiel machten. Es war absurd. Tagsüber weinte meine Mutter viel, vergrub sich in ihr Zimmer oder starrte antriebslos ins Leere, nur um, sobald mein Vater die Wohnung betrat, gute Laune und Fröhlichkeit vorzutäuschen. Daniel verbrachte den ganzen Nachmittag still und in sich gekehrt und wuselte laut und hibbelig durch die Wohnung, kaum dass mein Vater sie betrat.

Mein Vater seinerseits tat, als wäre nie etwas gewesen, auch wenn kaum zu übersehen war, wie meine Mutter und mein Bruder sich größte Mühe gaben, alles zu tun, damit er sich wohlfühlte.

Ich kam mir vor, als sei ich die Einzige, die ehrlich ihre Wut über das Geschehene zeigte, und dafür immer wieder den warnenden Blicken meiner Mutter begegnete. Also zog ich mich, frustriert von dem ganzen Theater, die meiste Zeit in mein Zimmer zurück und drehte die Musik bis zum Anschlag auf.

Von Tag zu Tag wurde es schlimmer, bis mein Vater und ich schließlich in den bislang größten Streit gerieten. Wie immer ging es ums Essen und um seine Abwesenheit. Wir brüllten uns an und warfen uns die gleichen Dinge an den Kopf wie in den hunderten Malen zuvor. Schließlich eskalierte die Situation, und meine Mutter ging dazwischen.

„Es reicht“, sagte sie schlicht und in einem so sachlichen Tonfall, dass mein Vater verblüfft innehielt.

„Ja, es reicht wirklich. Siehst du, Laura“, setzte er an, doch meine Mutter unterbrach ihn.

„Nein, du siehst jetzt mal. Und zwar, dass du eine Entscheidung fällst, und zwar rasch. Wir oder deine Freundin.“

In dieser Nacht schlugen meine Mutter, Daniel und ich in meinem Zimmer ein Matratzenlager auf und schliefen beisammen. Es tat gut, nicht allein zu sein, und obwohl ich davon ausging, dass mein Vater sich für seine Freundin entscheiden würde, fühlte ich mich für wenige Stunden ein wenig erleichtert. Zwar hatte ich Angst davor, was passieren würde, wenn er uns tatsächlich verließ, jedoch war alles besser als die Ungewissheit und das ewige Stillschweigen, das sich mit Heuchelei, Tränen und Schreien abwechselte.

Als ich am nächsten Morgen die Küche betrat, saßen meine Mutter und Daniel schon am Tisch. Neben ihnen mein Vater.

„Guten Morgen.“ Er lächelte, tippte auf seinem Laptop herum und tat, als ob nichts passiert wäre. Mit keinem Wort wurde der gestrige Abend erwähnt. Und trotz ihres Ultimatums sprach auch meine Mutter nie wieder davon. Erneut gingen wir zu unserem neuen Alltag über: Mein Vater rastete bei den kleinsten Dingen aus, meine Mutter nahm ihn vor allem und jedem in Schutz. Mein Bruder versuchte, nichts falsch zu machen. Ich hörte auf, mit meinem Vater zu sprechen, und verließ den Raum, sobald er hineinkam.

Anfang Juli wog ich noch 43 Kilo. Meine Großeltern kamen zu Besuch und erstarrten vor Schreck, als sie mich erblickten.

„Du musst doch essen, Kind!“, wiederholte mein Opa ein ums andere Mal ungläubig, und auch meine Oma versuchte ständig, mich zur Nahrungsaufnahme zu ermuntern.

Meine Eltern hatten Daniel und mir verboten, mit unseren Großeltern über unsere familiären Probleme zu reden, und so verheimlichten wir ihnen die aktuelle Krise. Mir fiel das besonders schwer, da ich mit meinen Großeltern stets über alles gesprochen hatte und ich ihre Frage, warum es mir im Moment so schlecht ginge, nicht wahrheitsgemäß beantworten durfte.

„Was tust du deinen nur Eltern an?", fragten sie mich eines Abends, und ich starrte schweigend auf meinen halb leeren Teller und wünschte mich irgendwo anders hin. Zu meiner Essstörung gesellten sich immer stärker werdende Depressionen, die schließlich zum ersten Mal in Suizidgedanken gipfelten.

Ich will nicht mehr, schrieb ich in mein Tagebuch, *ich mache alles falsch, und alles ist meine Schuld. Ich esse nicht, und ich kann gar nicht mehr essen. Ich glaube, dass alle ohne mich besser dran wären.*

Inzwischen ritzte ich mich regelmäßig. Größtenteils an den Oberschenkeln, damit meine Mutter die Schnitte nicht sah.

All meine Selbstzweifel, meine Wut darüber, *nicht gut genug zu sein*, meine Ängste zu versagen suchten mich Tag und Nacht heim. Wenn ich mich im Spiegel betrachtete, spürte ich nichts als Verachtung, jedes Wort, das ich sprach, nahmen meine destruktiven Gedanken zum Anlass, um über mich herzufallen. Ich hätte mich am liebsten irgendwo verkrochen. Vor mir selbst und vor der gesamten Welt.

Von der Schule war ich aufgrund meines niedrigen Gewichts befreit worden, und sofort hatte ich den Kontakt zu Hanna abgebrochen. Ich wollte niemanden mehr sehen, mit niemandem reden.

Ein paar Tage, nachdem meine Großeltern abgefahren waren, hatte ich einen Termin zum Wiegen. Ich trank 1,5 Liter Wasser, um schwerer zu werden, bevor ich mich ins Auto setzte und schließlich beim Arzt auf die Waage stieg.

44,5 Kilogramm.

Ich atmete tief durch. Zwar war das weniger, als ich beim letzten Mal gewogen hatte, aber immerhin mehr, als ich eigentlich wog. Ich verließ das Büro, winkte meiner Mutter zu, die im Wartezimmer saß, und wollte gerade mit ihr die Praxis verlassen, als eine der Schwestern mich ansprach.

„Der Doktor möchte dich kurz sehen. Und Sie auch", fügte sie an meine Mutter gewandt hinzu.

Ich runzelte die Stirn. „Äh, in Ordnung."

Meine Mutter warf mir einen tief besorgten Blick zu, bevor sie mir und der Schwester in den Untersuchungsraum folgte.

Kaum hatten wir uns gesetzt, trat der Arzt herein. Er schüttelte uns nacheinander die Hand, dann setzte er sich.

„Ich weiß, wir haben eigentlich erst nächste Woche wieder einen Gesprächstermin, allerdings mache ich mir große Sorgen." Er seufzte, bevor er fortfuhr.

Sie wissen es, schoss es mir durch den Kopf, *sie wissen, dass ich mir anderthalb Kilo draufgeschmuggelt habe.*

„Laura wiegt laut den heutigen Ergebnissen nur noch etwas mehr als 44 Kilo. Bei ihrer Größe ist das mehr als bedenklich, und auch die letzten Blutergebnisse waren nicht gut. Wir sind sehr besorgt und empfehlen Ihnen dringlichst einen Klinikaufenthalt für Ihre Tochter. Am besten sofort."

Er sprach zu meiner Mutter, die mit geschocktem Blick von mir zum Arzt schaute.

Ich räusperte mich.

„Ich möchte aber in keine Klinik."

„Ich befürchte, das liegt nicht mehr bei dir, Laura", antwortete der Arzt in freundlichem, aber bestimmtem Ton. „Du bist 14 Jahre alt, deswegen können deine Eltern und Ärzte entscheiden, wann ein Klinikaufenthalt notwendig ist."

„Ich esse doch!", rief ich und spürte sofort die alte Wut.

„Stimmt's, Mama? Ich esse viel mehr. Was kann ich denn dafür, dass ich trotzdem immer weiter abnehme?!"

„Stimmt das?"

„Na ja, sie gibt sich Mühe", murmelte meine Mutter. „Sie isst. Allerdings immer noch viel zu wenig."

Der Arzt nickte. „Du bräuchtest über 2.000 Kalorien, Laura. In deinem Alter eher um die 2.500. Das letzte Mal hast du erzählt, dass du um die 700 Kalorien täglich zu dir nimmst. Das reicht nicht, und ich muss dir das jetzt ganz klar sagen: Wenn du so weitermachst, wirst du sterben."

Meine Mutter zuckte zusammen und sog scharf die Luft ein, während ich nichts anderes als heiße Wut spürte.

„Seitdem ist viel passiert!", fauchte ich. „Ich habe mit meiner Therapeutin einen Essensplan aufgestellt. Der hat mehr Kalorien. Den esse ich."

Ich dachte an den Zettel, der wahrscheinlich mittlerweile auf irgendeiner Mülldeponie verbrannt worden war, und betete, dass meine Mutter mitspielte.

„Das mag ja sein, jedoch sehe ich die Ergebnisse dieses Plans nicht." Der Arzt seufzte erneut. „Sie verstehen bestimmt, dass es meine Verantwortung und Pflicht ist, Ihnen zu sagen, wenn ich denke, dass der Gewichtsverlust ein kritisches Niveau erreicht. Ich habe Ihnen bereits vor sechs Wochen geraten, Laura in die Obhut einer Klinik zu geben, und damals hat sie drei Kilo mehr gewogen. Wenn sie weiterhin in diesem Tempo Gewicht verliert, ganz zu schweigen davon, dass sie sich bereits in einem gefährlichen Gewichtsbereich befindet, kann es zu körperlichen Schäden kommen und schlimmstenfalls, wie gesagt, sogar zum Tod. Sie muss dringend zunehmen. Und ich sage Ihnen hiermit, dass ich Ihnen dringend rate, Laura sofort in eine Klinik für Essstörungen zu geben."

„Es …" Meine Mutter suchte nach Worten und schaute zwischen mir und dem Arzt hin und her. „Also, bei uns zu Hause ist es im Moment nicht einfach. Mein Mann und ich haben Eheprobleme, und leider bekommen die Kinder einiges davon mit. Das belastet uns alle, und ich denke, dass Laura deswegen abgenommen hat. Ich verspreche, darauf zu achten, dass sie von nun an mehr essen wird."

Der Arzt schüttelte den Kopf. „Das tut mir leid zu hören. Allerdings kann ich nicht deutlich genug machen, dass Laura auf keinen Fall noch mehr Gewicht verlieren darf. Und wenn sie nicht zunimmt, werden wir bald keine andere Wahl haben, als sie einzuweisen und zwangszuernähren – die Verantwortung kann ich einfach nicht auf mich nehmen."

Er blickte mich an.

„Laura, ich gebe dir eine Woche Zeit zuzunehmen, andernfalls muss ich dich in die Psychiatrie einweisen lassen."

Meine Mutter und ich fuhren schweigend nach Hause. Meine Wut war verschwunden und einer bleiernen Müdigkeit gewichen. Gleichzeitig war ich geschockt von den Worten des Arztes und merkte, dass meine Mutter vor Angst zitterte. In diesem Moment wurde mir klar, wie seltsam es war, dass ich ihre Angst nicht teilte. Ich war mir sicher, nicht an zu wenig Gewicht sterben zu können, denn im Gegensatz zum Arzt „wusste" ich schließlich, dass mein Körper anders funktionierte. Tatsächlich galt meine einzige Sorge der Frage, ob meine Mutter mich fortan dazu zwingen würde, nach meinem Plan zu essen. Was sollte ich dann tun?

Das Auto hielt vor unserer Wohnung, und ich schreckte aus meinen Gedanken hoch.

„Laura?" Ich hörte die Besorgnis in der Stimme meiner Mutter und wandte mich bewusst ab.

„Ja?"

„Hast du es jetzt endlich verstanden? Du musst essen. Es ist kurz vor knapp."

„Ja."

Plötzlich wollte ich allein sein und wünschte mir, dass die Leute endlich aufhörten, sich zu sorgen und ewig zu wiederholen, dass ich essen *musste*.

Sollen sie mich doch einfach sterben lassen, dachte ich und zuckte im nächsten Moment vor meinen eigenen Gedanken zurück. Ich wollte doch gar nicht sterben, konnte es gar nicht. Oder doch?

„Es ist einfach alles ... nicht so einfach im Moment", murmelte ich.

„Ich weiß." Meine Mutter ließ den Kopf hängen. „Aber siehst du nicht, was für Sorgen wir uns alle machen?"

„Doch, das sehe ich." Ich wollte aus dem Auto raus. Frische Luft schnappen.

„Laura?" Die Stimme meiner Mutter klang sehr leise, als sie mit dünner Stimme sagte: „Du bist so dünn, du isst so wenig – ich habe Angst, dass du stirbst."

Ich schwieg.

Die Zeit, während der ich schwieg, fühlte sich an wie fünf Minuten, obwohl es wahrscheinlich nur ein paar Sekunden waren.

„Ich möchte dir keine Angst machen, Mama", sagte ich schließlich langsam. „Ich sterbe nicht, keine Sorge, ich möchte nur dünn sein."

Ich hielt meine Worte für beruhigend und stieg aus dem Auto in der ehrlichen Überzeugung, meiner Mutter mit diesem Gespräch geholfen zu haben.

Die nächsten Wochen waren von den Streitereien meiner Eltern geprägt, durch wiederkehrende Versöhnungen und das Vortäuschen einer heilen Welt.

Nur ich fiel aus der Rolle. Nach wie vor weigerte ich mich, mit meinem Vater zu sprechen, obwohl er sich jeden Tag aufs Neue Mühe gab, mich irgendwie zu erreichen.

Außerdem gab es natürlich weiterhin ständig Auseinandersetzungen über mein Essverhalten. Ich selbst war mir sicher, mit meinen knapp 44 Kilo „stabil“ zu sein. Und während meine Mutter nach wie vor versuchte, mich bei jeder Mahlzeit, die ich zu mir nahm, zu mehr Kalorien zu überreden, war ich davon überzeugt, absolut ausreichend zu essen. Ich sagte es nicht nur, ich glaubte daran.

Das nächste Wiegen überstand ich, indem ich davor drei Liter Wasser in mich hineinzwang. Als ich schließlich auf der Waage stand, hatte ich das Gefühl zu platzen, doch es klappte: Ich hatte genug „zugenommen“, um mich erneut um eine Klinikeinweisung herumzuschummeln.

Als sich die Stimmung zu Hause nicht bessern wollte, beschlossen wir im Juli einvernehmlich, dass es eine gute Abwechslung sei, wenn ich eine Weile zu meinen Großeltern führe. Bisher waren sie größtenteils sehr vorsichtig mit meiner Essstörung umgegangen und hatten sich bemüht, sie zu verstehen. Wie soll ein gesunder Mensch jedoch begreifen, warum jemand aufhört zu essen?

Trotz meiner Krankheit genoss ich die folgenden Wochen. Die Wärme des Sommers, die liebevolle Fürsorge meiner Großeltern, die sich Mühe gaben, mir alle Mahlzeiten so angenehm wie möglich zu gestalten, und versuchten, Verständnis für die vielen Ticks zu haben, die mich mittlerweile bei jedem Essen begleiteten. Ich nahm nicht zu, jedoch auch nicht weiter ab, was ich viel besser ertrug, als es mir zu Hause gelungen wäre. Diese halbwegs unbeschwerte Zeit des Sommers 2014 war die schönste des gesamten Jahres.

Wie zuvor war mir verboten worden, mit meinen Großeltern über die Eheprobleme meiner Eltern zu reden, und so holte mich dieses Thema erst wieder ein, als meine Eltern und Daniel mich für unseren Urlaub in Frankreich abholten.

Schon im Auto kam es zum ersten Streit, weil ich mich weigerte, vor zwölf Uhr etwas zu essen. Was meine Großeltern mit besorgten Gesichtern jedoch kommentarlos hingenommen hatten, brachte meinen Vater auf die Palme, und zwei Ausfahrten später brüllte er wie eh und je, weil ich das Flehen meiner Mutter, wenigstens eine Kleinigkeit zu essen, stur ignorierte. Daniel stierte aus dem Fenster.

„Bitte", begann meine Mutter schließlich, „Schreien bringt doch nichts ..."

„Alles andere bringt aber auch nichts", fauchte mein Vater. „Es wäre besser, sie wäre bei ihren Großeltern geblieben. Ich habe keine Lust, dass sich der ganze Urlaub nach ihren blödsinnigen Ritualen richtet."

Zum ersten Mal seit Wochen brach ich mein Schweigen. „Du hast keine Lust? Und weißt du, worauf *ich* keine Lust habe?"

„Lasst es bitte", mischte sich mein Bruder schließlich genervt ein. „Es sind Ferien."

Während mein Vater weiter vor sich hin murmelte, griff Daniel nach meiner Hand.

„Es wird alles gut", sagte er leise.

Ich nickte und schluckte den Kloß im Hals hinunter.

Für den Rest der Fahrt steckte ich mir meine Kopfhörer in die Ohren und täuschte vor zu schlafen.

Der Urlaub wurde noch anstrengender, als es zu Hause gewesen war. Die erste Woche verbrachten wir in den Bergen, und die meiste Zeit blieb ich allein in unserem Ferienhaus, während meine Eltern mit Daniel wandern gingen, wofür sie mich für zu schwach hielten.

„Vielen lieben Dank, dass ihr euch ein Ferienziel ausgesucht habt, bei dem ich in der Wohnung bleiben muss", hätte ich ihnen am liebsten an den Kopf geknallt, als sie sich zum ersten Ausflug verabschiedeten. Lediglich Daniels zum ersten Mal seit Wochen fröhliches und das müde Gesicht meiner Mutter hielten mich davon ab.

Zwei Tage später überzeugte ich meine Familie, mich auf wenigstens zwei Wanderungen mitzunehmen, mit dem Argument, dass ich mich wie ein eingesperrter Hund fühlte, wenn sie den ganzen Tag ohne mich unterwegs waren. Bei dreißig Grad und ohne Nahrung im Magen schleppte ich mich den Berg hinauf und wäre zweimal beinahe umgekippt, ständig wurde mir schwarz vor Augen. Ich weigerte mich, Pausen zu machen, und nachdem wir schließlich doch an einer Hütte haltmachten und meine Mutter mich überredete, zwei Kugeln Sorbeteis zu essen, rannte ich anschließend den Berg gewissermaßen herunter, um diese Kalorien auf jeden Fall wieder abzutrainieren.

Weil wir jeden Abend essen gingen, nahm ich den gesamten Tag über mehr oder weniger gar nichts zu mir, damit ich im Restaurant zumindest eine anständige Mahlzeit essen konnte und den Frieden wahrte. Trotzdem war die Stimmung am Tisch eiskalt. Ich sprach nicht, während meine Eltern und Daniel zwanghaft unbeschwerte Unterhaltungen führten, die in mir eine brennende Wut auslösten, sodass ich mir jeden Abend, sobald ich im Bett lag, die Hüfte aufschnitt. An Armen und Beinen konnte ich nicht schneiden, da ich aufgrund der Hitze kurze Klamotten trug und nicht wollte, dass jemand meine neue, destruktive Bewältigungsmethode bemerkte. Noch mehr Sorgen und Ermahnungen hätte ich einfach nicht ertragen.

Die Waage hatte ich in meinem Koffer mitgenommen, sodass ich auch im Urlaub mehrmals am Tag mein Gewicht kontrollieren konnte. Die Tage, an denen meine Eltern mich allein ließen, verbrachte ich damit, eigene kleine Wanderungen zu unternehmen und in unserem Ferienhaus Work-outs zu machen, bis mir schwarz vor Augen wurde. Nur so ertrug ich die tägliche Mahlzeit im Restaurant.

Morgens kam ich kaum aus dem Bett. Stundenlang lag ich dort, starrte an die Decke und fragte mich, wie sinnvoll es war, überhaupt aufzustehen. Was erwartete mich denn außer dem Zwang, unbedingt Kalorien vermeiden und verbrennen zu müssen? Den ganzen Tag über dachte ich an Essen. Stellte mir den Geschmack verbotener Lebensmittel vor, sah mir Bilder von Gerichten an, die ich niemals essen würde, und schrieb in meinem Tagebuch seitenweise über jeden Bissen, den ich zu mir nahm. Ich schrieb, bis meine Hand schmerzte, saß in der Sonne und fragte mich, ob es einen Sinn im Leben gab und was es überhaupt bedeutete, am Leben zu sein. Mir war ständig schwindelig, und zweimal gaben meine Beine nach, sodass ich plötzlich mit dumpfen Kopfschmerzen und schmerzender Hüfte auf dem kühlen Fliesenboden der Ferienwohnung lag.

Nachts warf ich mich stundenlang im Bett hin und her. Ich fror und schwitzte abwechselnd, als hätte ich Fieber, und fand keine bequeme Schlafposition, weil, egal wie ich lag, meine Knochen schmerzten. In meinen wenigen lichten Momenten hatte ich tatsächlich unfassbare Angst zu sterben. Doch dann legte sich erneut der Schleier aus Depression und Magersucht über mich, und plötzlich war der Gedanke ans Sterben nicht mehr erschreckend, sondern sehnsüchtig.

Nach sieben Tagen, die lediglich von kleineren Streitereien geprägt waren, eskalierte am letzten Abend mal wieder eine unsere Auseinandersetzungen. Nach dem Abendessen war meine Laune weit unter den Tiefpunkt gesunken, und noch im Restaurant brach ich in Tränen aus. Mein Vater, der sich an diesem Abend wirklich Mühe gegeben und mich trotz meiner abweisenden Haltung ihm gegenüber beim Essen zu unterstützen versucht hatte, fühlte sich von meiner aggressiven Reaktion provoziert und ging während des Nachhausewegs dazu über, mich anzuschreien. Ich schrie zurück.

„Ich brauche Zeit für mich. Sonst kann ich für nichts garantieren", sagte er mit bebender Stimme, als wir an unserem Ferienhaus ankamen. Er warf meiner Mutter den Schlüssel zu, drehte sich auf dem Absatz um und lief davon.

Meine Mutter schloss die Tür auf, ließ sich auf das Sofa fallen und begann zu weinen. Daniel nahm sie in den Arm, während ich unschlüssig im Türrahmen stand.

„Ich wollte, dass der Urlaub schön wird. Uns alle wieder näher zusammenbringt. Und jetzt?", schluchzte sie. „Alles wird nur noch schlimmer." Sie sah mich an. „Kannst du dich nicht zusammenreißen, Laura?"

„Ich mich zusammenreißen?" Ich war wütend, müde, traurig, leer.

„Ja. Wenn du so weitermachst, geht er wirklich. Weil er denkt, dass du ihn nicht haben willst", brachte sie unter den nächsten Schluchzern hervor.

„Warum bin immer ich die, die alles falsch macht?", fauchte ich.

Ich wollte weitersprechen, doch Daniel unterbrach mich. „Laura, geh! Geh einfach schlafen. Bitte!"

Ich starrte ihn an, sah in seine traurigen Augen, wollte irgendetwas Wütendes entgegnen. Doch mir fiel nichts ein. Also ging ich in mein Zimmer, schlug mein Knie gegen die Bettkante, bis mir schwindelig vor Schmerz wurde, und fiel schließlich mit Klamotten ins Bett.

Ich wachte davon auf, dass jemand auf der Bettkante saß und weinte. Es dauerte einen Moment, bis ich all meine Sinne zusammenhatte.

„Mama?“

Meine Mutter hob den Kopf und sah mich an. „’tschuldigung“, flüsterte sie. „Ich wollte dich nicht wecken, ich wollte nur nach dir schauen, weil wir gestritten haben. Ich habe mir Sorgen gemacht. Es tut mir leid, dass wir dauernd streiten.“

„Ist okay, Mama“, murmelte ich vollkommen verschlafen. „Ist gerade alles nicht so leicht für alle.“

„Ja, aber trotzdem tut es mir leid. Ich hab dich doch lieb.“

„Ich dich auch. Ich hab dich auch lieb, Mama.“

„Du musst wieder gesund werden, Laura. Bitte, ja? Ich habe Angst, dass du stirbst.“

„Ich sterbe nicht, Mama.“

Meine Mutter nickte. „Nein, nein, natürlich nicht. Schlaf gut, mein Schatz, ja?“

„Ja, du auch.“

Am nächsten Morgen weckte mich meine Mutter frühzeitig, weil wir für vier Tage weiter ans Meer fahren wollten.

„Die nächsten Tage machen wir uns richtig schön, ja?“, begrüßte sie mich strahlend, und ich lächelte müde.

Für meine Mutter versuchte ich den gesamten Tag lang, mich gut mit meinem Vater zu stellen, und redete mehr mit ihm, als ich es in den vergangenen zwei Monaten getan hatte.

An der Küste hatten wir ein Ferienapartment gemietet und wollten uns mit Freunden treffen. Ich bat meine Mutter, dass sie unseren Bekannten nichts von meiner Essstörung erzählte, denn natürlich war ich fest davon überzeugt, dass man mir meine Krankheit nicht ansah. Immer noch empfand ich mich nicht als dünn, sondern als zu kräftig. Zwar stutzte ich manchmal über die 41 Kilo auf der Waage und den BMI von 13, der sich aus diesem Gewicht und meiner Größe ergab, fand allerdings jedes Mal für mein Empfinden völlig plausible Erklärungen, warum ich trotz dieses starken Untergewichts nicht dünn sein konnte.

Als wir eines Abends vom Strandrestaurant zurückliefen, in dem wir uns mit unseren Freunden getroffen hatten, verpuffte die gute Stimmung, die wir den ganzen Abend, auch uns selbst, vorgetäuscht hatten.

Wir schwiegen uns den gesamten Heimweg über an, und die Stille war drückend.

Als ich später im Bett lag, hörte ich Bewegungen im Flur und meine Mutter leise weinen. Vorsichtig stand ich auf, um meinen Bruder, der im selben Zimmer schlief, nicht zu wecken, und schlüpfte hinaus.

„Hey!"

Ich zuckte zusammen. Mein Vater hatte mich an der Schulter gepackt. Auch er hatte sein Schlafzimmer, in dem er in einem Einzelbett schlief, verlassen. „Geh zurück ins Bett."

„Mama weint", stellte ich forsch fest und wollte mich an ihm vorbeidrängeln.

„Ja, und lass sie. Sie braucht Zeit für sich."

Ich sah ihn verständnislos an.

„Geh ins Bett", wiederholte er. „Ich mache das auch."

„Ja? Dann gute Nacht."

Es gelang mir, mich an ihm vorbeizudrücken. Ehe er mich aufhalten konnte, lief ich hinaus auf den Balkon, wo meine Mutter auf einem der Plastikstühle saß und neue Tränen vergoss.

„Mama?" Ich setzte mich zu ihr.

Wir schwiegen eine Weile, bis sie sagte: „Alles okay. Mach dir keine Sorgen, Laura."

„Na ja, du weinst."

„Es ist alles gut, es ist nur ..." Der Rest ihrer Worte ging in den nächsten Schluchzern unter.

„Ja?"

„Es ist gar nichts gut. Alles bricht zusammen, und ich weiß nicht mehr, was ich machen soll. Es ergibt alles keinen Sinn mehr."

„Doch!" Ich stand auf und nahm meine Mutter in den Arm. „Alles wird gut, Mama. Ganz bestimmt."

„Nichts wird gut." Sie stieß ein Wimmern aus. „Ich sollte das alles gar nicht sagen, ich bin die Erwachsene. Geh ins Bett, Laura."

„Nein, ich bleibe bei dir."

„Geh schlafen, ich muss mich erst mal beruhigen."

„Ich kann hier warten."

„Nein, alles gut. Geh ins Bett."

Ich ging nicht schlafen. Stattdessen wartete ich zwei Stunden in der Küche, lief zwischendurch immer wieder auf den Balkon, um nach meiner Mutter zu schauen, bevor ich hörte, wie sie ins Bett ging, und es ihr schließlich gleichtat.

An den letzten Tagen des Urlaubs gingen wir schwimmen, wandern und spielten auch sonst „Happy Family".

Ich war froh, als wir endlich wieder zu Hause waren.

Dort versuchte meine Freundin Hanna, mich zu erreichen, die sich, wie sie mir in mehreren Textnachrichten erklärte, Sorgen machte, weil ich so dünn geworden war. Ich ignorierte ihre Kommunikationsversuche, weil ich nicht wollte, dass sich noch mehr Menschen sorgten.

Ich schlief kaum noch und wenn, dann träumte ich schlecht. Meine Eltern gingen zur Paartherapie, und jedes Mal, wenn sie zurückkamen, war meine Mutter für die nächsten Tage kaum ansprechbar und mein Vater kaum anwesend. Meine Mutter gab sich die Schuld an allem, was geschehen war.

Ich wollte gern helfen, war wegen meiner Krankheit jedoch nur eine weitere Sorge. Vor meiner Mutter und Daniel versuchte ich, normal zu essen, und verlor trotzdem weiter an Gewicht. Ich ritzte mich mehr und tiefer als je zuvor und bekam neuerdings auch noch Panikattacken, während denen ich unkontrolliert zitterte und hyperventilierte.

Im September ging die Schule wieder los, und ich sollte wenigstens für ein paar Stunden pro Woche hingehen, damit ich das Wichtigste mitbekam. In den Ferien hatte ich auf ein anderes Gymnasium gewechselt und hoffte, mich durch diesen Neustart endlich wieder wohlzufühlen. Ich redete mir ein, dass sich fortan alles ändern und besser werden würde. Damit sich etwas ändert, muss man allerdings handeln. Und ich handelte nicht. Ich wartete darauf, dass irgendjemand kam, um mich zu retten, oder mir wenigstens sagte, wie ich mein Leben wieder unter Kontrolle bringen konnte. Ich wartete darauf, dass eine magische Lösung vom Himmel fiel.

Obwohl meine Eltern Daniel und mir versprochen hatten, bis zum Ende der Ferien zu entscheiden, ob mein Vater bliebe oder ginge, war die Situation am ersten Schultag der neunten Klasse unverändert. Nach wie vor erging sich meine Mutter in dem Bemühen, meinem Vater alles recht zu machen, sich gleichzeitig darum zu kümmern, dass ich etwas aß, und meinen Bruder nicht zu vernachlässigen, der sich hinter aufgesetzt guter Laune versteckte, zunehmend allerdings mehr Zeit am Computer verbrachte und immer weniger mit uns sprach. Mein Vater glänzte vor allem durch Abwesenheit, und wenn er mal da war, schien er das nur körperlich zu sein, war jähzornig und machte uns allen Vorwürfe.

„Wärst du nicht krank geworden, wäre alles noch wie früher", warf er mir eines Abends an den Kopf. „Hättest du nicht deine Essprobleme, wäre es nie zu all diesen Streitereien gekommen. Aber jetzt hast du, was du willst, oder? Alle Aufmerksamkeit auf dir?"

Ich erwiderte nichts. Ich wusste schlicht nicht, was ich sagen sollte. Mein Vater hatte ausgesprochen, was ich selbst so oft dachte. Dass alles meine Schuld war.

Ich redete mir ein, dass ich tatsächlich zunehmen wollte, und an einigen Tagen schaffte ich es, drei bis vier kleine Mahlzeiten zu mir zu nehmen, erreichte etwa 1.300 Kalorien und schlief die gesamte darauffolgende Nacht nicht, da mich mein eigenes schlechtes Gewissen geißelte. Meist endete es damit, dass ich mich ritzte. Vorwiegend am Bauch, damit niemand es sah. Wenn die Waage am nächsten Tag dann wirklich mehr Gewicht anzeigte, fiel ich in ein noch tieferes schwarzes Loch, verbrachte den halben Tag im Bett und die andere Hälfte damit, wie eine Verrückte Situps und Squads zu machen, während ich gleichzeitig penibel darauf achtete, ja nicht mehr als 500 Kalorien zu essen. So schwankte mein Gewicht zwischen 42 und 41 Kilo, bis es im Oktober schließlich unter die 41-Kilo-Marke fiel. Ich erzählte es niemandem, sondern redete mir ein, ich würde das schon hinbekommen.

Bis zu dem 11. Oktober, an dem ich morgens aufwachte und die Waage nur noch 39,6 Kilogramm anzeigte. Ich hatte kaum geschlafen, da, egal, in welcher Position ich lag, meine Knochen schmerzten und ich trotz der immer noch recht milden Nächte fror, als herrschten draußen Minusgrade.

Meine Mutter fuhr mich zur Therapie. Im Auto erklärte sie

mir, dass wir danach Daniel von der Schule abholen und nach Berlin fahren würden.

„Wieso?" Überrascht sah ich sie an. Zwar freute ich mich total, war jedoch gleichzeitig verwirrt.

„Ich muss hier raus." Kopfschüttelnd sah meine Mutter durch die Frontscheibe auf die Straße. „Ich muss weg. Ich lasse eurem Vater einen Brief da, bis Sonntag soll er sich endlich entscheiden. Ich halte das so nicht mehr aus."

„Das Ultimatum hast du ihm schon mal gestellt", sagte ich vorsichtig. „Er sagte, er habe sich entschieden, hat es dann aber doch nicht getan, und alles ging weiter wie davor."

„Diesmal nicht", entgegnete sie forsch. „Ich will, dass das alles endlich vorbei ist."

Ein paar Minuten später wartete ich nervös im Wartezimmer. 39,6 Kilo – niemals hatte ich so viel abnehmen wollen. Es war einfach passiert.

Ein Teil von mir war geschockt, obwohl es ja nur ein paar Gramm weniger geworden waren. Allerdings schien ich mit der 40-Kilo-Marke eine magische Grenze unterschritten zu haben, die ich selbst durch die Mauer der Magersucht spürte. Dennoch feierte das Teufelchen der Essstörung einen Triumphsieg und forderte vorsichtshalber das nächste Ziel. *Wie wäre es mit 37 Kilo? Dann hättest du genau zwanzig Kilo mehr abgenommen, als du mal wolltest. Dann hättest du es geschafft. Das wäre doch brillant. Das ist dann auch das letzte Ziel, versprochen.*

Ich vergrub meinen Kopf in den Händen. Ließ Rationalität gegen Gefühle antreten.

Ich hatte 57 Kilo wiegen wollen, inzwischen wog ich 18 Kilo weniger. Aber natürlich würden auch 37 Kilo nicht reichen, so viel war mir klar. *Hast du schon mal über 35 nachgedacht? Wie findest du 35? Mit 35 Kilo wird sich alles regeln, glaub mir,* würde die Stimme raunen, kaum dass ich die 37 erreicht hätte. Und sie würde niemals aufhören, egal, welche Zahl ich erlangte.

Ich lag jetzt schon im starken Untergewicht, konnte nicht schlafen, weil meine Knochen überall herausschauten, hatte Flaumbehaarung am Rücken und auf den Armen, mit der mein Körper versuchte, sich selbst vor der Kälte zu schützen, konnte mich nicht mehr konzentrieren, und ständig wurde mir schwarz vor Augen. Verdammt, ich wusste doch, dass das nicht gut sein konnte. Und doch sah ich mich im Spiegel, als hätte ich kein einziges Gramm verloren, eher zugenommen. Wenn ich an mir heruntersah, konnte ich schwören, Fettpölsterchen zu entdecken, die es loszuwerden galt, und beim Gehen war mir, als könnte ich mein Fett wabbeln spüren.

Ich kam zu keinem Ergebnis, ich wusste nicht, was ich tun sollte.

„Laura? Kommst du bitte mit?"

Ich schreckte hoch, Frau Sijan stand vor mir. Ich folgte ihr ins Sprechzimmer und ließ mich in den Sessel fallen.

„Wie geht es dir?" Frau Sijan nahm mir gegenüber Platz und musterte mich aufmerksam.

„Nicht so gut", murmelte ich. „Ich schlafe kaum und habe dauernd Kopfweh. Ich bin komplett kraftlos."

„Das liegt an deinem Gewicht. Du musst unbedingt zunehmen, und ich empfehle dir nach wie vor dringend einen Klinikaufenthalt." Ich wollte etwas einwenden, doch sie hob die Hand und sprach weiter. „Ich weiß, dass du das nicht möchtest, aber ich glaube nicht mehr, dass das ambulant noch zu schaffen ist. Mit 42 Kilo gehörst du medizinisch versorgt."

Ich antwortete nicht, sondern sah nervös an ihr vorbei.

„Wie lief es denn die letzten Tage? Hast du es geschafft, dich an deinen Essensplan zu halten? Ein bisschen zuzunehmen?"

Engelchen gegen Teufelchen. „Ähm ... das mit dem Plan ... also, ich glaube, das lief nicht so gut." Wahrheit oder lügen? „Ich habe wirklich versucht, gut zu essen. Aber manchmal ist es einfach viel zu schwer." Hilfe annehmen oder ablehnen? „Ich habe wieder abgenommen." Die letzten Worte spuckte ich förmlich aus, als hätte ich Angst, dass der kleine Teufel in meinen Gedanken die Worte zurückhielt, bevor sie meinen Mund verließen.

Aber sie taten es, erfüllten den Raum und mich mit einer unwillkürlichen Reue. Jetzt war es raus. Kein Zurück mehr, und ich wusste nicht, was für Folgen sie haben würden.

„Wie viel?", fragte Frau Sijan sachlich, aber mit besorgt gerunzelter Stirn. „Was wiegst du denn noch?"

Ich schluckte erneut. „Ein bisschen weniger als 40 Kilo."

Kurz herrschte Stille im Raum. Frau Sijan notierte etwas auf ihrem Klemmbrett. Ich umklammerte nervös die Sessellehne. Wartete darauf, dass sie irgendetwas sagte. Stattdessen zog sie ihr Handy hervor, tippte darauf herum, seufzte und legte es schließlich zur Seite.

Ich starrte sie erwartungsvoll und angsterfüllt an. Wie blöd konnte ich denn sein? Ich wollte nicht in die Klinik, und jetzt würde sie mich wahrscheinlich zwangseinweisen.

„Du weißt, dass dein BMI sehr gefährlich ist, Laura? Deine Organe können schweren Schaden nehmen, dein Herz könnte stehen bleiben. Dein Untergewicht war schon lange bedrohlich, und trotzdem hast du weiter abgenommen. Was denkst du denn, was ich jetzt machen soll?"

Ich senkte den Kopf. „Mir noch eine Chance geben? Und diesmal esse ich?"

„Das hast du schon vor Monaten gesagt und es währenddessen mehrmals wiederholt. Es hat nie funktioniert." Frau Sijan seufzte. „Ich hätte dich bereits mit 47 Kilo einweisen sollen, spätestens, als das mit deinen Eltern passiert ist. Du bist schwer untergewichtig, verletzt dich selbst und hast Depressionen. Tut mir leid, aber ich kann es nicht verantworten, dir noch eine Chance zu geben."

Ich starrte sie an. „Was meinen Sie damit?"

„Dass ich keine andere Wahl mehr habe, als dich in die Psychiatrie zwangseinzuweisen. Ich kann dich so nicht nach Hause gehen lassen und werde mich mit deinen Eltern in Verbindung setzen."

„Nein!" Ich schüttelte panisch den Kopf, dachte an das Gespräch, das ich mit meiner Mutter im Auto geführt hatte. Ich wollte, konnte und durfte nicht in die Psychiatrie. Erst recht nicht jetzt.

„Bitte! Ich habe wirklich nicht so schlecht gegessen, zwar nicht nach meinem Plan, aber viel besser als sonst. Und ab jetzt esse ich alles, was da draufsteht, versprochen. Bitte weisen Sie mich nicht ein, nicht jetzt. Ich kann nicht weg von zu Hause. Mama geht es total schlecht, und ich kann Daniel nicht alleine lassen ..."

„Laura, vielleicht wäre es für deine Mutter und deinen Bruder sogar leichter, wenn sie sich nicht dauernd Sorgen machen müssten, dass du nicht isst, weiter abnimmst oder sogar stirbst ..."

„Nein." Zu meinem eigenen Erschrecken begann ich zu weinen. „Bitte nicht. Ich werde sie nicht mehr belasten. Ich esse. Ich tue alles, was Sie wollen, ich lüge nicht mehr. Aber bitte geben Sie mir noch eine Chance."

„Ich würde ja gern." Frau Sijan schüttelte den Kopf. „Aber weißt du, was für ein Risiko ich damit eingehe? Du könntest sterben."

„Ich sterbe nicht. Ich werde essen." Verzweifelt sah ich sie an.

„Ich telefoniere jetzt erst mal mit deiner Mutter. Schaffst du es allein nach Hause, oder sollen wir warten, bis sie dich abholen kann?“

„Nein. Sie ist arbeiten“, schniefte ich.

„Okay, dann nimm aber den Bus. Und keinerlei körperliche Belastung, ist das klar? Keine Sit-ups, kein Spazierengehen. Du legst dich zu Hause ins Bett, liest etwas, schaust fern oder schläfst am besten. Und Laura? Du sagst, ich soll dir vertrauen? Ich zähle darauf, dass du genau das tust. Nach Hause gehen und nichts machen, in Ordnung?“

Ich nahm nicht den Bus.

Zwar hatte ich meine Worte im Sprechzimmer ernst gemeint, trotzdem kam mir allein der Gedanke, durchs Busfahren Kalorien zu sparen, vollkommen übertrieben und absurd vor. *Außerdem muss ich jetzt ja mehr verbrennen, wenn ich mehr essen soll*, dachte ich und bemerkte nicht einmal, dass das im kompletten Widerspruch zu dem stand, was ich Frau Sijan vor wenigen Minuten erst versprochen hatte.

Immerhin legte ich mich zu Hause brav ins Bett. Wenn auch nur für etwa eine halbe Stunde. Danach begann ich, unruhig im Raum herumzutigern, packte meine Tasche für Berlin, ließ mich schließlich in meinen Sitzsack fallen und informierte Jonas per WhatsApp über alles, was passiert war.

Die dürfen Dich nicht in eine Psychiatrie stecken, erhielt ich ein paar Minuten später seine Antwort. *Wenn Du dieses Wochenende kommst, dann päppeln wir Dich so auf, dass die das gar nicht mehr müssen. Ich lass das nicht zu.*

Ich stierte auf seine Worte herab, bevor ich das Handy auf mein Bett warf. Allein das Wort „aufpäppeln“ machte mich verrückt. Warum bloß schien wirklich jedem daran zu liegen, dass ich *fett* würde? Weil ich schlecht war. Mein einziger Trost: Immerhin wollte Jonas mich nicht wie all die anderen in der Geschlossenen sehen.

Irgendwann musste ich eingeschlafen sein. Vor lauter Aufregung hatte ich gar nicht gemerkt, wie müde ich war, und wurde erst ein paar Stunden später wach, als ich Stimmen im Flur hörte.

Ich brauchte einen Moment, um mich zu sammeln, bis mir die Ereignisse des Morgens wieder einfielen. Ich schluckte, das war er jetzt also. Der Moment, in dem sie mich in die Klapsmühle sperrten. Ich sprang auf, kämpfte einen Augenblick gegen aufsteigenden Schwindel und hastete zur Tür. Ich musste meine Mutter überreden, dass ich unter keinen Umständen eingewiesen werden durfte.

Noch bevor ich die Klinke in der Hand hatte, stürzte meine Mutter herein, und ich sah in ihren verweinten Augen, dass sie längst mit Frau Sijan gesprochen hatte.

„Weißt du, was mir eben gesagt wurde?", begann sie ohne Umschweife. „Deine Therapeutin hat mich angerufen und mir dringend dazu geraten, dich in die Psychiatrie einzuweisen. Weil du erneut abgenommen hast! Weil du nicht mal mehr vierzig Kilo wiegst! *Nicht mal mehr vierzig Kilo!* Ich wusste es! Gestern erst dachte ich, dass du schon wieder weniger geworden bist!" Sie sprach hastig und atemlos, als würde sie verfolgt und hätte nicht viel Zeit. Ich starrte sie perplex an.

„Verdammt, Laura! Frau Sijan hat gesagt, dass du sterben kannst, so dünn, wie du bist. Dass du verdammt noch mal *sterben* kannst!" Sie packte mich an den Armen und sah mich durchdringend an.

Ich erwachte aus meiner Starre. „Lass mich los! Lass mich los, verdammt! Ich sterbe nicht. Ihr übertreibt alle total." Ich machte mich los und starrte meine Mutter zornig an. Ich hatte mit vielem gerechnet, aber nicht mit dieser verzweifelten Reaktion.

„Wir übertreiben?“, schrie meine Mutter. „Wir? Siehst du wirklich nicht, was mit dir los ist, Laura? Wie du aussiehst? Du bist ein Skelett mit ein bisschen Haut. Du siehst aus, als würdest du jeden Moment zusammenklappen.“

„Dann weist mich doch ein!“, brüllte ich zurück. „Schickt mich in die Klapse! Wenn ich so verrückt bin. Aber dann esse ich erst recht nichts mehr. Und zwar gar nichts mehr!“ Ich wich ein paar Schritte zurück, holte tief Luft und versuchte es ruhiger. „Mama, bitte, ich esse ab jetzt. Ich mache alles, was ihr wollt. Nur lasst mich hier.“

Meine Mutter ließ sich langsam auf den Boden sinken, mitten in meinem Zimmer, und erst jetzt sah ich, dass hinter ihr, mit erschrockenem Blick, Daniel stand. Er setzte sich zu ihr und nahm sie in den Arm.

Ich starrte verlegen auf den Boden und ließ mich schließlich auf mein Bett fallen.

„Bitte“, flüsterte ich.

Meine Mutter holte tief Luft. „Frau Sijan hat erwähnt, dass du auf keinen Fall gehen möchtest und dass du behauptet hast, in letzter Zeit mehr zu essen. Ich habe gesagt, dass du dir Mühe gibst und dass ich mir Sorgen mache, dich aus deiner neuen Klasse rauszuholen, weil ich das Gefühl habe, dass es dir dort um einiges besser geht als in der alten Schule.“

„Ja …“, begann ich, doch meine Mutter fuhr unbeirrt fort.

„Wir haben eine Einigung getroffen. In deinem Sinne, denke ich, und ich bin wahrscheinlich verrückt und verantwortungslos, dich nicht sofort ins Krankenhaus zu fahren.“ Sie seufzte und holte zweimal tief Luft, bevor sie erklärte: „Du hast Zeit bis Montag, mindestens ein Kilo zuzunehmen. In der nächsten Woche wieder ein Kilo. Frau Sijan sagt, das sei das Oberziel in der Klinik, in der sie früher gearbeitet hat, und das gilt jetzt auch für dich.

Außerdem habe ich dir Fresubin bestellt. Das ist Fertignahrung für stark unternährte Menschen. Davon trinkst du zwei bis drei am Tag, je nachdem, wie viel du von selbst isst. Frau Sijan hat mir deinen Essensplan geschickt, an den du dich halten wirst." Meine Mutter straffte die Schultern und stand auf. „Wenn du bis Montag nicht mindestens ein Kilo zugenommen hast, gehst du noch am selben Tag in die Psychiatrie. Und ich begleite dich zur Therapie, damit es keine Verhandlungen mehr gibt. Wenn ich irgendwie sehe, dass du komisch bist, umfällst oder kränklich wirkst oder am Wochenende nicht isst, dann fahre ich dich sofort ins nächste Krankenhaus."

Ich schnappte nach Luft und brauchte einen Moment, bis ich sprechen konnte.

„Das kann ich nicht", sagte ich schließlich mit dünner Stimme. „Wie soll ich denn in drei Tagen ein ganzes Kilo zunehmen? Das ist viel zu viel. Und ich möchte keine Krankennahrung trinken. Die hat total viele Kalorien. Das ist, als würde man sich Kalorien einimpfen." Ich begann zu schluchzen.

„Genau darum geht es, Laura. Frau Sijan sagt, dass diese Kalorien schnell vom Körper aufgenommen und verarbeitet werden, also genau das Richtige sind. Damit arbeiten wohl auch Krankenhäuser und Kliniken – und Astronauten. Ich habe es in der Apotheke bestellt und hole es nachher ab."

„Nein! Das kann ich nicht!", schrie ich. Es klang wie ein wahr gewordener Albtraum: Kalorien, die direkt ansetzten; Essen, zu dem ich gezwungen wurde; Kontrolle über meinen Körper, die man mir entzog.

„Keine Widerrede." Meine Mutter sprach jetzt eindringlich und ruhig. „Du kriegst das hin. Wir helfen dir. Aber du musst es wirklich wollen. Das ist deine letzte Chance, und danach gibt es keine Kompromisse mehr. Ich hätte dich eigentlich schon vor Monaten in die Klinik bringen sollen und mache es nur nicht, weil ich dich nicht aus deiner neuen Klasse reißen möchte." Sie klang unendlich traurig, als sie hinzufügte: „Ich habe Angst, dass es dir dann noch schlechter geht."

„Würde es auch", schluchzte ich. Mir war schon wieder schwindelig, und ich spürte, wie Panik meinen Kopf vernebelte. „Wenn ich zunehmen muss wie ein Mastschwein, geht es mir allerdings genauso beschissen."

„Du hast keine andere Wahl als diese beiden Optionen."

„Außerdem nimmst du nicht zu wie ein Mastschwein", mischte sich Daniel ein, der die ganze Zeit stumm auf dem Fußboden gesessen hatte. „Du wirst wieder gesund und hübscher und bist dann endlich nicht mehr so gruselig dünn."

„Wir helfen dir", fügte er hinzu. „Wir wissen ja, dass essen für dich nicht einfach ist."

„Aber ..." Ich wollte das nicht. Nichts davon. „Ich tue alles, aber bitte keine Kalorienbombennahrung."

Meine Mutter schüttelte den Kopf. „Diese Bedingungen sind nicht diskutabel. Entweder so oder Klinik."

„Und schau mal, da müsstest du das sowieso auch alles essen, bloß bist du dann nicht mal zu Hause", warf Daniel ein.

„Wir geben dir damit eine Chance, Laura. Bitte nutze sie – wir wollen dich alle zu Hause behalten."

Nach Berlin fuhren wir trotzdem Zu meiner Freude gelang es mir sogar, meine Mutter zu überreden, dass ich bei Jonas übernachten durfte.

„Du schickst mir, was du isst, und ich spreche davor mit Jonas", sagte sie, als wir vor seiner Wohnung ankamen.

Ich nickte nur. Obwohl es noch relativ früh war, fühlte ich mich hundemüde. Gemäß meinem neuen Essenplan hatte ich unterwegs fünfzig Gramm Studentenfutter essen müssen, und es war mir tatsächlich schwerer gefallen, als ich es mir vorgestellt hatte.

Ich dachte immer, wenn ich wieder essen wollte, würde ich das können. Zwar war ich mir an diesem Oktobertag 2014 nicht sicher, ob ich wollte, ich wusste jedoch, dass mir keine andere Wahl blieb, also musste ich es probieren. Aber zu essen war so schwer, und so ließ ich, während meine Mutter sich auf den Verkehr konzentrierte, einen Großteil der Nüsse und Rosinen in meinen Hosentaschen verschwinden.

Wenn man magersüchtig ist, kann man nicht einfach wieder anfangen zu essen. Mein Kopf spielte verrückt und löste Panikreaktionen in meinem Körper aus, wenn ich bloß daran dachte, wie viele Kalorien ich ab sofort bei nur einer einzigen Mahlzeit zu mir nehmen sollte. Die Gesamtkalorienzahl von 2.200 täglich war für mich ebenso absurd, wie viermal am Tag essen zu müssen.

Jonas hatte sich vorbereitet. In seinem Zimmer lagen Chips, Schokoladentafeln in allen möglichen Sorten, eine Packung Nüsse.

„Wir machen es so, dachte ich."

Er ließ sich auf sein Bett fallen und deutete auf den Stapel auf seinem Schreibtisch.

„Du isst einfach immer, wenn ich esse. Schmeiß mal die Schokolade rüber."

Ich folgte seiner Anweisung, und er brach sich eine Rippe ab.

„So, jetzt müsstest du eigentlich eine ganze Tafel essen, aber wir können uns die hier auch erst mal teilen. Allerdings würde es dir guttun, wenn du mehr isst als ich."

Ich starrte ihn an. „Danke, das wäre echt nicht nötig gewesen."

„Doch." Jonas lachte nervös. „Und ich hab mir überlegt, dass ich dir morgen das Frühstück ans Bett bringe, weil deine Mom meinte, dass du dich so wenig wie möglich bewegen sollst. Und …"

„Jonas." Ich sah die guten Absichten meines besten Freundes, und trotzdem unterbrach ich ihn. Ich konnte die Kontrolle nicht abgeben. Nicht mal an ihn. Nicht mal, obwohl mich seine Idee rührte. „Können wir einfach zusammen frühstücken? Im Esszimmer? Ich … muss ja auch lernen zu essen, weißt du?" *Eigentlich will ich nur die Kontrolle behalten, Jonas, und es tut mir leid, dass ich dich zurückstoße.* Ich hätte mich selbst ohrfeigen können.

Jonas betrachtete mich kurz und zuckte dann mit den Achseln. „Ja, klar. Wenn dir das mehr hilft." Er brach sich eine weitere Rippe Schokolade ab und warf mir die Hälfte zu. „Ich habe meiner Mutter übrigens gesagt, dass sie heute Abend Pizza machen soll."

Es war die Art, wie Jonas mir half. Er sagte mir, er hätte Angst um mich, behandelte mich jedoch nicht wie eine Kranke und ermahnte mich nicht dauernd.

„Es ist deine Entscheidung, ob du isst oder nicht", sagte er abends mit kritischem Blick auf meine Pizza, die ich kaum angerührt hatte, obwohl der Film, den wir schauten, bereits einige Zeit gelaufen war. „Ich kann dich nicht dazu zwingen. Ich will, dass du isst, und ich helfe dir, soweit ich kann, aber essen – das musst du schon selbst machen."

Ich schwieg, während ich am kalten Rand meiner Pizza herumknibbelte.

„In der Klinik werden sie dich zwingen zu essen, ob du willst oder nicht. An deiner Stelle würde ich lieber jetzt freiwillig futtern – hier kannst du dir wenigstens aussuchen, was es gibt."

Er hatte recht. Ich starrte auf den Laptop und beobachtete, wie Harry Potter gerade zur ersten Aufgabe des Trimagischen Turniers antrat. Wie gern hätte ich mit ihm getauscht, mich dem zornigen Drachen gestellt und dafür all meine Probleme abgegeben. Denn natürlich würden sie mich in der Klinik zum Essen zwingen. In meinen Gedanken malte ich mir eine griesgrämige Krankenschwester aus, die mir mithilfe eines Schlauches ekelige braune hochkalorische Flüssignahrung zuführte, während ich (bereits mindestens hundert Kilo schwer) in einem weißen Krankenbett lag, mit Riemen fixiert, damit ich mich auch ja nicht bewegte. Natürlich war diese Vorstellung komplett übertrieben, und doch brachte sie mich dazu, in meine inzwischen kalte Pizza zu beißen.

„Super", kommentierte Jonas und wandte sich zufrieden dem Bildschirm zu. „Lass mal morgen in die Stadt fahren, irgendwas Nices machen. Hier ist tote Hose."

„Ja, okay. Finde ich gut." Eine gute Gelegenheit, mich zu bewegen, und nicht nur fressen, fressen, fressen. Die halbe Pizza hatte ich mir inzwischen reingezwungen, und das, obwohl ich heute bereits Schokolade und Nüsse gegessen hatte. Am liebsten hätte ich irgendetwas kaputt geschlagen; es konnte einfach nicht wahr sein, dass ich jetzt tatsächlich so viele Kalorien zu mir nehmen, mich dermaßen ekelhaft vollstopfen musste. Das war nicht normal, das war abartig!

„Hey." Jonas musste gesehen haben, dass mir Tränen in die Augen stiegen. „Du schaffst das. Jetzt ist es schwer, aber bald wirst du wieder normal essen können."

„Ich will nicht wieder *fett* werden."

Jonas verdrehte die Augen. „Du warst nie fett. Und wirst es auch nie werden. Und es wäre schön, wenn du nicht mehr aussähst wie ein Skelett."

Wir redeten die halbe Nacht. Über meine Eltern, über Jonas, der sich letztes Wochenende das erste Mal betrunken hatte und meinte, ich solle das nächste Mal unbedingt mitkommen. Während ich ein unverbindliches Geräusch als Antwort von mir gab, fragte ich mich, wie viel Kalorien eigentlich Alkohol hatte, und nahm mir vor, das morgen als Erstes zu googeln. Irgendwann schliefen wir ein. Ich wachte ständig auf und schlief insgesamt unruhig. Träumte davon, an eine riesige Essensmaschine angeschlossen zu sein, die mir die Kalorien direkt ins Blut pumpte, sodass ich zunahm, größer und größer und runder wurde wie ein Ballon. Um sechs Uhr wachte ich schweißgebadet auf und beschloss, dass diese Nacht für mich zu Ende war.

Jonas schlief noch tief und fest, und so wie ich ihn kannte, würde das die nächsten Stunden auch noch so bleiben.

Seufzend rollte ich mich auf den Rücken und starrte an die Decke. Ich würde heute wieder essen müssen. Und das, obwohl ich gestern erst diese blöde Pizza verzehrt hatte. Eigentlich müsste nach dem, was ich gestern alles in mich hatte reinstopfen müssen, ein kompletter Fastentag anstehen. Aber nein, stattdessen war ich gezwungen, mich weiter an diesen absurden Essensplan zu halten.

Ich holte mein Handy heraus, um wie jeden Morgen meinen BMI auszurechnen.

12.9.

Das bedeutet: Untergewicht

Sie sollten zunehmen, um ein gesundes Gewicht zu erreichen.

Na ja, wahrscheinlich hatte ich durch das Essen gestern mindestens fünf Kilo zugenommen, also würde die App bald zufrieden verkünden können: *Glückwunsch, Sie haben Ihr Idealgewicht.*

Wütend legte ich mein Handy zur Seite. Was wusste das Programm schon davon, was für mich ideal war? Niemand wusste das. Vielleicht war ich tatsächlich untergewichtig und magersüchtig und aß zu wenig. Aber musste mich deshalb gleich jeder mästen wollen? Was konnte ich denn dafür, dass normale Menschen über 2.000 Kalorien benötigten, während mein Körper ganz anders funktionierte? Was, wenn er gar nicht in der Lage war, Muskeln aufzubauen, sondern nur Fett einlagerte? *Deshalb bin ich auch immer noch so schwabbelig,* dachte ich.

Irgendwo in meinem Hinterkopf meldete sich eine vernünftige Stimme, die versuchte, mir das Offensichtliche zu vermitteln: dass ich mir Blödsinn einredete und jeder mit einem BMI von um die 13 nicht nur dünn, sondern stark abgemagert war.

Es gelang mir nicht, auf diese vernünftige Stimme zu hören. Und so begann ich erneut zu zittern, als ich daran dachte, dass Jonas gestern recht gehabt hatte: In der Klinik würden sie mich mit hochkalorischer, fettiger Nahrung vollstopfen, bis ich hundert Kilo wog und die ganze Welt mir verurteilende Blicke zuwerfen würde.

Mir blieb nichts anderes übrig, als zu essen. Also würde ich essen, beschloss ich, für ein oder zwei Wochen, bis sich die Aufregung gelegt hatte, und dann einfach wieder aufhören. Anschließend würde ich es noch besser machen, es perfektionieren, sodass niemand etwas davon mitbekam. Ich würde dünn bleiben. Ich musste dünn bleiben. Was wäre denn noch übrig von mir, wenn ich nicht dünn wäre?

Allerdings schien mein Körper nicht nur psychisch, sondern auch physisch mit dem Essen überfordert zu sein. Zwar schaffte ich es, an diesem Samstag immerhin 1.700 der verordneten 2.200 Kalorien zu essen, im Anschluss jedoch meldete sich mein Magen zu Wort, der nach fünfzehn Monaten hungern mit so viel Nahrung auf einmal überfordert schien. Ich bekam Durchfall und Bauchschmerzen, und mir war so schlecht, dass ich ab fünf Uhr morgens nur noch zitternd auf dem Badewannenrand saß.

Verdammt noch mal, da tat ich, was jeder verlangte, und jetzt würde ich wahrscheinlich trotzdem weiter abgenommen haben und am Montag in die Klinik wandern.

Dann bring ich mich um, dachte ich dumpf, während ich mein blasses, eingefallenes Gesicht im Spiegel betrachtete. *Bevor ich in eine Psychiatrie gehe und mich dort mästen lasse wie ein Schwein vor dem Schlachten, bringe ich mich um.* Ich fühlte mich sowieso hundeelend. Nun wurde mir auch noch schwindelig, und mein Herz begann zu rasen.

Mein Körper will gar nicht, dass ich esse, ging es mir durch den Kopf, während ich langsam vom Badewannenrand auf den kalten Boden rutschte, wo ich zu einer Kugel zusammengerollt liegen blieb. Zwar würde ich morgen blaue Flecken haben, weil meine Knochen, denen die schützende Fettschicht fehlte, bereits schmerzten, wenn ich bloß auf einer Matratze lag, aber wenigstens ließ so das Schwitzen etwas nach.

Am liebsten hätte ich Jonas geweckt und mich von ihm trösten lassen. Allerdings wollte ich auf keinen Fall, dass mich irgendjemand in diesem erbarmenswerten Zustand sah.

„Du siehst ja noch dünner aus", begrüßte mich meine Mutter, als sie mich am nächsten Morgen bei Jonas abholte. Ihr Blick wanderte skeptisch an mir hinunter.

„Sie hat aber alles gegessen", mischte Jonas sich sofort ein und grinste breit. „Sogar Schokolade. Also wäre es unfair, wenn sie in die Klinik muss. Sie hat sich echt an alles gehalten, oder, Laura?"

Ich nickte schwach.

Ich hatte kaum mehr als eine Stunde geschlafen, war total müde und wollte einfach nur ins Auto und zurückfahren.

„Super."

Meine Mutter lächelte schwach.

„Hoffentlich sieht man das morgen auch auf der Waage."

Während ich mich von Jonas und seinen Eltern verabschiedete, befürchtete ich, dass wahrscheinlich eher das Gegenteil der

Fall sein würde. Zwar hatte ich gegessen, aber ich bezweifelte, dass auch nur eine einzige Kalorie dieser Nahrung in meinem Körper geblieben war.

Er will einfach nicht. Man sagt doch immer, der eigene Körper wisse, was gut für ihn ist. Das ist der Beweis!

„Wir fahren noch kurz zum Bäcker, um dir etwas zu essen für die Fahrt zu kaufen", sagte meine Mutter, als sie das Auto startete und ausparkte. Sie sah aus, als habe sie in der letzten Nacht keine Minute mehr geschlafen als ich, und ich konnte mir denken, warum.

„Hat Papa sich gemeldet?", fragte ich vorsichtig.

„Ja, er sagte, wir reden, wenn wir zu Hause sind. Alle zusammen."

„Meintest du nicht, er soll sich entscheiden?"

„Ich weiß nicht, ich hoffe, das hat er."

Sie starrte starr hinaus auf die Straße.

„Was soll ich denn sonst machen?"

„Alles gut", murmelte ich. „Ich hab nicht gesagt, dass du irgendwas machen musst. Ich wünsche mir nur, dass diese ganze Situation irgendwann mal zu Ende ist."

„Ja, Laura. Ich glaube, das wollen wir alle."

Um zwei Uhr aß ich brav mein belegtes Brötchen. Ich war zu müde, um zu diskutieren, und wollte außerdem meiner Mutter, die ununterbrochen nervös auf ihrer Unterlippe herumkaute, nicht noch mehr Sorgen bereiten. Ich wusste, dass sie Angst vor der Entscheidung meines Vaters hatte, dass sie befürchtete, er würde gehen – so entschlossen sie sich vor unserer Abreise auch gegeben hatte.

Am späten Nachmittag kamen wir schließlich an unserer Wohnung an. Selbst Daniel, der seine Gefühle die meiste Zeit über versteckte, wirkte nervös, als wir gemeinsam das Auto verließen.

„Glaubst du, er geht?“, flüsterte er mir auf dem Weg zum Hauseingang zu.

Ich warf einen Blick über die Schulter. Meine Mutter lief einige Meter hinter uns und blickte stur zu Boden.

„Ich weiß es nicht, Danny.“

Mein Vater wartete am Küchentisch sitzend auf uns. Er sah blass aus, und dunkle Ringe zierten seine Augen und deuteten darauf hin, dass er wohl ebenfalls nicht viel geschlafen hatte. Als er uns sah, sprang er auf und nahm zunächst Daniel und mich in den Arm und versuchte anschließend, meine Mutter an sich zu drücken, die das jedoch abwehrte.

Ich spürte einen Kloß im Hals und starrte zu Boden. Ich wollte in mein Zimmer gehen und mich im Bett vergraben, fühlte mich jedoch schlecht bei dem Gedanken, Daniel und meine Mutter allein zu lassen.

„Es tut mir leid.“

Mein Vater sah uns nacheinander an.

„Ich würde niemals gehen. Das war alles so dumm von mir. Ich ... Es tut mir alles so leid. Und ich weiß, dass ich etwas ändern muss.“ Flehend warf er Daniel und mir einen Blick zu, als hoffte er, dass wir reagierten.

Ich sah an ihm vorbei, Daniel schwieg und scharrte mit den Füßen.

Seit Wochen wünschte ich mir, dass sich die ganze Situation einfach klären und sich mein Vater entscheiden würde zu bleiben – und jetzt sollte genau das geschehen sein? Nach all dem, was passiert war? So einfach?

Mein Vater schien meine Gedanken zu lesen, denn er sagte: „Ja, ich weiß, das alles war viel. Aber wir können daran arbeiten, oder? Eine Familientherapie machen? Wir kriegen das wieder hin. Das weiß ich.“

„Klar.“

Mein Bruder neben mir war der Erste, der etwas sagte und zustimmend nickte. Ich begegnete dem erleichterten Blick meiner Mutter und sah zurück zu meinem Vater.

Ich wusste nicht, was ich sagen sollte, also stand ich auf, verließ die Küche und lief ins Badezimmer.

40,1 Kilogramm.

Ich starrte auf die Waage.

Sehr gut.

Nein, scheiße! Scheiße! Scheiße!

Ich hatte heute gefrühstückt, Mittag gegessen und getrunken und wog trotzdem nur 40,1 Kilogramm?

Während mein magersüchtiges Gehirn feierte, dass ich offenbar tatsächlich nicht zugenommen hatte (*Juchhu! Ich vertrage offenbar kein Essen mehr!*), verstand ich gleichzeitig, dass keine Gewichtszunahme bedeutete, morgen früh eingewiesen zu werden.

Und das hieß wiederum, dass man mich *fett* füttern würde.

Scheiße.

Nachdem ich mich angezogen hatte, setzte ich mich auf den kalten Badezimmerboden und brach in Tränen aus.

Was sollte ich jetzt machen?

Ich würde morgen trinken, klar, irgendwie musste ich versuchen, erneut literweise Wasser herunterzubekommen. Aber würde das reichen?

Ich hatte Frau Sijan gesagt, dass ich vor dem letzten Wiegen sehr viel getrunken hatte, sie würde es bestimmt wissen, und meine Mutter würde mich mit Sicherheit nicht decken.

Es klopfte an der Tür.

„Laura?“ Die Stimme meines Vaters. „Alles okay?“

„Ja, ja. Alles super. Ich komme gleich." Ich bemühte mich, meine Stimme fest klingen zu lassen, was mir kläglich misslang.

„Du klingst nicht so", hörte ich meinen Vater vorsichtig sagen. „Darf ich reinkommen?"

„Ist gut, ich komme raus." Ich atmete tief durch, wischte mir über die Augen und schloss die Tür auf.

„Du siehst nicht aus, als sei irgendetwas okay", stellte mein Vater fest.

Ach, echt?, dachte ich. „Wir können in meinem Zimmer reden."

Mein Vater folgte mir, und ich schloss die Tür.

„Also." Ich atmete tief durch.

Dann erzählte ich ihm von dem, was Frau Sijan und die Ärzte gesagt hatten, von der Klinik, ich gestand ihm mein wahres Gewicht, erzählte, dass ich bei Jonas gegessen hatte („Alles, was ich sollte, ehrlich, Papa, kannst Jonas fragen.") und trotzdem kein bisschen zugenommen hatte, und erläuterte, dass ich nicht in die Klinik wollte.

„Die neue Schule ist gut, ich hab endlich Freunde hier. Ich will nicht schon wieder aus allem rausgerissen werden", schloss ich meinen Vortrag und schluckte die Tränen hinunter, denn ich konnte jetzt auf keinen Fall schon wieder heulen.

Mein Vater ließ sich auf meinen Schreibtischstuhl fallen und holte tief Luft. „Ich habe mir schon gedacht, dass du in den letzten Wochen mit dem Gewicht geschummelt hast. Das konnte einfach nicht stimmen, du bist ja nur noch Knochen mit ein bisschen Haut. Aber wir haben ja nicht geredet." Er lächelte traurig. „Es war einfach alles sehr ... chaotisch. Und ich denke, es wäre unfair, dich dafür in die Klinik zu schicken."

Ja! Jaaa! Ich nickte, während mein Vater weitersprach: „Dass in den letzten Wochen so viel passiert ist, war meine Schuld, und es tut mir leid. Aber du kannst nicht bei diesem Gewicht bleiben.

Du musst zunehmen, so schnell wie möglich, und wenn das nicht ganz bald was wird, dann bleibt uns nichts anderes übrig, als dich in die Klinik zu schicken. Weißt du, niemand möchte, dass dir etwas passiert."

Ich öffnete den Mund, um etwas zu sagen, doch mein Vater hob die Hand und fuhr fort: „Wenn du ab heute wirklich isst und dich an alle Verabredungen, inklusive dieser Flüssignahrung, hältst, dann denke ich, lässt sich ein Deal machen. Aber ich möchte sehen, dass du isst und dass du zunimmst. Ich rede mit Mama und sage ihr, dass wir dir ein paar Tage mehr Zeit geben sollten."

„Ich esse. Ehrenwort." Verzweifelt sah ich ihn an. Meinetwegen würde ich sogar diese verdammte Kalorienbombe trinken, solange mich niemand in die Klinik schickte. „Aber Mama und Frau Sijan werden das trotzdem nicht mehr zulassen, das haben sie deutlich gemacht. Wenn Mama weiß, was ich wiege, muss ich noch heute Abend ins Krankenhaus."

Ich konnte nicht verhindern, dass mir nun doch neue Tränen die Wangen runterrannen.

Mein Vater rollte auf seinem Stuhl heran, reichte mir ein Taschentuch und strich mir unbeholfen über die Schulter.

„Ich bin ja auch noch da", sagte er. „Ich nehme mir morgen frei, begleite dich zu Frau Sijan und bestätige ihr, dass du isst, in Ordnung? Ohne die Zustimmung der Eltern wird es schwer, dich in eine Klinik einzuweisen."

„Du nimmst dir frei?" Ungläubig starrte ich ihn an.

„Ja, ich hab doch gesagt, es muss sich etwas ändern. Und das meine ich so."

„Sicher, dass die mich nicht einweisen?"

„Ich rede mit deiner Therapeutin. Aber dafür möchte ich sehen, dass du isst. Und zwar richtig."

„Okay."

„Wir können heute Abend Pizza bestellen."

„Okay."

„Und davor trinkst du einen von diesen Nährstoffdrinks."

„Was? Muss das sein? Eine Pizza hat schon genug Energie. Zusätzlich so ein Drink obendrauf, und ich bin direkt *fett*."

„Wenn du so redest, unterschreibe ich die Klinikeinweisung sofort." Mein Vater sah mich ernst an. „Pizza und Drink oder Klinik."

„Aber ..."

„Kein Aber. Wir spielen zu unseren Bedingungen. Wenn du nicht in die Klinik gehst, wird gegessen, und zwar so viel, dass du zunimmst. Das ist schließlich Sinn und Zweck der Sache."

„Aber, bitte ..."

„Laura, das ist das einzige Angebot, das ich dir mache."

Ich starrte ihn an. Er blickte zurück. Irgendwann senkte ich den Kopf.

„Ja, okay. Wenn es sein muss."

Obwohl ich todmüde war, schlief ich auch in dieser Nacht kaum. Die Pizza hatte ich noch halbwegs würdevoll herunterbekommen, beim Nährstoffgetränk war ich in Tränen ausgebrochen, hatte gezittert und geflucht, und es hatte viel gutes Zureden und sehr viel Zeit gebraucht, bis ich mir die zweihundert Milliliter Fresubin hinuntergezwungen hatte. Ich musste meine ganze Willenskraft aufbringen, um nicht jeden Schluck, den ich nahm, sofort wieder auszuspucken.

Nun, zwei Stunden später, lag ich im Bett und zitterte am ganzen Leib vor Anspannung, Kälte, Bauchschmerzen und Übelkeit.

Mist. Am liebsten wäre ich zu meinen Eltern gegangen und hätte sie gebeten, verdammt noch mal irgendetwas gegen diese

Schmerzen zu tun. Doch das konnte ich natürlich nicht tun. Erführen sie, dass ich nach jeder Mahlzeit jämmerliche Schmerzen litt, würde wahrscheinlich auch mein Vater für einen Klinikaufenthalt plädieren.

Und ich wusste ja, woran es lag. An dieser bescheuerten Magersucht. An der verdammten Essstörung, die mich fertigmachte und die ich trotzdem nicht loslassen konnte und wollte.

Was zum Teufel ist nur falsch mit dir?, fragte ich mich wütend und in der Gewissheit, dass ich mich an meiner Krankheit festklammern würde. Weil sie stärker war als meine rationalen Gedanken. Weil die kurzen Momente der Einsicht jedes Mal viel zu schnell verflogen, als dass ich mich lang genug an ihnen hätte festhalten können, um tatsächlich etwas zu ändern.

Ich traf eine vorläufige Entscheidung.

Ich würde essen und die Schmerzen ertragen. Etwa einen Monat lang, bis sich die ganze Aufregung gelegt hatte. Danach würde sich der Fokus woandershin verlagern, und ich könnte wieder entspannt abnehmen, nicht essen, mich in der Krankheit verlieren.

Ein guter Plan, eine gute Überlegung.

Natürlich kam es anders als geplant.

3.
Ein Licht in der Dunkelheit

November 2014 bis Januar 2016

I don't like my mind right now
Stacking up problems that are so unnecessary
Wish that I could slow things down
I wanna let go
But there's comfort in the panic.
Linkin Park, Heavy

Ich hatte das Gefühl, noch nie in meinem Leben so viel gegessen zu haben. Ich folgte meinem Essensplan, den meine Mutter wie eine tägliche Drohung an die Kühlschranktür gepinnt hatte. Aß meine Mahlzeiten („*Toll gemacht, Laura!*").

Versuchte, nicht in Panik auszubrechen („*Reiß dich zusammen*").

Und lief anschließend in mein Zimmer, um mir den Arm aufzuschneiden („*Bestrafung muss sein*").

In der Schule war ich erneut krankgeschrieben, da ich mich so wenig wie irgend möglich bewegen sollte. Meine Mutter nahm sich ebenfalls die gesamte Woche frei, um sicherzustellen, dass ich alle Mahlzeiten meines Plans zu mir nahm und brav meine Fresubin-Shakes trank. Abends aß mein Vater mit mir zu Abend.

In der zweiten Woche, der ersten Novemberwoche, wurden die Bauchschmerzen endlich besser. Ich wog 42 Kilo. Und wurde eine weitere Woche krankgeschrieben. Weil mein Vater es plötzlich nicht mehr schaffte, abends rechtzeitig nach Hause zu kommen, leisteten meine Mutter oder Daniel mir bei jeder Mahlzeit Gesellschaft, damit ich nicht allein panisch am Tisch hockte und mein Essen zerkrümelte. Allen Verboten zum Trotz begann ich heimlich, Sport zu machen. Ich hielt es einfach nicht aus.

In der dritten Woche ging ich wieder zur Schule. Ich wog 43 Kilo und fühlte mich unglaublich *fett*. Am liebsten hätte ich einfach wieder aufgehört zu essen, aber meine Mutter sprach immer noch jeden Tag vom „Notfallplan Klinik“, also blieb mir keine Wahl. Mein Vater kam jeden Tag später nach Hause. Meine Mutter weinte wieder öfter. Meine Depressionen erreichten ihren ersten Höhepunkt. Am Mittwoch wollte ich einfach nicht mehr aufstehen. Konnte einfach nicht mehr aufstehen.

Am Donnerstag bekam ich von Frau Sijan Antidepressiva und pflanzliche Beruhigungs- und Schlafmittel verschrieben.

Am Freitag verkündeten meine Eltern, dass mein Vater vorläufig auszog.

Meine Mutter weinte die halbe Nacht.

Erneut hörte ich auf, mit meinem Vater zu sprechen.

Meine Depressionen verschlechterten sich zunehmend, und ich fing an, mich regelmäßiger zu ritzen, bis ich mir schließlich mehrmals täglich die Arme, Beine und den Bauch aufschnitt. Während des Essens brach ich in Tränen aus, sodass meine Mutter oder auch Daniel mich beruhigen mussten. Es war so viel schwerer, wieder mit dem Essen anzufangen, als ich es mir jemals vorgestellt hatte.

In manchen Momenten wurde mir schmerzhaft bewusst, wie sehr ich die Kontrolle über alles verloren hatte. Dass die Magersucht vielleicht doch keine Entscheidung war, die ich bewusst traf, sondern vielmehr, was alle sagten: eine Krankheit, die mich kontrollierte.

„Was genau ist denn das Problem mit dem Essen?", fragte Frau Sijan mich eines Tages.

„Ich will nicht *fett* werden", antwortete ich. „Das wissen Sie doch."

„Dann frage ich anders: Abgesehen davon, dass du nicht dick werden möchtest. Was hält dich davon ab zu essen? Du bist bestimmt um die vierzig Kilo davon entfernt, übergewichtig zu sein. Das ist eine ganze Menge Essen."

Ich betrachtete das Zimmer mit den orange gestrichenen Wänden, das mir mittlerweile so vertraut war wie mein eigenes. „Na ja, ich denke, dass ich es einfach nicht verdiene zu essen."

„Warum?"

Ich wünschte, ich müsste nicht antworten ...

„Na ja." Ich legte mir die Worte zurecht, während ich es sorgsam vermied, Frau Sijan in die Augen zu schauen. „Ich bin nicht unbedingt eine Person, die man mögen würde." Ich lachte unsicher.

„Wie kommst du darauf?"

„Ich glaube einfach, dass die meisten Menschen in meinem Umfeld besser ohne mich dran wären."

„Wer zum Beispiel?"

„Alle."

„Alle?"

„Ja, alle."

„Und warum?"

„Hab ich doch eben gesagt: Weil ich kein guter Mensch bin. Ich mache alles schlimmer, ich mache alles schlecht. Ich bin in nichts gut genug, alles, was ich anfasse, geht schief. Ich bin einfach niemand, den man mögen sollte. Ich bekomme nix hin, okay?!" Wütend starrte ich Frau Sijan an. Ich war immer lauter geworden und fand, dass allein dies ein guter Beweis für die Richtigkeit meiner Worte war. „Können wir jetzt vielleicht über etwas anderes reden, bitte?!"

Das Gespräch blieb unproduktiv, und ich ging mit dem Gefühl nach Hause, nun auch noch Frau Sijan davon überzeugt zu haben, dass ich ein hoffnungsloser Fall war. Zum einen erfüllte mich das mit grimmiger Freude, weil es bewies, dass ich recht hatte. Zum anderen bestätigte es mich dadurch erst recht in meinem Selbsthass.

Zu Hause angekommen, wollte ich mich auf direktem Wege in mein Zimmer verdrücken, um dem Frust mit Schnitten in meine Haut zu begegnen. Doch kaum war ich aus den Schuhen geschlüpft, trat meine Mutter zu mir und sagte: „Wir haben entschieden, dass du, wenn du weiterhin gut isst und bis zum nächsten Sommer 54 Kilo wiegst, in die USA fliegen darfst."

Ich ließ meine Schuhe fallen und starrte sie an. „Wie?"

„Ja, also Frau Sijan meint, dass es dir guttäte, hier rauszukommen, wegen der ganzen Sache zwischen deinem Vater und mir, und außerdem sei es ein Ansporn für dich, ein Grund zu essen. Und, na ja, die USA waren doch schon immer dein großer Traum. Also dachten wir, das ist eine gute Chance. Du musst nur essen."

Tatsächlich hatte ich bereits in der Grundschule davon geträumt, ein Highschool-Jahr in den USA absolvieren zu dürfen, und immer wieder Geld dafür beiseitegelegt. Wegen meiner Essstörung hatten meine Eltern mir den Austausch jedoch vorläufig untersagt. Und jetzt also doch.

Ich fiel meiner Mutter um den Hals. „Danke! Danke! Danke! Ich esse, versprochen! Ich schaffe das."

Meine Mutter lächelte und drückte mich an sich. „Natürlich schaffst du das."

Von da an klammerte ich mich an die kindliche Vorstellung, dass alles wieder gut würde, sofern sich mein USA-Traum erfüllte.

Ich aß, um weg zu dürfen. Ich aß, weil ich rauswollte. Raus aus meiner zerstrittenen Familie. Raus aus Braunschweig. Raus aus Deutschland. Raus aus mir selbst.

In der letzten Novemberwoche gingen wir zur ersten Familientherapiestunde bei Frau Sijan. Ich erhoffte mir viel von diesem Gespräch, jedoch erzielten wir kaum Ergebnisse oder auch nur Lösungsansätze. Die meiste Zeit über ließ Frau Sijan Daniel und mich darüber sprechen, wie es uns mit der aktuellen Situation ging, und meine Eltern hörten, betreten zu Boden schauend, zu. Letztlich wurden uns dieselben Versprechen wie immer gemacht.

„Wir kriegen das hin ..."

„Bald ist alles geklärt ..."

„Wir finden eine Lösung ..."

Weder Daniel noch ich glaubten diesen leeren Worthülsen, und als mein Vater vorschlug, dass ich ihn doch mal gemeinsam mit Daniel besuchen könnte, schüttelte ich den Kopf. Das einzige Ergebnis, zu dem wir in den anderthalb Stunden kamen, war, dass auch Daniel eine Therapie anfangen würde, weil er Anzeichen von leichten Depressionen zeigte.

Anfang Dezember wog ich 44 Kilo und hatte damit das Ziel, pro Woche 500 Gramm bis ein Kilo zuzunehmen, weit verfehlt. Ich aß zwar, doch bei Weitem nicht genug. Meine Mutter erinnerte mich beständig an die USA und die Bedingung, die auch ohne ihre Ermahnungen wie ein Warnschild in meinen Gedanken leuchtete. Obwohl ich mir diese Chance auf keinen Fall entgehen lassen wollte, wollte ich nicht essen und vor allem nicht zunehmen.

Ein kleiner Lichtblick war meine neue Schule. Ich hatte endlich Freunde gefunden, und es gab eine Vertrauenslehrerin, die bald meine erste Ansprechpartnerin bei all meinen Problemen wurde, egal, ob sie schulische Themen, meine Eltern oder eine meiner psychischen Erkrankungen betrafen. Wann immer und womit ich mich auch an sie wandte, sie reagierte verständnisvoll und nahm sich Zeit für mich. Mehrmals pro Woche trafen wir uns zu langen Gesprächen, und sie schien mich zu verstehen, machte mir keine Vorwürfe und suchte nach Lösungen. Als mein Bruder ein Jahr später an dieselbe Schule wechselte, half sie auch ihm, wo immer sie konnte.

Zu Hanna hatte ich jeglichen Kontakt abgebrochen. Nicht, weil wir uns nicht mehr mochten oder es Streit gegeben hätte – ich hatte mich einfach komplett zurückgezogen und wollte mit der alten Schule nichts mehr zu tun haben.

Erneut versuchte ich, mir einzureden, dass ein Neustart mich retten würde. Ich bemühte mich, das letzte Jahr auszublenden und mich davon zu überzeugen, dass all das nie passiert war. Meine wenigen losen Kontakte, die ich in dieser Zeit geknüpft hatte, brach ich ab. Als könnte ich durch ein Leugnen der letzten 15 Monate alles wiedergutmachen, was schiefgelaufen war, und doch noch mein Ziel erreichen, endlich perfekt zu sein. Ich sehnte mich so sehr danach, mit mir selbst klarzukommen, endlich wieder glücklich zu sein.

Wie ignorant, nicht zu bemerken, dass dieser Plan schon einmal komplett misslungen war.

Eine meiner Freundinnen hieß Luise, und als ich ihr eines Tages von meiner Essstörung erzählte, reagierte sie erstaunlich verständnisvoll.

„Du bist echt megadünn, deswegen hab ich mir das schon gedacht“, meinte sie achselzuckend. „Also, ich weiß nicht, ob dir das hilft, aber selbst mit zwanzig Kilo mehr auf den Rippen wärst du noch schlank.“

„Ach was.“ Ich winkte ab. „Das sieht nur so aus.“

„Wenn du meinst. Aber wenn du mal reden willst oder so – jederzeit."

Luise hatte selbst familiäre Probleme, weswegen wir stundenlang zusammensaßen und über unsere Eltern quatschten. Wir beide hatten das Gefühl, zu schnell erwachsen geworden zu sein, und es war unendlich erleichternd, endlich jemanden gefunden zu haben, der zumindest einen Teil meines Innenlebens verstand.

Über Weihnachten fuhren Mama, Daniel und ich zu unseren Großeltern. Da mein Vater nicht mitkam, musste meine Mutter Oma und Opa endlich irgendetwas sagen. Also wurden Daniel und ich angehalten, bei der Geschichte mitzuspielen, mein Vater sei ausgezogen, weil er im Moment selbst leichte psychische Probleme habe. Kein Wort von den Eheproblemen meiner Eltern. Nein, nein, alles gut, meine Essstörung und das alles überfordere ihn momentan lediglich. Meine Wut erreichte einen neuen Höhepunkt.

„Immer bin ich der Buhmann", beschwerte ich mich bei Jonas, die Tränen zurückhaltend, als ich ihn kurz vor den Feiertagen einen Tag lang besuchen durfte.

„Das ist echt scheiße. Richtig unfair." Er zog an einer Zigarette, die er neuerdings rauchte, und zuckte mit den Schultern. „Mach ihren Plan kaputt. Erzähl einfach die Wahrheit. Du schuldest ihnen nix, und es ist eh nicht richtig, so zu tun, als läge es an dir."

„Das kann ich nicht, das würde Mama noch weiter runterziehen, und sie ist eh schon total am Ende."

„Ja, für deine Mutter ist die ganze Situation richtig beschissen. Aber für dich auch. Also."

„Also was? Ich kann das nicht bringen."

„Na, dann iss anständig, und dann biste in 'nem halben Jahr

erst mal aus dem ganzen Chaos raus. Vielleicht hilft dir das ja.“ Grinsend blies er mir den Zigarettenrauch entgegen.

„Lass das. Es ist eh scheiße, dass du rauchst. Das ist total ungesund.“

Ich verschwieg ihm, dass ich das Rauchen aus purem Trotz ebenfalls schon einmal probiert hatte.

Jonas lachte. „Ja, klar. Weißt du, was genauso mega-ungesund ist? Magersucht.“

Ich hielt mich an die Geschichte und verschwieg meinen Großeltern weiterhin, wenn auch höchst ungern, was zu Hause vor sich ging. Obwohl ich stets ein großer Weihnachtsfan gewesen war, fühlte ich mich in diesem Jahr so unweihnachtlich wie noch nie in meinem Leben. Die Feiertage, die sonst immer viel zu schnell vorübergingen, zogen sich in die Länge, und ich war froh, als das Fest endlich vorbei war.

Als wir nach Braunschweig zurückkehrten, besorgte ich mir Zigaretten, dieselbe Marke wie Jonas. *Ist ja auch egal*, dachte ich trotzig, als ich mir die erste anzündete, *ich hab eh keinen Bock mehr auf alles.* Und ein paar Zigaretten würden mich schon nicht umbringen.

Ende Januar zog mein Vater wieder bei uns ein, und für eine kurze Weile verstanden wir uns tatsächlich besser, da ich nun hoffte, er würde bei uns bleiben. Doch auch diesmal dauerte es nicht lange, bis unsere Beziehung erneut abkühlte.

Im Februar begann es, mir, bis auf den konstanten Ekel vor mir selbst, insgesamt besser zu gehen. Für meinen Geburtstag plante ich sogar eine Feier mit meinen Freunden. Vor allem klammerte ich mich jedoch an die Hoffnung, tatsächlich in die USA zu dürfen. Zwar wog ich mit 46 Kilo um einiges weniger, als ich sollte, aber ich war zu dem alten Trick zurückgekehrt, vor dem

Wiegen viel Wasser zu trinken, sodass ich offiziell 1,5 Kilo mehr wog.

Es ist für einen guten Zweck, sagte ich mir, *hier werde ich eh nicht gesund, in den USA schon. Außerdem esse ich ja.*

Und ich aß wirklich, zwar führte ich nach wie vor eine lange Liste mit verbotenen Lebensmitteln, wog alles, was ich aß, sorgfältig ab, bekam immer noch regelmäßig Wutanfälle, die völlig unkontrolliert aus mir herausbrachen, wenn irgendein Detail beim Essen von meinen Plänen abwich, und schämte mich danach in Grund und Boden. Aber ich aß über zweitausend Kalorien am Tag, auch wenn ich sehr großzügig rechnete.

An meinem 15. Geburtstag feierte ich mit meinen neuen Freunden, und das erste Mal, seit ich in Braunschweig lebte, hatte ich das Gefühl, Teil einer Gruppe zu sein. Ich hoffte so sehr, dass nun endlich alles gut würde. Und ahnte nicht, dass alles noch viel schlimmer kommen würde.

• • •

Die gute Phase war schnell vorbei, und ab Ende März ging es mir erneut schlechter. Der USA-Aufenthalt war alles, woran ich mich festhielt und wofür ich aß. In der Einzeltherapie kam ich nicht voran, und unsere Familientherapie lief ebenfalls ins Leere. Das Verhältnis zu meinem Vater verschlechterte sich genauso rasch, wie sich die Ehekrise meiner Eltern neu zuspitzte. Ich wollte helfen, war jedoch so verstrickt in meine eigenen Gedanken und Probleme, dass ich stattdessen eine zusätzliche Belastung war und mich vollkommen nutzlos fühlte.

In den letzten Monaten hatte ich kaum zugenommen, und so gab es immer öfter Streit, ob ich tatsächlich in die USA fliegen durfte oder nicht.

„Das Gewicht, das wir ausgemacht haben, erreichst du nie", grummelte mein Vater.

„Ich kann nichts dafür!", protestierte ich. „Ich esse doch."

„Dann musst du eben mehr essen!"

Doch allein die Vorstellung, mehr zu essen, versetzte mich in schlimme Angstzustände. Ich *hasste* mich dafür, dass ich überhaupt aß.

An Ostern fuhren wir zu meinen Großeltern, und ich verbrachte die Tage hauptsächlich damit, mich mit meinem Vater zu streiten und nach jedem Essen zu weinen. Ich schnitt mir die Beine auf, damit niemand bemerkte, dass ich mich nach wie vor ritzte.

Frau Sijan hatte mich aufgefordert, regelmäßig Tagebuch zu schreiben, um meinen Gedanken ein Ventil zu geben. Und so notierte ich:

> *Ich werde nie gut genug sein. Ich kann nie gut genug sein. Ich werde nie in der Lage sein, mich zu mögen.*
>
> *Ich habe in den letzten Jahren alles schleifen lassen, all meine Träume sind weg, und ich bin immer noch nicht okay. Jetzt muss ich auch noch die Magersucht aufgeben. Das Einzige, das ich je konnte.*
>
> *Ich esse, obwohl ich es nicht verdiene zu essen. Ich verdiene nur den Verzicht, für alles andere bin ich zu schwach.*
>
> *Papa sagt, ich habe von nichts eine Ahnung, weil ich in einer realitätsfernen Traumwelt lebe und deswegen nichts verstehe. Vielleicht hat er recht, und ich passe einfach nicht hierhin. Ich will hier weg. Ich will nichts mehr fühlen.*

Ich wusste, dass sich mein Vater von der Situation überfordert fühlte und dass er deshalb zu Wutanfällen neigte. Allerdings schien ihn *alles*, was ich tat, zu überfordern oder ihm nicht zu gefallen, und so schafften wir es kaum noch zu reden, ohne uns anzuschreien.

Zurück zu Hause, war mein Vater erneut auffallend oft nicht da, die Stimmung im Haus war eisig, und meine Mutter weinte täglich. Ich versuchte, sie zu trösten und mit meinem Vater zu sprechen, aber nichts von beidem gelang mir.

Meine Mutter tat wiederum ihr Bestes, um mich im Kampf gegen meine Essstörung zu unterstützen, doch egal, womit sie es probierte, sie konnte nichts daran ändern, dass ich auf der Stelle trat.

Ich aß zwar und nahm langsam zu, meine essgestörten und depressiven Gedanken jedoch wurden nicht besser. Trotzdem beschloss ich, meine Antidepressiva abzusetzen. Ich wollte mein Auslandsjahr nicht mit Psychopharmaka antreten. Noch immer stand nicht fest, ob ich fliegen durfte oder nicht. Meine Mutter und Frau Sijan plädierten für Ja, denn beide nahmen an, dass ich in dem zerstrittenen und kalten Umfeld, zu dem mein Zuhause geworden war, nicht gesund werden konnte.

Mein Vater sagte Nein. Es war absehbar, dass ich die Abmachung von 54 Kilo Körpergewicht nicht würde erreichen können, und mein Essverhalten war nach wie vor von selbst aufgestellten Regeln und Verboten bestimmt.

Meine Mutter begann schließlich ebenfalls zu zweifeln, als sie eines Nachmittags in mein Zimmer platzte, während ich gerade verzweifelt versuchte, den Blutfluss einer etwa zwei Zentimeter breiten, selbst zugefügten Wunde an der Hüfte zu stillen.

„Ich dachte, du hättest aufgehört damit!“, sagte sie mit zitternder Stimme. Bereits vor Wochen hatte sie meine Selbstverletzungen entdeckt, nachdem mir einmal der Pullover hochgerutscht war, als ich mich beim Tischdecken nach den Tellern oben im Schrank gestreckt hatte.

Als meine Mutter damals die Schnitte bemerkte, hatte sie zunächst geschockt reagiert, sich jedoch schnell um Fassung bemüht. In einem ihrer Ratgeber hatte sie gelesen, dass Selbstverletzungen eine häufige Begleiterscheinung von Essstörungen sind, und konnte meine Wunden somit einordnen. Sie kaufte mir sogar Desinfektionsmittel und antiseptische Pflaster, bat mich jedoch inständig, mit dem Schneiden aufzuhören.

„Ja, gut", hatte ich gemurmelt. *Als ob das so einfach wäre.*

Kopfschüttelnd sah meine Mutter mich an. „Zeig mal her."

„Ist nicht schlimm." Ich drückte ein altes T-Shirt auf die Wunde und drehte mich weg. „Ich brauche nur Pflaster."

Im Juni wog ich inoffiziell immer noch 47 Kilo, offiziell waren es 49. Ich wechselte die Therapeutin in der Hoffnung, mit einem neuen Ansatz in den nächsten Wochen womöglich doch noch Fortschritte zu machen. Allerdings müssen, wie ich heute weiß, der Wille zum Fortschritt und die Entschlossenheit, die Krankheit zu besiegen, aus einem selbst heraus kommen. Therapeuten, Eltern, Freunde und Angehörige können dabei unterstützen und Rückhalt bieten, heilen jedoch kann einen niemand außer man selbst.

Ich aß, weil ich darauf hoffte, die Verwirklichung meines Traumes vom Auslandsaufenthalt würde dazu führen, dass ich endlich wieder glücklich sein konnte, mich endlich annehmen konnte, wie ich war. Sowie ich 2013 davon überzeugt gewesen war, dass ich glücklich und zufrieden mit mir wäre, wenn ich vier Kilo abnähme.

Aus vier Kilo waren 22 Kilo geworden, und nichts hatte sich verbessert. Ich wusste, dass ich unglücklich war, ich wusste, dass meine Familie kaputt war, und ich wusste, wie sehr ich unter dem seit Jahren schlechten Verhältnis zu meinem Vater und dessen

Leistungsansprüchen litt und darunter, dass meine Mutter mit jedem Tag unglücklicher wurde. Das Einzige, das ich nicht wusste, war, was ich tun sollte, um all das zu ändern oder es wenigstens zu akzeptieren. Ich wollte helfen, wusste jedoch nicht, wie. Ich dachte, es läge an mir, und wollte mich ändern. Durch Gewichtsverlust, Selbstbestrafung und nun durch räumliche Entfernung. Tatsächlich war ich davon überzeugt, dass meine Eltern ihre Ehe wieder hinbekämen, wenn ich weg wäre, weil ohne mich alles besser liefe.

Ich sagte mir, ich wolle zunehmen, und glaubte die meiste Zeit sogar selbst daran, denn ich wollte ja in die USA. Aber genau das war die eigentliche Wahrheit: Ich wollte weg. Ich wollte nicht gesund werden, ich wollte raus. Ich wollte nicht mehr hören, wie meine Eltern schlecht übereinander redeten, wie meine Mutter weinte und wie jedes Gespräch mit meinem Vater in einer Auseinandersetzung endete.

Süchte sind wie eine Flucht. Eine Flucht vor Situationen, die uns überfordern und mit denen wir unglücklich sind. Ein Vermeiden der Konfrontation mit dem eigentlichen Problem. Die Sucht schiebt sich wie eine Wand zwischen einen selbst und die Themen, die einen zu sehr belasten, als dass man sich mit ihnen beschäftigen möchte. So zumindest erklärte es mir ein Jahr später meine Therapeutin in der Klinik.

Und genauso war es. Meine Magersucht, die Selbstverletzung waren mein Ausweg, meine Verbündeten, meine Zuflucht. Und ich wollte sie nicht aufgeben. Mein Unterbewusstsein hielt viel zu sehr an alldem fest, auch wenn ich mir selbst das Gegenteil einredete. Ich wollte mein Rettungsboot nicht verlassen, und daran würde keine räumliche Entfernung oder äußerliche Veränderung etwas ändern.

Allerdings verstand ich dies und auch mich selbst damals

noch nicht. Ich glaubte fest daran, dass die Reise in die USA etwas an meiner Situation ändern würde. Auch wenn ich nicht genau formulieren konnte, was ich erwartete, so hoffte ein Teil von mir tatsächlich darauf, ich könnte die Magersucht dort, fern von familiären Streitereien, wirklich loslassen.

Im August verabschiedete ich mich von meiner Familie und trat meine Reise in die Vereinigten Staaten an. Ich wog fünfzig Kilo. Zwar hatte ich statt eines Jahrs lediglich ein knappes halbes bekommen, doch ich hatte die Diskussionen gewonnen, meine Therapeuten standen hinter mir. Und wären die nächsten fünf Monate anders gelaufen, hätten sie vielleicht wirklich etwas ändern können.

Doch nur weil ich zugenommen hatte, war ich noch lange nicht gesund, und das bisschen Gleichgewicht, das mir die Freude über meinen Auslandsaufenthalt gegeben hatte, kippte rasch. Während der erste Monat mit all seinen neuen Eindrücken halbwegs schön war, ging es danach steil bergab. Mehrere Faktoren trugen dazu bei, unter anderem die Tatsache, dass meine Gastfamilie und ich einfach keine gemeinsame Basis fanden. Und obwohl sich beide Seiten bemühten, verbesserte sich die Situation in den nächsten Monaten nicht.

An der Highschool gab es zahlreiche Sportkurse, die meiner Magersucht neuen Schwung gaben. Jeden Nachmittag hatte ich zwei Stunden Fußballtraining, joggte anschließend einige Runden um das Footballfeld der Schule und verbrachte Stunden im Trainingsraum. Unter dem Deckmantel einer gesunden Lebensweise reduzierte ich meine Nahrungsaufnahme, verzichtete auf so gut wie alle fetthaltigen Lebensmittel und ersann eine neue Liste verbotener Lebensmittel, die wahrscheinlich dreimal so lang war wie jene, an die ich mich zu Hause gehalten hatte.

Ich zog mich mehr und mehr zurück und schreckte mit meinem verschlossenen, seltsamen Verhalten bestimmt nicht wenige meiner Schulkameraden ab, sodass ich wieder einmal nirgendwo Anschluss fand. Keiner wollte bei mir sitzen, während ich mir im Zeitlupentempo dressingfreien Salat zuführte, oder meinen stundenlangen Ausführungen über Nahrung zuhören.

Alle Regeln, die ich jemals aufgestellt hatte, dramatisierten sich in diesen fünf Monaten, die ich komplett meiner Magersucht widmete, während ich die Gelegenheit für eine Verhaltensänderung ungenutzt an mir vorbeiziehen ließ.

Daniel und ich hatten besprochen, dass er mich während des USA-Auslandsaufenthaltes über die Situation zu Hause auf dem Laufenden halten würde. Was er mir erzählte, rieb mich zusätzlich auf, denn seine Berichte klangen mit jedem Mal hoffnungsloser.

Ich kaufte mir massenweise Nahrungsmittel, die ich in meinem Nachttisch hortete, ohne jemals davon zu essen. Meine Gastmutter wunderte sich, warum ich so dünn war, obwohl ich mir doch ständig haufenweise Süßigkeiten kaufte und davon schwärmte, wie lecker sie seien.

Immer häufiger wurde mir schwarz vor Augen. Ab Dezember passierte es außerdem, dass ich plötzlich Punkte vor den Augen sah und mein Gehör für einige Minuten versagte. Ich fror ununterbrochen und wurde regelmäßig darauf angesprochen, dass meine Lippen und meiner Fingerspitzen blau anliefen. Und ich war so müde. Wenn ich nicht gerade Sport machte oder mir Rezepte von Mahlzeiten durchlas, die ich niemals essen würde, schlief ich. Ich war vollkommen kraftlos. Ich bombardierte meine Mutter mit Textnachrichten und erzählte ihr, wie einsam ich mich fühlte und dass ich kaum Appetit hatte. Nahrung nahm ich nur noch zu mir, wenn sie mir schrieb, dass ich etwas essen solle.

Beide, sowohl meine Mutter als auch mein Vater, baten mich mehrmals, nach Hause zu kommen.

Wenn Du Dich so unwohl fühlst, Laura, dann setz Dich ins nächste Flugzeug. Es hat doch keinen Sinn, dass Du Dich quälst, schrieb meine Mutter.

Doch ich weigerte mich. Ich befürchtete, eine vorgezogene Rückkehr würde wirken, als hätte ich versagt. Und ich wollte nicht versagen. Nicht schon wieder. Dabei wäre zurückzukommen die einzig richtige Entscheidung gewesen.

Als ich Mitte Dezember nach dem Aufstehen einfach umfiel und nachts, obwohl ich mehrere Pullis und Leggins trug und selbst unter den vier Decken, die meine besorgte Gastmutter mir gegeben hatte, nicht mehr schlafen konnte, weil ich so sehr fror, hatte ich das erste Mal wirklich Angst zu sterben.

• • •

An einem Flughafen in Washington State verabschiedete ich mich im Januar von meiner besorgt dreinblickenden Gastfamilie. Vermutlich hatten sie mittlerweile bemerkt, dass etwas mit mir nicht stimmte, und waren erleichtert, nicht länger die Verantwortung für mich tragen zu müssen.

Oder sie freuen sich einfach, dass sie dich nicht länger ertragen müssen. Du bist einfach niemand, den man gern um sich haben möchte, erklärte die Stimme in meinem Kopf, während ich mich zu meinem Gate schleppte und einen Flieger nach New York bestieg, wo ich meinen Vater treffen wollte. Er war beruflich in den USA, und wir planten, fünf Tage gemeinsam zu verbringen, bevor ich nach Deutschland zurückkehrte. Zwar freute ich mich darauf, jedoch überwog die Angst, dass ich währenddessen würde essen müssen. Ich hatte mich seit fünf Monaten nicht gewogen (im Haushalt meiner Gastfamilie gab es keine Waage) und Panik, zugenommen zu haben. Ich fühlte mich *fett* und war einmal mehr davon überzeugt, dass mein Körper anders funktionierte und bereits bei einer minimalen Kalorienzufuhr wie ein Hefeteig im Gärschrank auseinandergehen würde.

Um meiner Angst vor den Mahlzeiten, die mir gewiss bevorstanden, Herr zu werden, hatte ich seit 36 Stunden keine Nahrung mehr zu mir genommen und kaum etwas getrunken. Nicht einmal Wasser, das zwar keine Kalorien hat, jedoch trotzdem das Gewicht beim Wiegen erhöht. Und das ging auf keinen Fall, denn neuerdings beschäftigte mich der irrationale Gedanke, dass mein Körper irgendwann auf die Idee kommen könnte, Wasser einzulagern, sodass ich schlussendlich *davon fett* würde.

Als Resultat meiner langen Hungerpause zitterten meine Beine und dröhnte mein Kopf, als ich den Flieger in New York verließ.

Mein Vater freute sich sichtlich, mich zu sehen, und ich ließ sogar zu, dass er mich zur Begrüßung umarmte. Ich war erleichtert, ein bekanntes Gesicht zu sehen. Gleichzeitig fürchtete ich mich davor, dass mein Vater mein Gewicht thematisieren würde. Dass er feststellte, wie viel Gewicht ich verloren hatte, und nicht verstand, wie fett ich mich dennoch fühlte. Denn obwohl meine Knochen sichtbar hervortraten, sah ich selbst nur überflüssiges Fett, wenn ich in den Spiegel oder an mir hinuntersah. Es ist mir nie gelungen, diesen inneren Widerspruch einem gesunden Menschen begreiflich zu machen.

„Du siehst müde aus“, war schließlich alles, was mein Vater zu meinem Erscheinungsbild sagte.

Während der nächsten drei Tage gelang es mir immerhin, Frühstück und Abendbrot zu essen. Was jedoch, wenn man beachtet, dass mein Vater und ich von morgens bis abends bei Minusgraden durch New York liefen, nicht besonders viel war. Abgesehen davon, dass ich während dieser drei Tage drei Panikattacken bekam, da ich den Gedanken, Nahrung aufgenommen zu haben, kaum aushielt, hatten wir eine schöne Zeit und verstanden uns verhältnismäßig gut.

An unserem dritten Morgen in New York bestellte ich mir dann ein Omelett, das unglücklicherweise ziemlich fettig war.

„Du isst das!", sagte mein Vater, als er bemerkte, dass ich lediglich darin herumstocherte.

„Das kann ich nicht!" Mit Übelkeit im Magen starrte ich auf das vor Fett triefende Essen auf meinem Teller.

„Laura, du wirst hier nicht aufstehen, bevor der Teller leer ist", beharrte mein Vater. „So schlimm ist das doch nicht, und du brauchst die Energie."

Ich brach in Tränen aus. „Das geht nicht! Das kann ich nicht! Ich werde *fett* davon!"

„Stell dich bitte nicht so an. Das ist nur ein Omelett, und du bestehst bloß noch aus Haut und Knochen!"

„Nein!"

„Du. Isst. Das." Mein Vater betonte jedes einzelne Wort. „Ich nehme dir den Buttertoast ab, weil ich weiß, dass du keine Butter isst, aber der Rest wird gegessen. Es kann nicht wahr sein, dass das mit dem Essen wieder so schlimm ist!" Er schnaubte. „Ich wusste, du hättest zu Hause bleiben sollen."

Die nächsten neunzig Minuten verbrachte ich damit, heulend und zitternd das Omelett in winzigste Stücke zu zerlegen, mit der Serviette das Fett abzutupfen und letztlich zu essen. Die anderen Gäste warfen uns immer wieder verwunderte Blicke zu. Mir war das egal. Jede einzelne Zelle meines Körpers war erfüllt von Angst und Panik. Und es wurde nicht besser, als ich das Omelett endlich aufgegessen hatte.

Ich stand auf, lief auf die Toilette und versuchte verzweifelt, mich zu übergeben. Als das nicht funktionierte, begann ich, meine Knie und Arme gegen die geflieste Wand zu schlagen. Ich bekam kaum Luft. Ich brauchte eine Waage. Ich musste dieses Essen aus meinem Körper herausbekommen. Meine Knie taten weh. Ich schlug sie weiter gegen die Wand.

Die Panik ging nicht weg.

Nicht, als wir das Restaurant verließen.

Nicht zwei Stunden später.

Nicht drei Stunden später.

Mein Vater war verzweifelt. Er wollte mir helfen, wusste jedoch nicht, wie.

Mittlerweile zitterte ich am gesamten Körper und hyperventilierte.

„Was kann ich tun?", fragte er.

„Ich esse nie wieder", antwortete ich.

Und ich aß nicht. Am nächsten Tag nicht. Und am übernächsten Tag ebenfalls nicht.

Mein Vater war abwechselnd verzweifelt, wütend und hilflos. Er redete mir gut zu, dann rang er die Hände und wurde gleichgültig, begann zu schreien und versuchte schließlich wieder, irgendwie zu mir durchzudringen. Aber keine Worte halfen, keine Drohung, kein Ignorieren. Ich fühlte mich so schlecht, die Stimme in meinem Kopf war zu einem Rasen geworden, und meine Gedanken gaben mir das Gefühl, langsam wahnsinnig zu werden.

Schließlich resignierte mein Vater.

„Weißt du was? Dann stirb doch einfach. Bring dich um! Vielleicht wäre es das Beste", warf er mir am letzten Abend voller Wut und Hilflosigkeit entgegen.

Ich würde ja gern, dachte ich. *Ich möchte tot sein.* Ich dachte es und stellte nüchtern fest, dass es wahr war. Ich wollte nicht mehr leben. Ich wollte nicht mehr fühlen. Nicht mehr denken. Nicht mehr existieren.

Am nächsten Morgen flogen wir zurück nach Deutschland. Wegen irgendwelcher Bestimmungen seitens seiner Firma hatte mein Vater einen anderen Flug buchen müssen als ich, und so verbrachte ich die sechs Stunden, die ich allein auf meinen Flieger wartete, damit, im Flughafen umherzulaufen. Ich setzte mich nicht ein einziges Mal hin. Ich musste Kalorien verbrennen. Ich lief von Laden zu Laden, kaufte mir Lebensmittel, die ich in meinen Rucksack stopfte, bis er sich kaum noch schließen ließ.

Ich aß nicht, musste jedoch Nahrungsmittel, die ich sah, kaufen. Ich wusste es nicht, aber das sogenannte „Hamstern" von Lebensmitteln ist ein typisches Symptom von Magersucht.

Aus Angst vor Wassereinlagerungen und davor, trinken und essen zu müssen, sobald ich zu Hause war, trank ich so gut wie nichts. Ein Kaffee war alles, was ich mir in den sechs Stunden am Flughafen und während des darauffolgenden sechsstündigen Fluges erlaubte. Bereits an den Tagen zuvor hatte ich jeweils nur dreihundert Milliliter Wasser getrunken.

Ich muss schlimm ausgesehen haben. Kurz nach dem Start des Flugzeugs fragte mich eine besorgte Stewardess, ob es mir gut ginge, da ich sehr kränklich aussähe. Ich bejahte. „Ja, alles in Ordnung, danke. Mir ist nur etwas übel, deswegen möchte ich auch nichts essen."

Ich schlief ein. Wachte zweimal panisch auf und wusste nicht, wo ich war. Ich spürte mein Herz unrhythmisch schlagen und fragte mich, was wohl passieren würde, wenn es einfach stehen bliebe. Dann wäre es vorbei. Und es wäre mir egal, und eigentlich wäre es sogar ziemlich erleichternd.

Als ich schließlich in Frankfurt landete, war ich enttäuscht.

Ich lebte noch.

4.
Finsternis

Januar 2016 bis Mai 2016

I don't care if it hurts
I wanna have control
I want a perfect body
I want a perfect soul
I want you to notice
When I'm not around
You're so fucking special
I wish I was special
Radiohead, Creep

Der Weg aus dem Flughafen bis in die Empfangshalle des Flughafens kam mir vor wie der längste Weg meines Lebens.

Ich hatte absolut keine Kraft mehr.

Alle zwei Meter musste ich stehen bleiben, weil ich vollkommen außer Atem war. Ich hatte Seitenstechen, wollte mich auf den Boden legen und schlafen. Ich stützte mich auf meinem Koffer ab, während sich die Welt um mich herum drehte. Ich stolperte und fiel. Ich wollte einfach liegen bleiben. Aufstehen raubte so viel Kraft.

„Geht es Ihnen nicht gut? Kann ich Ihnen helfen?" Ein älterer Mann war neben mir stehen geblieben.

Ich saß immer noch auf dem Boden.

Mist.

Ich stand auf. Unendlich langsam.

„Alles gut." Ich bemühte mich zu lächeln. „Ich bin nur gestolpert. Bin wohl etwas übermüdet – das ist bestimmt der Jetlag."

Er schien nicht überzeugt. „Sicher? Brauchen Sie einen Arzt?"

„Nein danke", sagte ich fest. „Mir geht es wirklich gut." Ich ließ ihn stehen, versuchte, schnell weiterzugehen. Wann war gehen nur so anstrengend geworden?

Ich bog um die nächste Ecke, stützte mich erneut auf meinen Koffer, atmete schwer. *Ich muss mich setzen*, dachte ich verzweifelt, bevor ich meinen Koffer weiterzog. Nach einer gefühlten Ewigkeit betrat ich endlich die Empfangshalle.

Da standen meine Mutter, meine Großeltern, Daniel, Anke, die beste Freundin meiner Mutter. Sie hielten Willkommensschilder in den Händen und lächelten. Allerdings zerbröselte das Strahlen rasch zu entsetzten Gesichtern, als sie mich erblickten. Meine Mutter brach in Tränen aus, und als sie mich umarmte, zitterte sie am ganzen Leib.

„O Gott, Laura."

Ich lächelte. „Hi!"

Ich musste so tun, als ginge es mir gut. Ich war wütend, dass sie alle so geschockt aussahen. Ich hatte mich so gefreut, und nun starrten mich alle an wie einen Geist.

„Gab's da drüben nichts zu essen?", fragte mein Opa mit gequältem Lächeln, als er mich in den Arm nahm.

„Doch." Ich gab mir alle Mühe, nicht zu meiner Mutter zu gucken, die komplett aufgelöst in den Armen ihrer besten Freundin weinte.

Wir setzten uns in ein Café am Flughafen.

„Willst du was essen?", erkundigte sich mein Opa und musterte mich kritisch.

„Nein, ich habe gerade erst total viel im Flugzeug gefrühstückt“, log ich in der Hoffnung, sie damit zu beruhigen. Ihre Gesichter verrieten mir jedoch, dass sie mir kein einziges Wort glaubten.

„Was trinken?“

„Äh ja, einen schwarzen Kaffee, bitte.“ Kaffee war mir mittlerweile um einiges lieber als Wasser, und in den letzten 48 Stunden war schwarzer Kaffee das Einzige, das ich zu mir genommen hatte. Das Koffein gab mir das bisschen Energie, das ich brauchte, um irgendwie durch den Tag zu kommen. Während meine Großeltern die Bestellungen aller am Tisch aufnahmen, sprach das erste Mal meine Mutter.

„Du hast doch bestimmt nix gegessen“, zischte sie.

„Doch.“ Ich mied ihren Blick.

„Wie lange isst du schon nicht mehr?“

„Ich esse doch.“

„So siehst du nicht aus. Du siehst aus wie der Tod. Ein Wunder, dass du noch lebst.“

„Ist nicht meine Schuld. Ich habe total viel gegessen, und bestimmt habe ich zugenommen.“

Meine Mutter schüttelte den Kopf. „Laura, du bestehst nur noch aus Knochen.“

„Ich ...“

„Leute, nicht hier“, unterbrach uns Daniel. In dem halben Jahr, in dem ich weg gewesen war, hatte er gut zehn Zentimeter zugelegt und war erwachsener geworden. Er überragte mich um einen halben Kopf.

Während der nächsten Stunde schwieg meine Mutter. Unterdessen erzählte ich von den USA, wobei ich mich bemühen musste, konzentriert zu bleiben, weil meine Gedanken mir ständig zu entgleiten schienen, sich verhedderten und verdrehten, sinnlos wurden. Ich versuchte zu lächeln, erwachsen und normal zu wirken.

Währenddessen lief mein Kopf Amok.

Ich hatte mich so gefreut, meine Familie wiederzusehen, und jetzt das. Meine Mutter wirkte wie am Boden zerstört. *Ich hätte sterben sollen,* dachte ich. *Auf dem Flug oder in New York. Niemanden hätte es interessiert. Sie alle wären besser dran ohne mich.*

Auf der Rückfahrt nach Braunschweig sprachen wir alle kaum ein Wort. Meine Mutter drückte mir eine Flasche Wasser in die Hand.

„Trink."

„Warum?"

„Herrgott, Laura. Trink wenigstens!"

Ich nahm die Flasche, nippte daran und benötigte die gesamte Rückfahrt, um ihren Inhalt schlückchenweise zu mir zu nehmen. Wir schwiegen die ganze Zeit.

Daniel versuchte ein paarmal, ein Gespräch zu starten, scheiterte jedoch an den einsilbigen Antworten, die meine Mutter und ich gaben. Schließlich gab er es auf und steckte sich Kopfhörer in die Ohren.

„Also, wenn du willst, kann ich auch einfach abhauen. Ich muss nicht mit nach Hause."

„Wie?"

Wir waren nur noch ein paar Minuten von unserer Wohnung entfernt.

„Na, du hast doch keinen Bock auf mich, oder? Weißt du, wie du mich anschaust?"

„Ich schaue dich an wie jemand, der Angst hat, dass seine Tochter stirbt. *Weißt du*, wie du aussiehst? Ich bin noch nie in meinem Leben so erschrocken! Du bist abgemagert wie ein Skelett!" Erneut liefen ihr Tränen über die Wangen.

Ich wurde wütend. „Dann geh ich halt wieder, wenn mein Anblick so verstörend ist."

„Verdammt, Laura, verstehst du eigentlich, um was es geht?"

Nein, verstand ich nicht. Ihre Sorge ergab keinen Sinn für mich. Es war doch alles gut. Ich war ein bisschen schwach, na und?

„Ja, ich wäre besser nie zurückgekommen."

„Was redest du da?"

„Es scheint sich ja niemand zu freuen."

Ich hatte das Gefühl, dass mein Gehirn schrie. Ich hatte das Gefühl, verrückt zu werden. Am liebsten hätte ich meinen Kopf gegen eine Betonwand geschlagen, um meine Gedanken auszuschalten. Ich wollte, dass alles ruhig war.

„Natürlich freue ich mich, dass du da bist. Aber mein Kind stirbt gerade, wie denkst du denn, dass es mir dabei geht?"

„Ja, übertreib mal wieder."

„Ich übertreibe nicht. Hast du mal in den Spiegel geschaut?"

„Ja, und da ich sehe niemanden, der abgemagert ist."

„Laura, das ist so *krank!*"

„Ach ja? Wenn ich so krank bin, dann fahr mich ins Krankenhaus, dann bist du mich wieder los! Dann musst du dich nicht mehr um mich kümmern. Das wünschst du dir doch."

„Du weißt ja selbst, dass das nicht stimmt. Ich wünsche mir, dass du nach Hause kommst."

Meine Mutter seufzte schwer.

„Und ich wünschte, du wärst gesund nach Hause gekommen."

„Mir geht es gut."

„Ganz sicher nicht."

„Wie gesagt, fahr mich ins Krankenhaus, wenn du so denkst. Dann bist du mich endlich los."

„Laura, sei ruhig."

„Na ja, du zeigst mir ja gerade sehr deutlich, dass du keinen Bock auf mich hast."

„Das habe ich mit keinem Wort ..."

„Aber gedacht."

„Was? Nein, jetzt komm mit nach Hause, und wir reden in Ruhe."

„Ich will nicht."

„Laura, bitte. Mach kein Theater!"

„Seid ruhig!" Daniel hatte sich eingemischt. Als ich mich umdrehte, funkelte er mich wütend an. „Mama hat recht. Du bist nichts weiter als ein Skelett. Und jetzt hör auf, sie fertigzumachen. Wir haben uns alle auf dich gefreut. Aber es ist schlimm zu sehen, wie krank du bist."

„Bin ich nicht."

„O doch, das bist du. Und zwar schwer krank."

Mein Vater öffnete uns die Tür.

„Ha..."

„Du hättest mich warnen können!", brüllte meine Mutter ihn an. „Du hättest mich warnen können, wie abgemagert sie ist!" Sie schob ihn zur Seite, lief an ihm vorbei und schloss sich in ihrem Zimmer ein.

„Was meint sie?" Mein Vater sah verwirrt aus.

„Dass sie so dünn ist, Papa", erklärte Daniel und schleppte meinen Koffer in die Wohnung. „Du hättest uns sagen sollen, dass Laura wieder so verdammt dünn ist."

„Hi", nuschelte ich und folgte meinem Bruder in mein Zimmer, während mein Vater in der Küche verschwand.

„Die beiden reden so gut wie nicht mehr miteinander", sagte mein Bruder, nachdem er meinen Koffer abgestellt hatte. „Mama ist ziemlich unglücklich, Papa ist nie da. Sie können es kaum im selben Zimmer aushalten – Papa schläft im Gästezimmer. Es wird von Tag zu Tag schlimmer." Er holte tief Luft. „Du musst essen."

„Tu ich doch."

„Ja klar. Aber ich rede von mehr als 'nem halben Brötchen am Tag."

„Ich esse."

„Nein, tust du offensichtlich verdammt noch mal nicht!" Ohne ein weiteres Wort verließ Daniel mein Zimmer und schlug die Tür hinter sich zu. Als ich seine Zimmertür hörte, rannte ich ins Badezimmer, um mich ENDLICH auf die Waage zu stellen.

39,7 Kilogramm.

Ich hatte etwa einen halben Liter getrunken, also fünfhundert Gramm abziehen.

39,2 Kilogramm.

Immerhin hatte ich nicht zugenommen. *Obwohl es doch schön gewesen wäre, wenn da 35 Kilogramm stünden. Wie krass das wäre. 35 Kilo. Wow. Wäre bestimmt ein tolles Gefühl.*

Meine Mutter verließ ihr Zimmer den restlichen Tag nicht mehr. Ich versuchte zweimal, zu ihr zu gehen, um mich zu entschuldigen, doch Daniel hielt mich ab.

„Ist, glaub ich, keine gute Idee. Ihr geht's echt beschissen."

Also vergrub ich mich in meinem Bett. Irgendwann hörte ich, wie mein Vater die Wohnung verließ. Ich schlief ein, konnte jedoch nicht lange geschlafen haben, bis er mich wach rüttelte.

„Ich habe Brötchen geholt. Du isst jetzt bitte was. Der Tisch ist gedeckt."

Ich hatte nicht einmal die Kraft, mich zu wehren, trottete hinter ihm her in die Küche und verbrachte die nächste Stunde damit, das Brötchen zu zerkrümeln, hauchdünn mit fettreduziertem Frischkäse zu beschmieren, weiter auseinanderzunehmen, winzige Stücke abzubeißen, dreißigmal zu kauen, es abzulegen, aufzustehen, mich wieder hinzusetzen und schließlich das Brötchen weiter zu zerkrümeln.

Mein Vater und mein Bruder, die mir gegenübersaßen, beobachteten mich.

„Isst du die Krümel bitte auch noch?“, fragte mein Vater mit hochgezogenen Augenbrauen, als ich mein klägliches Ritual endlich beendet hatte.

„Nein, ich bin müde und satt“, murmelte ich.

„Laura, da liegt mehr Brötchen auf deinem Teller, als in deinem Magen ist.“

„Ich bin satt.“ Ich stand auf, verbannte meinen Krümelhaufen in den Müll und verließ die Küche. Kraftlos legte ich mich zurück ins Bett.

Irgendwann während des Nachmittags verließ mein Vater erneut die Wohnung. Mein Bruder kam noch zweimal in mein Zimmer und forderte mich zum Essen auf. Ich folgte ihm willenlos, und er verbrachte Stunden seines Tages damit, mir bei meiner Nahrungsaufnahme im Zeitlupentempo zuzusehen.

Nach jedem Essen kroch ich zurück in mein Bett und ließ mich von meinen Schuldgefühlen und der widerlichen Stimme in meinem Kopf peinigen.

Ich konnte nicht bequem liegen, da meine Knochen schmerzten, egal, auf welche Seite ich mich wälzte. Ich fror bitterlich, meine Zähne klapperten, und regelmäßig überrollten mich Panikwellen, ohne dass es konkrete Auslöser gab.

Ich wollte schlafen, aber ich konnte nicht.

Ich schwitzte, obwohl ich fror.

Bestimmt werde ich krank, dachte ich müde und weigerte mich, mir einzugestehen, dass mein Körper schlicht und ergreifend am Ende war. Stattdessen dachte ich: *Es ist gut, wenn ich krank werde, denn kranke Menschen essen nicht, und mich wird niemand zum Essen zwingen. Am besten wäre ein Magen-Darm-Infekt, damit ich alles, was ich heute gegessen habe, auskotzen kann.*

Ich fühlte mich so verdammt schwach. Ich musste auf die Toilette, mein Körper weigerte sich jedoch aufzustehen.

Ich wollte nur schlafen.

Schlafen.

Schlafen.

„Laura?! Laura? Wach auf! Laura!"

Jemand schüttelte mich.

„Laura."

Wo war ich? Ich musste eingeschlafen sein. Verdammt, hatte ich fest geschlafen.

„Laura!"

Es kostete mich unendlich viel Kraft, meine Augen zu öffnen.

„Jaaaaa", nuschelte ich.

„O Gott. Du bist ja kaum wach geworden!" Meine Mutter starrte mich an.

„Hey, Morgen." Schnell setzte ich mich auf, und mir wurde sofort schwindelig. „Ich ... äh ... war unfassbar müde gestern. Hab total fest geschlafen." Ich kniff die Augen zusammen, bis die Welt aufhörte, sich zu drehen.

„Wie geht es dir?" Ich hörte die Besorgnis in der Stimme meiner Mutter.

„Super", antwortete ich hohl und versuchte ein gequältes Lächeln. Mein Kopf tat weh, und ich war mir ziemlich sicher, dass ich mir beim Schlafen einen blauen Fleck an der Hüfte geholt hatte.

„Wir müssen uns etwas überlegen, Laura. Ich habe gestern viel nachgedacht. Ich ... ich habe wirklich Angst um dich, weißt du?"

Ihre Stimme klang schon wieder, als würde sie weinen. Vorsichtig öffnete ich die Augen. Ja, sie weinte. Aus irgendeinem Grund machte mich das wütend. Warum weinte sie schon wieder? Ich war nicht krank. Nur ein bisschen müde vom Flug. Jetlag. Das war vollkommen normal.

„Ich weiß nicht, wie wir das dieses Mal zu Hause schaffen sollen."

„Ich gehe in keine Klinik", sagte ich tonlos. „Vergiss es."

„Ich weiß nicht, ob wir eine andere Möglichkeit haben. Ich habe gestern Frau Sijan und deinen neuen Therapeuten Herrn Peters angerufen und deinen Zustand geschildert ..."

„Du hättest sie nicht anrufen dürfen, ohne davor mit mir zu reden."

„Mit dir war gestern nicht zu reden."

„Du hast es nicht mal versucht!"

„Die Autofahrt hat mir gereicht."

„Ich kann auch einfach weggehen, weißt du?!"

„Laura."

Meine Mutter holte tief Luft.

„Ich will mich nicht streiten. Ich gebe nur zu bedenken, dass du sehr krank bist und eine Klinik dir helfen würde. Wir haben am Montag einen Termin sowohl bei Frau Sijan als auch bei Herrn Peters. Gemeinsam werden wir überlegen, wie es weitergeht."

„Ich gehe verdammt noch mal in keine Klinik."

„Bevor du stirbst, solltest du in eine Klinik gehen."

„Vielleicht ist es mir egal, ob ich sterbe."

Meiner Mutter liefen Tränen über die Wangen. „Sag so was nicht", flüsterte sie.

„In der Klinik sterbe ich auf jeden Fall. Glaubst du, ich will weggesperrt und hochgemästet werden wie ein Schwein? Bis ich *noch fetter* bin? Natürlich sterbe ich da lieber!"

Die Magersucht in mir bäumte sich auf. Ich merkte meinen Worten ihre Irrationalität nicht an, merkte nicht, wie ich mit schriller Stimme wie eine Gestörte gegen die Tränen meiner Mutter anschrie. Ich merkte nicht, dass sie mir helfen wollte. Ich hörte nur die Anorexie in meinem Kopf, die Magersucht, die nun ich war und die ich glaubte zu sein und die alles war, auf das ich hören und dem ich vertrauen konnte.

„Laura, bitte. Ich will bitte, bitte keinen Streit. Ich habe den Frühstückstisch gedeckt, wir können frühstücken."

„Als ob ich essen würde, wenn ich sowieso ins Irrenhaus muss."

„Du sollst in kein Irrenhaus, sondern in eine Klinik, die auf Essstörungen spezialisiert ist."

„Da nehmen die mich eh nicht auf, ich bin viel zu *fett*."

„Du bist viel zu dünn."

„Ich esse nicht."

„Doch."

„Nein." Ich überlegte einen Moment. „Okay. Versprich mir, dass ich in keine Klinik muss, dann esse ich meinetwegen irgendwas."

„Das kann ich dir nicht versprechen. Wir warten das Gespräch mit den Therapeuten ab, und dann entscheiden wir, wie es weitergeht."

„Dann esse ich nicht."

Meine Mutter holte tief Luft und starrte hinab auf ihre Hände. Sie klang unglaublich müde, als sie sagte: „Wenn du nicht isst, Laura, dann geht es noch dieses Wochenende ins Krankenhaus. Es gibt dort eine Notaufnahme, und wir können dich jederzeit einweisen."

„Ihr wollt mich nur loswerden."

Meine Mutter seufzte. „Das wollen wir mit Sicherheit nicht.

Beweise mir, dass du isst, dann lässt sich vielleicht etwas machen. Wenn du nicht isst, gehst du auf jeden Fall."

„Also muss ich nicht ins Krankenhaus, wenn ich esse?"

„Ich habe gesagt, dann können wir schauen."

„Also ja?"

„Vielleicht."

„Wie viel Uhr ist es?"

Meine Mutter sah auf die Uhr. „11:15 Uhr."

„Ich esse um zwölf, nicht davor und nicht danach."

„Was soll das denn jetzt?"

„Ich muss nach festen Zeiten essen, sonst werde ich dick", erklärte ich ihr, vollkommen überzeugt von meinen Worten.

Meine Mutter starrte mich fassungslos an. „Dein Ernst?"

„Ja, zwölf Uhr. Keine Minute früher oder später. Das mache ich immer so."

Kopfschüttelnd betrachtete sie mich. „Ja, okay. Zwölf. Nicht früher, nicht später. Hauptsache, du isst."

Die Gedankengänge von Magersüchtigen sind für die meisten Nichtbetroffenen schwer oder gar nicht nachzuvollziehen. Selbst für mich ist es heute manchmal schwer, die Überzeugungen, an denen ich während meiner schlimmsten Krankheitsphasen hing, und meine Worte und Taten zu begreifen. Ich weiß, dass ich damals fest von ihnen überzeugt war und sie als logisch nachvollziehbar empfand, und trotzdem kommen sie mir heute verrückt vor.

Tatsächlich war ich mir sicher, sofort zuzunehmen, wenn ich eine Minute später oder früher als zu meinen festgelegten Zeiten aß. War es 12:01 statt 12:00 Uhr, überrollte mich eine Panikwelle, die jedes rationale Denken ausschaltete und mich hysterisch werden ließ. Ich hatte das Gefühl, keine Luft mehr zu bekommen, und fing an, zu toben und zu heulen. Ich spürte nichts weiter als die Panik, die jeden Winkel meines Gehirns einnahm und mein gesamtes Denken kontrollierte.

Ich glaubte an jedes einzelne Wort, das ich sagte. Natürlich log die Essstörung, meine Gefühle jedoch waren da, und ich spürte sie brodeln. All die Ängste, Zweifel, die Panik, die meine Gedanken beständig zum Überlaufen brachten.

Ich hatte eine ewig lange Liste verbotener Lebensmittel, von denen ich glaubte zu wissen, dass sie mich dick werden ließen, wenn ich auch nur daran leckte. Ich verfolgte reihenweise Zwangsrituale, die mir vorgaben, was ich in welcher Reihenfolge essen musste, was ich wann essen durfte, wie lange ich für das Essen brauchen musste (mindestens eine Stunde) und wo ich essen durfte.

In den USA hatte ich eine Reihe solcher Zwänge entwickelt, die meinen Tag nach strengen Richtlinien einteilten. Wann ich sitzen durfte, wann ich liegen durfte, wann ich zu stehen hatte. Wann duschen dran war, wann ich mich wiegen musste, wie oft am Tag, wie oft ich beim Essen aufstehen musste und wie viel ich auf den Teller krümeln musste, wie ich die Straße entlangzugehen hatte, wann ich einkaufen gehen musste, dass ich beim Essen immer eine Uhr vor mir brauchte, um danach genau auszurechnen, wie lange ich für welches Nahrungsmittel benötigt hatte ...

Den ganzen Tag über beschäftigte ich mich mit der Einhaltung dieser krankhaften Regeln und erhielt als Dankeschön ein kurzes Glücksgefühl, wenn ich brav gewesen war, nur um kurz danach erneut in Panik zu verfallen, weil ich die nächste Regel eventuell nicht einhalten konnte. Ich war getrieben von dem Zwang, alles, was ich tat, in minutiöser, perfekter, durchgeplanter Kontrolle zu halten. Nichts durfte passieren, ohne dass ich von vorneherein davon gewusst hatte und planen konnte. Keine Regel durfte ausgelassen oder gar vergessen werden. Geschah etwas, das nicht meinem Takt entsprach, reagierte ich mit Panikattacken, von denen weder ich noch meine Familie uns für den restlichen Tag erholten. Meistens brauchte ich Ewigkeiten, bis ich mich beruhigte, und reagierte für die nächsten Stunden mit noch schlimmeren Zwangshandlungen.

Im Rückblick fühle ich mich, als wäre ich von etwas Fremdem gesteuert worden.

Ich kann nicht erklären, warum ich so oder so gehandelt habe, ich weiß nur, dass mich dieses unfassbar starke, alles andere überlagernde Gefühl beherrschte, dass ich so handeln musste, wie ich es tat, um irgendwie zu überleben. Es war die Angst vor einem unbestimmten Bösen, das mit Sicherheit geschehen würde, wenn ich meine Handlungen auch nur ein klein wenig abänderte. Dieses Gefühl, dass ich pausenlos von meinen eigenen Gedanken angeschrien wurde. Ich fühlte mich abgegrenzt von allem. Die Welt um mich herum wirkte unwirklich und sinnlos, und nur mein eigener kleiner Kosmos, der von meiner Essstörung gehalten wurde, war die Wahrheit.

Ich war fest davon überzeugt, dass die Leute mich anlogen, wenn sie geschockt beteuerten, wie abgemagert ich sei. Für mein niedriges Gewicht, die blauen Flecke, die ich selbst vom Liegen bekam, und für all die deutlichen Symptome (Flaumbehaarung, ständiges Frieren, Schlafstörungen, niedriger Puls und Blutdruck, Blasenschwäche ...), die die Magersucht hervorrief, fand ich vollkommen absurde Erklärungen, an die ich mit jeder Faser meines Körpers glaubte.

Dazu entwickelte ich eine Angststörung, die mir das alltägliche Leben zusätzlich erschwerte. Ich hatte Angst vor der Schule, bekam Panik vor sozialen Kontakten, dachte, ich würde verfolgt, und fühlte mich ständig beobachtet. Täglich beschäftigten mich Suizidgedanken. Ich konnte an keinem Gebäude vorbeigehen, ohne mich zu fragen, ob ich wohl sicher sein könne zu sterben, würde ich mich entscheiden, von dessen Dach zu springen.

Die Unterernährung und der starke Gewichtsverlust durch die Magersucht gehen bei einem schweren Verlauf mit Veränderungen im Gehirn einher. Das Belohnungszentrum reagiert wie bei Spiel- oder Drogensüchtigen. Das Gefühl des Hungers und der Stolz über den Verzicht auf Essen setzt Glückshormone frei, die zur Abhängigkeit führen. Auch der Teil des Gehirns, der für zielgerichtetes Handeln zuständig ist, reagiert anders als bei Gesunden. Die Dichte grauer Zellen ist vermindert, und neuste Beobachtungen berichten bei akuter Magersucht von ähnlichen Veränderungen im Gehirn, wie sie auch bei einer Alzheimer-Erkrankung vorzufinden sind.[1] Die veränderten Verhaltensweisen, die viele Anorexie-Patienten zeigen, lassen sich also sogar neurologisch erklären.

Die gute Nachricht ist: Durch Therapie und Gewichtszunahme können diese Veränderungen größtenteils rückgängig gemacht werden. Allerdings braucht es dafür professionelle Hilfe, gegen die ich mich mit Händen und Füßen wehrte.

Die nächsten Tage verbrachte ich hauptsächlich damit zu „essen". Oder besser gesagt, mich ernähren zu lassen. Die Mahlzeiten, die ich zu mir nahm, zogen sich über Stunden hin, und mein ständiges Aufstehen und die Panikattacken verbrauchten wahrscheinlich mehr Kalorien, als ich zu mir nahm. Meine Mutter saß neben mir und versuchte, mir gut zuzureden, mich zum Essen zu motivieren, meine paranoiden Ängste zu lindern. Aber ich war schon längst nicht mehr erreichbar für lieb gemeinte Worte und rationale Argumente.

Genauso wenig erkannte ich den Schweregrad, den meine Krankheit mittlerweile erreicht hatte. Ich war fest davon überzeugt, gesund zu sein, denn ich aß ja – und Magersüchtige, so sagt es das Vorurteil, essen *gar nichts*. Obwohl das, was und wie ich aß, viel mehr über den Grad meiner Krankheit aussagten als das durchgehende Hungern während meiner letzten Tage in den USA.

In meinen Tagebucheinträgen sammelte ich Argumente, die eindeutig dagegensprachen, dass ich unter Anorexie litt.

(Januar 2016) Alle sagen, ich muss essen, da ich sonst sterbe, aber ich verstehe nicht, warum. Ich bin doch gar nicht magersüchtig, andernfalls würde ich nicht essen. Magersüchtige essen nichts. Ich schon. Gezwungenermaßen, und ich weiß selbst nicht, warum. Eben weil ich nicht magersüchtig bin.

Ich bin einfach fett.

Ich habe so eine Panik vorm Essen. Sobald ich es sehe, möchte ich weinen und davonrennen.

Ich will essen bzw., ich würde gern, aber ich darf es nicht. Weil ich nicht nachgeben darf. Ich darf nicht schwach sein. Trotzdem esse ich wie ein fettes Schwein. Nicht mal Nicht-Essen bekomme ich hin.

Wäre ich nicht immer so schwach gewesen, dürfte ich jetzt vielleicht essen, aber ich bin ein schwabbeliger Haufen, der auch jetzt noch viel zu viel isst. Ich kann mich nicht beherrschen. Keine Kontrolle.

Nur weil sie mich sonst in die Klinik schicken, esse ich. Ich bin eine Belastung für alle. Ich sollte hungern und abnehmen.

(Februar 2016) Ich will nicht „gesund" werden. Ich bin gesund. Ich will bloß nicht essen. Scheiße ist alles! Alles! Alles!

(Februar 2016) Ich bin gefangen in dem Dilemma. Essen oder nicht essen?

Wenn ich nicht esse, muss ich in die Klinik, wo ich gezwungen werde zu essen, fernab von Freunden und allem, was mir wichtig ist. Dann sterbe ich lieber.

Also esse ich und beweise, dass ich nicht krank bin. Die angebliche Magersucht ist keine Krankheit. Sie hilft mir.

Warum verstehen sie es alle nicht?

ICH BIN NICHT DÜNN!

ICH ESSE DOCH.

Leider.

Könnt ihr mich nicht einfach in Ruhe lassen?

Ich will doch nur bei euch sein, ein bisschen reden, nicht allein sein.

Dann brauche ich kein Essen. Dann habe ich, was ich brauche.

(Februar 2016) Weiß nicht mehr, was ich machen soll. Es wäre alles so einfach, wenn sie einfach zulassen würden, dass ich nicht esse.

Manchmal wiege ich mehr, weil ich Wasser einlagere. Deswegen trinke ich nicht mehr. Ich habe Durst, aber ich trinke nicht, sondern gurgele das Wasser nur und spucke es dann aus. Das hilft ein bisschen.

Trotzdem ist es nervig. Ich hätte so gern Wasser.

Massen an Wasser.

Während ich in den USA war, hatte meine Mutter einen neuen Verhaltenstherapeuten ausfindig gemacht und einen Termin für mich vereinbart, da sie hoffte, ein neuer Therapieansatz würde helfen.

Der Therapeut hieß Herr Peters und war nicht viel größer als ich, aber mindestens 45 Jahre älter. Er hatte schütteres graues Haar und trug eine kleine Nickelbrille. Er strahlte eine unglaubliche Ruhe aus, hörte uns die ersten zwanzig Minuten einfach nur zu und machte sich Notizen.

Auch ich sprach nicht viel, während meine Eltern meine Geschichte erzählten, ohne sich auch nur anzusehen.

„Nach unserem Umzug nach Braunschweig vor zweieinhalb Jahren hat sie einfach aufgehört zu essen."

„Früher hat sie immer so gern gegessen."

„Sie ist immer dünner und immer leiser geworden."

„Im Oktober 2014 wog sie nur noch 39 Kilo, bevor es langsam bergauf ging. Schließlich erlaubten wir ihr, für ein halbes Schuljahr in die USA zu gehen, weil es immer ihr großer Traum gewesen war und wir dachten, es helfe."

„Bei ihrer Rückkehr war sie dünner als vorher, und jetzt stehen wir wieder bei null."

„Ihr psychischer Zustand ist schlimmer denn je."

„Sie braucht über eine Stunde, um ein Brötchen zu essen, oder besser gesagt, um es auseinanderzunehmen."

„Bei jeder Mahlzeit bekommt sie Panikattacken."

„Sie ritzt sich die Arme auf."

Ich hörte nur mit einem Ohr zu. Hauptsächlich war ich damit beschäftigt, meine Füße in etwa zwei Zentimetern Abstand zum Boden in der Luft zu halten, um Kalorien zu verbrennen. Als meine Beine irgendwann zu schwer wurden und ich sie absetzen musste, begann ich, nervös mit ihnen zu zappeln, um auch ja keine Minute lang keine Kalorien zu verbrennen.

Was ich von dem parallel ablaufenden Monolog meiner Eltern mitbekam, stempelte ich kopfschüttelnd als nicht richtig ab. Wie falsch sie all das sahen. Erkannten sie nicht die Notwendigkeit von dem, was ich tat? Warum verstanden sie nicht, dass es richtig war?

„Laura?" Ich schrak zusammen, als ich die ruhige, langsame Stimme von Herrn Peters meinen Namen sagen hörte.

„Äh ... ja?"

„Ich habe gefragt, wie viel du wiegst. Deine Eltern sagten vierzig Kilo? Stimmt das?"

„Ja."

„Bist du dir sicher?"

„Ja, also. Als ich zurückkam, habe ich 39 Kilo gewogen, aber ich habe ein Kilo zugenommen, weil ich wegen meinen Eltern dauernd essen muss."

„Du bist eins fünfundsiebzig groß?"

„Ja."

„Denkst du nicht, dass es da schwer notwendig ist, etwas zu essen?"

„Nein, ich darf nicht essen."

„Wer sagt das?"

„Hm, na ja, ich gehe mal davon aus, dass das meine Essstörung sein muss?"

„Du hast also eine Essstörung?"

„Das ist meine Diagnose."

„Und was glaubst du?"

„Ich glaube, dass ich viel zu viel esse, um magersüchtig zu sein. Magersüchtige essen nicht. Sie lassen sich auch nicht dazu überreden. Ich fresse. Und ich bin viel zu *fett*, um essgestört zu sein." Ich hörte meinen Vater leise etwas murmeln, ignorierte ihn jedoch.

„Wenn deine beste Freundin bei deiner Größe vierzig Kilo wiegen würde, würdest du sie dann ebenfalls zu dick finden?"

„Ich hab keine beste Freundin."

„Dann bei irgendeiner Freundin."

„Nee, wahrscheinlich nicht."

„Aber bei dir ist es zu viel Gewicht?"

„Ja. Denn das ist etwas ganz anderes", erklärte ich achselzuckend. Herr Peters würde es auch nicht verstehen. Niemand kapierte, dass ich nicht essen *durfte*, und dabei war es doch so einfach.

„Hm." Herr Peters machte sich weitere Notizen. „Also willst du nicht gesund werden?"

Ich wusste mittlerweile, was man auf diese Frage antworten muss: Klar will ich gesund werden, obwohl ich eben noch geleugnet habe, überhaupt krank zu sein. Und ja, natürlich bin ich bereit, in der Therapie mitzuarbeiten, alles zu geben, und selbstverständlich werde ich zunehmen, wenn es denn sein muss.

Herr Peters betrachtete mich stirnrunzelnd.

„Haben Sie sich schon Gedanken über eine Klinik gemacht?", fragte er schließlich in den Raum.

„Ich gehe in keine Klinik", verkündete ich, bevor meine Eltern überhaupt den Mund öffnen konnten. „Das bringt nichts. Ich bin da von lauter Leuten umgeben, die richtig krank sind. Die viel dünner sind und die den Platz viel dringender brauchen. Ich brauche Normalität. An wem soll ich mir denn ein Vorbild nehmen, wenn alle dort komisch essen?"

„Das mag sein, aber in einer Klinik bekommst du eine engmaschige medizinische und psychologische Betreuung, die du nur dort findest und die in deinem Zustand schwer notwendig ist."

„Nein, mir geht es gut."

„Warst du denn beim Arzt, seitdem du aus den USA zurück bist?"

„Kann ich noch machen."

Mein Vater räusperte sich. „Also, wir haben ein paar Kliniken rausgesucht, die wir für gut halten."

„Hinter meinem Rücken?" Empört starrte ich ihn an. „Ihr wollt mich einfach wegsperren?!"

„Das hat nichts mit Wegsperren zu tun. Dein psychischer und körperlicher Zustand ist ein Desaster, und wir haben Angst um dich", erwiderte mein Vater und warf Herrn Peters einen Hilfe suchenden Blick zu.

„Ich gehe nicht in die Klinik", wiederholte ich und betonte dabei jedes Wort.

„Auf jeden Fall können wir eine Langzeittherapie beantragen, wenn das in Ihrem Interesse ist", warf Herr Peters ein. „Allerdings rate ich dringend zu einem Aufenthalt in einer Psychiatrie oder einer Akutklinik. Unter einem BMI von 16 ist eine Einweisung unumgänglich, und Lauras liegt bei 13. Damit müsste ich sie eigentlich als Akutfall sofort überweisen."

Bei diesen Worten zuckte ich zusammen.

„Wenn Sie sich dagegen entscheiden, erkläre ich mich bereit, Laura hier vorläufig zu behandeln", fuhr er fort, und ich atmete auf. „Allerdings muss ich Sie bitten, mir in diesem Fall eine Bestätigung zu unterschreiben, dass Sie sich trotz der dringenden Empfehlung, Laura einzuweisen, gegen einen Krankenhausaufenthalt entscheiden. Unabhängig von Ihrer Entscheidung schlage ich vor, eine Langzeittherapie zu beantragen, die wir entweder sofort oder eben im Anschluss an die Klinik fortführen. Zunächst ist sowieso eine Diagnostik notwendig. Die Magersucht ist ja sehr deutlich, aber ich gehe davon aus, dass Laura außerdem schwere Depressionen und Zwangsstörungen hat. Näheres werden wir in Einzelgesprächen herausfinden. Einverstanden?"

Meine Eltern nickten begeistert. Ich schwieg.

Ich hasste es, wie sie alle in der dritten Person von mir sprachen. Der Therapeut, meine Eltern später im Auto, der Arzt, bei dem ich am nächsten Tag mit meiner Mutter saß und der uns ausführlich erklärte, wie gefährlich mein Zustand wegen des niedrigen Gewichts sei, anschließend jedoch betonte, dass er es begrüßen würde, wenn ich es mit der Gewichtszunahme zu Hause probierte, denn es sei ja *interessant*, ob ich es allein schaffte. Natürlich müsste ich aber zweimal pro Woche zum Wiegen und einmal zu Blutuntersuchung und EKG vorbeikommen.

„Der Herzschlag ist sehr langsam“, erklärte er stirnrunzelnd. „Das sollten wir im Auge behalten.“ Er drehte den Kopf zu meiner Mutter. „Und es wäre gut, wenn sie zusätzlich Eisen und Vitamin-D- und -C-Tabletten einnimmt.“

Kaum waren wir zu Hause, vergrub ich mich in meinem Zimmer und versteckte die Tabletten ganz hinten in meinem Kleiderschrank. Im Internet hatte ich gelesen, dass so eine Tablette drei bis vier Kalorien habe, was meine Entscheidung besiegelte, sie nicht zu nehmen.

Von nun an besuchte ich Herrn Peters zweimal pro Woche, der mir jedes Mal erneut versuchte, die Klinik schönzureden.

„Du könntest dich ja wenigstens mit dem Thema auseinandersetzen“, sagte er. „Ich verstehe, dass die Vorstellung einer Einweisung nicht gerade Begeisterung in dir weckt. Allerdings befürchte ich, dass sie unumgänglich ist, damit du gesund wirst.“

Meine Antwort auf jeden einzelnen seiner Versuche war stets ein Nein, gefolgt von eisigem Schweigen. Schließlich diagnostizierte er mir schwere Magersucht, Depressionen, Zwangsstörungen und eine leichte Angststörung.

Anfang Februar musste ich mich bereit erklären, die Klinik, die meine Mutter herausgesucht hatte, wenigstens zu besichtigen, da Herr Peters dies zur Bedingung machte, um die Therapie weiterzuführen. Also fuhr ich mit meinen Eltern in den kleinen Kurort, in dem die Klinik lag, zu einem Gespräch mit dem Oberarzt der Jugend-Akutstation.

Wir hatten das Gebäude kaum betreten, da fühlte ich mich bereits vollkommen fehl am Platz. In der Eingangshalle kamen uns zwei Mädchen entgegen, abgemagert bis auf die Knochen, blass und schlurfend. Die Kleider schlackerten um ihre dürren Körper, die Schuhe, eigentlich ganz normale Sneaker, wirkten unter ihren Stöckchenbeinen wie Plateauklötze. Sie musterten mich, wie ich fand, abschätzig, obwohl die Blicke wahrscheinlich tatsächlich nur neugieriger Natur waren. Ich fühlte mich beschmutzt, schwach, ekelig, als ich, peinlich berührt, ihren Blicken auswich. Meine Gedanken liefen schon wieder Amok: *Ich wusste doch, dass du zu fett bist für eine Klinik. Schau, wie sie dich anstarren! Sie wissen, wie verfressen du bist, dass du es nicht schaffst, nicht zu essen. Und sie verachten dich. Weil du schwach bist.*

Rasch senkte ich den Blick und folgte meinen Eltern zum Büro des Oberarztes. Vor dem Raum standen einige Stühle zum Warten, auf denen meine Eltern Platz nahmen, während ich nervös vor ihnen auf und ab tigerte.

„Setz dich zu uns", forderte mich meine Mutter auf, doch ich schüttelte den Kopf. Immer wieder kamen abgemagerte Mädchen vorbei, die mich neugierig musterten. Bestimmt fragten sie sich, was eine *fette* Kuh wie ich hier zu suchen hatte ...

Nach ein paar Minuten wurden wir hineingebeten, und der Arzt, Herr Niel, war mir sofort sympathisch. Er unterbrach meine Mutter, als sie zu sprechen beginnen wollte, und wandte sich als Erstes mir zu. „Entschuldigen Sie, aber ich möchte zunächst mit Laura sprechen." Er nickte mir freundlich zu. „Also, Laura, hier steht, dass du fast sechzehn Jahre alt bist und die Diagnose Magersucht und Depressionen bekommen hast. Stimmt das?"

Ich zuckte mit den Schultern.

Er lachte. „Dachte ich mir. Na, dann erzähl mir mal etwas über dich und wenn du magst auch darüber, wie du das mit der Essstörung siehst und wie es dazu gekommen ist, dass du heute hier sitzt."

Ich mied die Blicke meiner Eltern, als ich zu berichten begann.

„Na ja, ich hab mich noch nie wirklich gemocht. In der siebten Klasse wurde ich dann ziemlich lange ausgeschlossen und hatte das Gefühl, dass mich tatsächlich niemand leiden konnte. Das hat sich im zweiten Halbjahr gelegt, da hab ich endlich Freunde gefunden. Kurz danach beschlossen meine Eltern wegzuziehen."

„Wie alt warst du damals?"

„Dreizehn."

„Und war das dein erster Umzug?"

„Nein, 2005 sind wir von Wiesbaden nach Berlin gezogen. Damals war ich fünf."

„Wie war das für dich? Erinnerst du dich noch?"

„Ja, ich wollte damals nicht umziehen und hatte Angst. Ich habe ziemlich lange gebraucht, um mich in Berlin einzuleben."

„Aber 2013 hattest du dich schließlich eingelebt?"

„Ja. Ich hatte einen besten Freund, habe in Musicals mitgespielt und war im Fußballverein."

„Bis auf das erste halbe Jahr der siebten Klasse warst du also in Berlin gut verwurzelt?"

Ich nickte. Zwar mochte ich Herrn Niel, aber ich wünschte, er würde weniger fragen. Ein Blick auf die große Uhr, die an der Wand gegenüber hing, sagte mir, dass wir bereits seit fünfzehn Minuten hier saßen.

Fünfzehn Minuten, in denen du kaum Kalorien verbrannt hast.

Nervös begann ich, mit den Beinen zu zappeln. Herr Niel nickte mir zu, was ich als Signal auffasste weiterzureden.

„Ich wollte nicht umziehen. Es hieß, wir zögen um, damit wir Papa öfter sehen. Seit ich acht war, arbeitete er in einer anderen Stadt, und wir haben ihn immer nur am Wochenende gesehen. Seitdem wir umgezogen sind und wieder zusammenwohnen, arbeitet er allerdings so viel, dass wir ihn genauso wenig zu Gesicht bekommen." Ich verstärkte das Zappeln meiner Beine und knetete meine Finger. „Na ja, auf jeden Fall wollte ich schon immer irgendwie abnehmen, das wollen ja die meisten Mädchen irgendwann mal, oder? Jedenfalls hat es nach dem Umzug endlich geklappt. Eigentlich wollte ich nur vier Kilo abnehmen, allerdings hat sich das dann irgendwie verselbstständigt, und ich hab immer weiter Gewicht verloren. Im Juni 2014 kam schließlich heraus, dass mein Vater bereits seit ein paar Monaten eine Freundin hatte und uns alle angelogen hat. Obwohl meine Eltern deshalb zu einer Beziehungsberatung gegangen sind, wurde zu Hause alles schwer, weil es meiner Mom einfach schlecht ging und mein Vater fast nie da war. Ich hab dann irgendwann nur noch 39 Kilo gewogen und sollte deshalb in die Klinik, hab mich allerdings geweigert. Ich wollte für ein halbes Schuljahr in die USA, und meine Eltern versprachen mir, dass ich dürfe, sofern ich zunähme, also habe ich gegessen. Aber wahrscheinlich nur, weil ich rauswollte und das meine einzige Chance war. Es war zum Kotzen zu Hause. Trotzdem habe ich es geschafft und wog fünfzig Kilo, als ich los bin. Leider lief es in den USA auch nicht so toll, und ich habe in den fünf Monaten, die ich dort war, die ganzen elf Kilo wieder abgenommen. Habe eben viel Sport gemacht und kaum gegessen."

Ich stoppte einen Moment, um Luft zu holen. Ich hatte hastig gesprochen in der Hoffnung, dass meine Sitzzeit so schneller ablief. Meine Eltern warfen mir immer wieder verschiedene Blicke zu, und ich wusste, hätte Herr Niel ihnen nicht gesagt, dass sie mich nicht unterbrechen sollten, hätten sie es getan.

„Trotzdem habe ich immer etwas gegessen, bloß wenig. Und jetzt sitze ich hier, weil ich eben abgenommen habe. Ich bin mir bewusst, dass ich wahrscheinlich ein bisschen zu dünn bin. Objektiv gesehen. Aber ich fühle mich nicht so, im Gegenteil, ich glaube, dass sich das bei meinem Körper anders verteilt als bei den meisten, weswegen ich nicht so dünn bin, wie ich sein sollte.

Dennoch weiß ich, dass ich zunehmen soll, weil ich sonst in die Klinik muss. Allerdings glaube ich nicht, dass ich essgestört bin. Weil ich esse. Ich habe sogar in den USA gegessen, obwohl dort niemand mitbekommen hätte, wenn ich nichts gegessen hätte. Magersüchtige essen nicht, und sie geben nicht zu, dass sie zunehmen sollten. Ich mache beides, also bin ich nicht magersüchtig. Außerdem bin ich sowieso zu *fett*, um magersüchtig zu sein."

Als ich schwieg, sah Herr Niel von seinen Notizen auf. „Habe ich das richtig verstanden – du bist zu fett, um magersüchtig zu sein, aber so dünn, dass andere sagen, dass du zunehmen oder in die Klinik musst?"

„Ich weiß, dass das doof klingt, aber so ist es."

Herr Niel nickte. „Du ahnst nicht, wie oft ich das höre."

„Kann schon sein, dass die Magersüchtigen das auch sagen. Aber die essen ja nicht."

„Wenn man nichts isst, stirbt man ziemlich schnell, Laura. Und die meisten hier haben so wie du immer etwas gegessen, bloß eben auch nicht genug. Wenn man in fünf Monaten elf Kilo abnimmt, dann spricht das sehr dafür, dass man zu wenig Nahrung zu sich nimmt. Und einen BMI von knapp 13, wie du ihn hast, erreicht man nur, wenn man *viel* zu wenig isst. Auch sagen die meisten Leute hier, dass sie zunehmen wollen. Nur ist das leider nicht so einfach, wie du sicherlich selbst weißt. Weil du ständig gegen diese Stimme in deinem Kopf ankämpfen musst. Und das ist ziemlich hart so ohne Hilfe."

„Meine Mom hilft mir."

„Das glaube ich gern, allerdings ist das ziemlich viel für eine Person, oder?"

Herr Niel warf meiner Mutter einen kurzen Blick zu, die prompt reagierte.

„Es ist sehr anstrengend."

„Ja, ich weiß schon, dass ich eine Belastung bin", sagte ich müde.

„Ich bin sicher, dass deine Mutter das nicht in diesem Sinne meint. Deine Krankheit belastet sie, nicht du als Person."

Ich zuckte mit den Achseln. „Ich glaub, ich bin nicht krank. Höchstens ein bisschen, aber nicht besorgniserregend. Ich habe ja auch schon wieder zugenommen, seit ich zurück bin – ohne Klinik. Also kann ich auch ohne Klinik weitermachen."

„Du hast zwei Kilo zugenommen. Wahrscheinlich hauptsächlich durch Wasser, weil du komplett dehydriert warst, als du aus dem Flugzeug gestiegen bist", warf mein Vater kopfschüttelnd ein. „Und du brauchst ewig zum Essen, du bekommst Panikattacken, wenn du irgendetwas Essbares auch nur siehst, und läufst stundenlang panisch durch die Wohnung, um Kalorien zu verbrennen."

„Ja, weil ich nicht *fett* werden will."

„Du bist meilenweit davon entfernt, jemals fett zu werden. An dir ist nichts dran außer Haut und Knochen, das ist doch ..."

„Ja, aber das sieht Laura nicht, stimmt's? Deswegen sitzen wir ja hier zusammen", unterbrach Herr Niel meinen Vater ruhig und fuhr an mich gewandt fort: „Du hast Depressionen und offenbar auch Panikattacken. Wie oft ungefähr?"

„Jeden Tag eigentlich."

„Das mit deinem Bein", er wies auf meine Füße, die beständig auf und ab wippten, „machst du das ebenfalls, um Kalorien zu verbrennen?"

„Äh ja." Unsicher sah ich ihn an und bemühte mich, das Bein ruhig zu halten. Es gelang mir etwa zwei Minuten lang, bis ich das Gefühl hatte, gleich zu explodieren, wenn ich es weiter ruhig hielte.

Ich MUSS Kalorien verbrennen.

„Verletzt du dich selbst?“ Herr Niel sah auf meine Arme, die von den überlangen Ärmeln meines viel zu weiten Pullovers versteckt wurden.

„Manchmal“, erwiderte ich achselzuckend.

„Tief?“

„Keine Ahnung.“

Ich warf einen Blick zu meinen Eltern hinüber. Mein Vater sah überrascht aus, meine Mutter traurig.

„Hast du manchmal Hunger?“

„Nein, nie.“ Ich konnte nicht umhin, stolz auf diesen Fakt zu sein. „Ich müsste nichts essen, wenn meine Eltern mich nicht ständig dazu zwingen würden.“

„Wie zwingen sie dich?“

„Sie sagen, wenn ich nicht esse, komme ich ins Krankenhaus. Und wenn ich eh keine Wahl habe, dann esse ich lieber zu Hause, als mich in der Klinik zwangsernähren zu lassen.“

„Außerdem kann man zu Hause die Hälfte des Essens auf dem Teller und unter dem Tisch verteilen“, murmelte mein Vater deutlich vernehmbar.

„Machst du das?“, griff Herr Niel den Einwurf sofort auf.

„Manchmal.“

„Ja. Macht sie“, sagte mein Vater.

„Ja. Macht sie“, sagte meine Mutter.

„Es gibt eben Regeln, nach denen ich esse“, sagte ich und verschränkte die Arme vor der Brust. Ein Blick zur Uhr verriet mir, dass mittlerweile eine halbe Stunde vergangen war. Verdammt.

„Was für Regeln?“

Ich seufzte, bevor ich erklärte: „Ich darf nur zu ganz bestimmten Zeiten essen, ich habe eine Reihenfolge, nach der ich esse, und eine Liste, die bestimmt, wie viel ich essen darf und wie viel nicht, und die die Art und Weise festlegt, wie ich essen soll. Das brauche ich halt, sonst fühle ich mich nicht sicher", fügte ich trotzig hinzu.

„Sicher?"

„Ja, sicher. Wohl. Ich esse nicht gern, und wenn ich trotzdem essen muss, dann wenigstens so, dass es für mich erträglich ist."

„Magst du Essen nicht, oder magst du es nicht zu essen?"

„Essen an sich finde ich schon cool", gab ich zu, „aber ich mag es nicht, dass man davon zunimmt. Könnte ich essen, ohne Kalorien zu mir zu nehmen, wäre das um einiges besser."

„Wer macht diese Regeln, an die du dich halten musst?"

„Na ja." Ich starrte erneut zur Uhr. *Vierzig Minuten sitzen. Das darf nicht wahr sein.* „Mein Kopf befiehlt mir das, es geht eben nicht anders. Was soll ich denn machen?"

Ich spürte, wie sich allmählich Wut in mir regte. Wegen der Fragen, weil niemand verstand, dass ich nicht essen wollte und nicht sollte, und weil ich seit vierzig Minuten hier rumsaß und nix tat. Und das, nachdem ich schon neunzig Minuten im Auto gesessen hatte und das gleich wieder bevorstand. Es war nicht zum Aushalten.

„Also, Laura, wie du bestimmt ahnst, stimme ich deinen Eltern und Ärzten zu. Du hast eine schwere Essstörung, auch wenn du vielleicht ein bisschen isst."

Herr Niel schenkte mir ein schiefes Grinsen.

„Wir würden dich hier sofort als Akutpatientin aufnehmen, allerdings hast du deine Zweifel bezüglich Kliniken ja sehr deutlich gemacht, und jemanden zu einem Aufenthalt zu zwingen bringt leider herzlich wenig. Auf der anderen Seite bist du gewichtstechnisch in einem ziemlich kritischen Bereich, was deinen Eltern problemlos eine Zwangseinweisung ermöglichen würde. Also, wie verbleiben wir?"

„Ich geh in keine Klinik. Das hab ich von Anfang an gesagt,

und das haben meine Eltern mir versprochen. Ich sollte es mir mal *angucken*. Und das habe ich gemacht!“

„Und überzeugt bist du nicht, stimmt's?“ Ich nickte. „Allerdings war dir das von vornherein klar, nicht wahr? Auch wenn ich dir noch gar nichts darüber erzählt habe, was wir dir hier anbieten könnten.“ Herr Niel lächelte, und irgendwie schaffte er es, seinem Gesichtsausdruck genau den passenden Blick zwischen prüfend und verständnisvoll zu verleihen.

„Ja!“ Ich blickte ihm trotzig in die Augen. „Ich habe es ja schon mal ohne Klinik geschafft, ich schaff das auch ein zweites Mal.“

Das Lächeln schwand aus Herrn Niels Gesicht. „Du weißt, dass Magersucht mit jedem Rückfall schlimmer wird und dass du diesmal keine USA hast, die dir einen Vorwand geben, von den Streitereien zu Hause wegzukommen? Dieses Mal musst du die Stimmung aushalten und trotzdem essen.“

„Ja, ich weiß. Aber hier bin ich nur zwischen Kranken. Nur Leute, die genauso wenig essen wollen wie ich. Was hilft mir das?“

Herr Niel lachte. „Du hast dir gute Argumente überlegt. Auch das ist nicht untypisch. Ich nehme an, du hast bisher immer so gute Gründe genannt, dass du dich um eine Einweisung herummogeln konntest?“

„Ich mogele mich um nichts herum“, murmelte ich. „Ich sage nur, was ich denke. Und ich glaube, dass ich das allein schaffen kann.“

„Das ist dein gutes Recht. Allerdings ist es so, dass du im Moment nicht zurechnungsfähig bist. Du weißt, was Untergewicht und Mangelernährung mit deinem Gehirn machen? Und du bist seit knapp drei Jahren in diesem Zustand. Selbst die fünfzig Kilo, die du vor den USA hattest, waren mindestens acht Kilo zu wenig. Du hast eine Körperschemastörung. Das merkt man daran, wie du deinen Körper beschreibst, den du als fett empfindest, obwohl dein Gewicht so niedrig ist, dass du auf Dauer nicht ohne schwerste Schäden überleben wirst. Bei einem so niedrigen Gewicht bilden sich außerdem einige Bereiche im Gehirn zurück, um Energie zu sparen. Das wird sich alles wieder komplett regenerieren, sobald du zunimmst. Momentan bist du jedoch nicht in der Lage, hundertprozentig rational zu denken. Deswegen erkennst du auch nicht die Notwendigkeit, professionelle Hilfe anzunehmen." Herr Niel sah mich eindringlich an, und ich senkte den Kopf, als er fortfuhr: „Wenn du zu Hause bleiben möchtest, muss es klare Regeln geben, an die du dich hältst, und Gewicht, das du zunehmen musst. Hier in der Klinik haben wir das Wochenziel von fünfhundert Gramm bis ein Kilo mehr pro Woche. Wird dieses Ziel nicht erreicht, erhöhen wir den Essensplan der Patienten."

„Fünfhundert Gramm bis ein Kilo?", wiederholte ich tonlos. „Das ist total viel."

„Das ist nicht viel."

Im Gegensatz zu mir schienen meinen Eltern diese Zahlen sehr gut zu gefallen. Sie nickten und machten zustimmende Gesichter.

„Außerdem sollten keine Mahlzeiten ausfallen dürfen", ergänzte meine Mutter, und Herr Niel pflichtete ihr bei.

„Du musst über 2.000 Kalorien pro Tag essen und das langsam steigern. Um eine Steigerung auf etwa 2.700 Kalorien wirst du nicht herumkommen, um auf Dauer zuzunehmen. Das sind einige der Regeln, die ich auf jeden Fall festhalten würde." Herr Niel klopfte mit seinem Kugelschreiber auf seinen Schreibtisch, und mir wurde schlecht vom puren Gedanken an die Menge von Essen, die 2.700 Kalorien bedeuteten. „Außerdem solltest du unbedingt deine Bewegung einschränken und insgesamt so wenig Kalorien wie irgend möglich verbrennen. Du musst deine zwanghaften Rituale auflockern und lernen, wieder allein zu essen." Er machte eine kurze Pause. „Wenn du ehrlich zu dir selbst bist: Denkst du, du schaffst das?"

„Ja klar", sagte ich trocken, obwohl ich wusste, dass das, was Herr Niel erläutert hatte, ein Ding der Unmöglichkeit für mich sein würde.

Ohne Rituale essen, weniger bewegen und trotzdem mehr Kalorien zu mir nehmen? Meine Gedanken begannen bei der bloßen Vorstellung, panisch zu rotieren, und jeder einzelne Muskel meines Körpers schien darauf zu beharren, sich sofort in Bewegung zu setzen.

Ich bemerkte die skeptischen Blicke meiner Eltern und des Arztes und gab mir Mühe, zur Unterstreichung meiner Worte meine Beine ruhig zu halten und die Panikwelle zu unterdrücken, die sich in dem Moment in meinem Körper breitmachte, in dem ich das Wippen meines Beines stoppte.

„Wenn Laura sich nicht an diese Abmachungen hält", fuhr Herr Niel unterdessen fort, „würde ich sofort eine stationäre Aufnahme anweisen. Wir lassen sie auf jeden Fall auf der Warteliste, denn ich denke, dass ein Klinikaufenthalt in diesem Stadium leider unumgänglich ist, auch wenn die Patientin guten Willen zeigt."

Ich öffnete meinen Mund, um zu widersprechen, doch mein Vater fiel mir ins Wort: „Ja, so machen wir das. Ich halte Kontakt mit Ihnen und informiere Sie, ob es Fortschritte gibt."

Mein „guter Wille" verabschiedete sich bereits auf der Rückfahrt. Während meine Eltern versuchten, mir die Klinik schmackhaft zu machen, ließ ich die Apfelstücke, die meine Mutter mir als Zwischenmahlzeit eingepackt hatte, nach und nach in meine ausgebeulten Hosentaschen und unter den Sitz fallen.

Ich hatte mich nicht bewegt, also durfte ich nicht essen.

Diese Regel schien mir so klar und einfach, dass ich einfach nicht verstand, wie irgendjemand von mir verlangen konnte, sie beiseitezuschieben.

Ja, ich wollte natürlich gesund werden.

Ich würde das bestimmt schaffen.

Ich musste in keine Klinik.

Ich war nicht krank.

Ich musste einfach nur meine Regeln einhalten, und alles würde gut. Irgendwann würden all die Ärzte und meine Eltern erkennen, dass alles, was ich tat, einen Sinn hatte. Dass ich nicht einfach aufhören *durfte*. Nicht aufhören *konnte*.

Ich würde gesund essen, meine Regeln einhalten und versuchen, sie zu verstecken, damit es meiner Familie gefühlsmäßig besser ging. Einfach das aufzugeben, was ich am besten konnte, das kam auf keinen Fall infrage. Ich durfte nicht meine ganze Arbeit verpuffen lassen, nicht die Kontrolle abgeben. Ich wollte ja gesund werden, das dachte ich wirklich, und ich schwor mir zum hundertsten Mal, alles zu geben – was für meinen kranken Geist bedeutete: nach den Regeln meiner Essstörung zu spielen, ohne dass es jemandem auffiel. Zu essen und zuzunehmen, ohne ... nun ja, zu essen und zuzunehmen. Willkommen im Kopf einer Magersüchtigen!

Die nächsten Wochen waren erneut geprägt von den Bemühungen meiner Mutter, mich zum Essen zu bringen, meinen kläglichen Versuchen, tatsächlich in Richtung Gesundung zu gehen, und meinen ständigen Wutanfällen und Panikattacken, weil meine Angst vor dem Essen und der Gewichtszunahme einfach zu groß war.

Wie sollte ich essen, wenn ich das Gefühl hatte, dass jede einzelne Kalorie sich in Form von Fett an meinen Hüften, Beinen und meinem Bauch festklammerte?

Ich aß weiterhin im Zeitlupentempo. Mindestens eine Stunde musste ich für eine Mahlzeit brauchen, und natürlich gab es Tausende (für mich) vollkommen plausible Erklärungen, warum ich ständig nicht essen konnte. Bestimmte Nahrungsmittel waren für bestimmte Tageszeiten vorgesehen und zu anderen verboten. Ich war nicht in der Lage, vor zu vielen Menschen zu essen, aber auch nicht komplett allein.

Morgens sah ich meistens blass und kränklich aus, ich war schwach und kam nicht auf die Idee, in der Schule zu essen oder zu trinken. Ständig spürte ich das altbekannte Gefühl der Panik in mir kratzen, wenn ich mich während des Schultages kein einziges Mal auf die Waage stellen konnte oder einer meiner Klassenkameraden einen geflüsterten Kommentar über mein mageres Erscheinungsbild oder mein ständiges Zittern verlauten ließ. Und so ging ich irgendwann so gut wie überhaupt nicht mehr zur Schule.

Zu meinem 16. Geburtstag backte eine Freundin Muffins für mich. Ich konnte keinen davon essen und versuchte, ihr zu erläutern, dass ich wollte, es jedoch einfach nicht ging. Dass mich dieses gemurmelte Verbot in meinem Hinterkopf davon abhielt und ich nicht wusste, was ich dagegen tun konnte. Eine Antwort, die ich offenbar nicht so erklären konnte, dass man sie versteht. Jedes Mal, wenn ich es versuchte, erntete ich ungläubige, geschockte und verwirrte Blicke. Aber wie erklärt man auch ein Gefühl, das alles einnimmt, das Leben bestimmt, die Gedanken und Handlungen lenkt und gegen das man machtlos ist? Wie erklärt man, dass man nicht in der Lage ist, das zu tun, was jedes Lebewesen auf dieser Welt problemlos bewältigt? Nahrung zu sich zu nehmen.

Ungläubig hörte sich meine Freundin meine gemurmelten Erklärungen an und meinte schließlich: „Du musst etwas essen! Du stirbst sonst."

„Ja, ich weiß", antwortete ich müde und fand den Gedanken in diesem Moment mehr tröstlich als beunruhigend. Dann wäre ich eben tot. Und? Aus. Schluss. So schlimm würde es schon nicht sein. Ich würde nicht mehr denken müssen, endlich gar nicht mehr essen, nicht mehr kämpfen. Alles wäre vorbei. Ich würde niemandem mehr beantworten müssen, warum ich nicht aß, denn wer tot ist, muss nicht essen.

„Ich kann trotzdem nicht essen. Selbst wenn ich will. Es geht nicht", wiederholte ich dumpf, ohne meiner Freundin in die Augen zu schauen, und ein winziger Teil in mir erkannte verzweifelt und wütend, dass dies die Wahrheit war. Ich hatte jegliche Kontrolle verloren. Dabei war Kontrolle doch gerade das, wonach ich mich sehnte.

Ende Februar zog mein Vater endgültig aus.

Ich verkroch mich noch tiefer in mir selbst. Verließ mein Bett nur noch, um meinen zwanghaften Sportübungen und meinen Ticks nachzugehen oder eine der kläglichen Mahlzeiten zu mir zu nehmen, zu denen meine Mutter mich nötigte. Unser gesamter Tagesablauf wurde von der Essstörung und den Zwängen, denen ich ergeben folgte, bestimmt.

Wenn ich das große Nichts um mich herum nicht mehr aushielt, suchte ich die Klinge aus meinem Nachtschrank, schnitt und spürte einen Moment Erleichterung, wenn ich sah, wie das Blut aus der Wunde quoll. Es bedeutete, dass ich lebte, obwohl ich mich komplett taub fühlte.

Die Schnitte an meinen Armen und Beinen wurden tiefer, und sie wurden mehr.

Ich nahm zwei Kilo zu, um sie wieder abzunehmen. Wenn

die Waage mehr anzeigte, brachen altbekannte Panikwellen über mich herein, die fast immer in Streit resultierten.

Ich hielt mich nicht an das Abkommen mit Herrn Niel. Meine Mutter war mittlerweile kraftlos von ihren ergebnislosen Versuchen, mir zu helfen, zu meinem Vater hatte ich jeglichen Kontakt abgebrochen, und Daniel schwankte zwischen Wut auf meine Krankheit und dem Versuch, mir zu helfen, hin und her.

„Geh doch bitte in die Klinik", sagte er mehr als einmal, und jedes Mal begann ich zu weinen, weil ich nicht verstand, dass es ihm lediglich darum ging, mir zu helfen, sondern dachte, er wolle mich loswerden.

Ich vergrub mich in dem Selbsthass, den ich durch die Magersucht hatte loswerden wollen und der umso schlimmer geworden war, je mehr ich abgenommen hatte. Ich schlief nicht, ich aß und trank kaum.

Wann immer ich länger lief, begannen meine Füße einzuschlafen, da ich nur noch auf meinen Fersenknochen lief. Eines Mittags saß ich panisch brüllend auf der Couch, weil ich meine Füße gar nicht mehr spürte und dachte, gelähmt zu sein. In solchen Moment schwor ich mir zum hundertsten Mal, von nun an zu essen – und hielt es ganze zwei Tage lang aus. Wenn die Waage dann wirklich mehr anzeigte, schränkte ich die Kalorienzahl sofort wieder ein.

Ich wollte raus aus der Magersucht, und ich wollte es nicht. Was würde von mir übrig bleiben, wenn ich meine Krankheit aufgab? Ich war nichts anderes mehr, und es gab nichts anderes, worauf ich stolz sein konnte. Alles, was ich konnte, war, nicht zu essen und dünn zu sein. Darin war ich gut.

Stundenlang saß ich im Bett und grübelte darüber, was der Sinn des Lebens ist, und kam schließlich zu dem ernüchternden Ergebnis, dass zumindest mein Leben keinen hatte.

Die meisten Leute halten Depressionen für Traurigkeit, tatsächlich sind sie jedoch eine endlose Leere. Ein großes schwarzes Loch, das einen aufsaugt und zu verschlingen droht. Und ich hatte keine Lust mehr, gegen den Sog anzukämpfen. Wenn ich nicht leben wollte, warum sollte ich dann essen, atmen, trinken, kämpfen? Alles schien so unendlich sinnlos.

„Wie schlimm sind die Suizidgedanken?", fragte Herr Peters eines Tages. „Auf einer Skala von 1 bis 10, und 10 ist sehr ausgeprägt?"

„3 bis 4", antwortete ich und bemühte mich um ein beruhigendes Lächeln, obwohl mich die Frage, warum ich überhaupt noch weitermachen sollte, keine Sekunde mehr in Ruhe ließ. In Wahrheit war es wahrscheinlich eher eine 8 bis 9, doch ich war nicht so dumm, ihm das unter die Nase zu reiben. Dennoch schien Herr Peters mir nicht zu glauben. Er telefonierte mit meiner Mutter, die mich später am Tag zur Rede stellte und mich anflehte, mich einweisen zu lassen. Wieder erkannte ich ihre Bitte nicht als die Sorge, die sie war, sondern projizierte meinen Selbsthass wie üblich auf die anderen und erwartete, dass sie mir gegenüber ebenso fühlten wie ich selbst. Felsenfest war ich davon überzeugt, dass mich jeder loswerden wollte und mich niemand mochte.

„Du willst, dass ich verschwinde?", schrie ich meine Mutter an. „Das kannst du auch einfacher haben." Ich knallte ihr die Tür meines Zimmers vor der Nase zu und wartete, bis ich hörte, wie sich ihre Schritte entfernten. Dann schlüpfte ich in meine Schuhe und verließ das Haus, schaltete mein Handy ab und lief wie blind durch die Straßen.

Ich verstand, dass ich irgendwie krank sein musste, dass jeder nur den Kopf über meine Gedanken und Ticks schüttelte, aber ich konnte mich nicht ändern, nicht einmal ein bisschen. Immer wenn ich dachte, ich hätte es begriffen und wäre bereit, dagegen anzugehen, fiel ich zurück in alte Verhaltensmuster, und alles wurde nur noch schlimmer. Wo war der Sinn in dem Ganzen? Warum konnte ich nicht einfach funktionieren, alles wieder hinbekommen? Es brachte nichts, ich versuchte es ja, kam jedoch nicht weiter, trat auf der Stelle und hatte das Gefühl, komplett durchzudrehen. Ich wollte meinen eigenen Gedanken entkommen. Raus aus meinem Kopf, raus aus meinem Körper. Ich konnte mich nicht ändern, also war es besser, gleich ganz zu verschwinden.

Es wäre so einfach. *Ich könnte es jetzt gleich beenden.*

Ich lief in Richtung der Zuggleise. Über den Spielplatz, auf dem ich so oft zum Nachdenken gesessen hatte, getrieben von meinen von Selbsthass durchtränkten Gedanken. Es wäre wirklich nicht schwer.

Ich kraxelte den Hang hinauf, der zu den Gleisen führte. Von hier aus war ich weit genug vom Hauptbahnhof entfernt. Der Zug wäre schnell genug, um nicht mehr bremsen zu können. Im Bruchteil einer Sekunde wäre es vorbei. Ich brauchte mehrere Versuche, um über den Zaun mit dem „Zutritt für Unbefugte verboten"-Schild zu klettern.

Ich hockte mich ins Gebüsch, das am Rand des Zaunes wucherte, etwa einen Meter von den Gleisen entfernt, und starrte ins Leere. Redete auf mich selbst ein. Pro und kontra.

Ich könnte das alles hier und jetzt beenden. Zwei Schritte, mich hinsetzen und warten.

Ich ließ den ersten Zug vorbeifahren, dann den zweiten.

Ich weiß nicht genau, was mich damals abhielt, denn als ich nach Kontraargumenten suchte, fiel mir außer der Tatsache, dass ich meine Familie nie wiedersehen würde, kein einziges ein. Trotzdem kletterte ich irgendwann zurück über den Zaun. Lief weiter durch die Stadt, bis es dunkel wurde. Dachte nach. Warum hatte ich diesen letzten Schritt nicht getan?

Irgendwann fand ich mich auf dem Spielplatz wieder. Ich weiß nicht, wie lange ich dort saß, bis ich plötzlich Daniel meinen Namen rufen hörte.

„Bist du jetzt komplett bescheuert?", rief er, während er eilig auf mich zulief. „Dein Handy ausmachen? Einfach weglaufen? Mama stirbt zu Hause vor Angst, sie hätte beinahe die Polizei gerufen! Was geht eigentlich ab bei dir?" Wütend starrte er mich an. „Ganz ehrlich, Laura, du bist so was von *krank*! Verdammt, hol dir doch endlich Hilfe."

„Hör auf", murmelte ich und dachte: *Vielleicht hätte ich den letzten Schritt doch gehen sollen ...* Müde erwiderte ich Daniels Blick. Die Wut verschwand aus seinem Körper, er sackte in sich zusammen und wirkte mit einem Mal genauso erschöpft, wie ich mich fühlte.

„Geh bitte in die Klinik." Er sprach sehr leise. „Willst du wissen, was ich denke? Diese Magersucht zerfrisst dein Gehirn. Du bist gar nicht mehr du."

„Du brauchst Hilfe", stellte meine Mutter fest, als ich am nächsten Tag mittags mein Zimmer verließ. „Und zwar mehr, als irgendjemand hier dir geben kann. Dein Therapeut möchte die Therapie abbrechen, und er hat außerdem gesagt, dass es schwer wird, jemanden zu finden, der bereit ist, in deinem jetzigen Zustand mit dir zu arbeiten. Laura, ist dir das klar: Du bist so krank, dass kein ambulanter Therapeut mehr die Verantwortung für dich übernehmen will. Ich möchte nichts gegen deinen Willen tun, aber du musst in eine Klinik."

Ein paar Stunden später, als wir beide auf dem Sofa saßen und ich unter Tränen versuchte, mein Abendessen in mich reinzuzwingen, stimmte ich ihr endlich zu.

5.
Hoffnung auf Dämmerung

Juni bis August 2016

> You can't fight the tears that ain't coming
> Or the moment of truth in your lies
> When everything feels like the movies
> You bleed just to know you're alive.
> *The Goo Goo Dolls, Iris*

Ich änderte meine Meinung sehr schnell wieder.

Ich hatte mein Zugeständnis aus einer unglaublichen Erschöpfung heraus gegeben, die durch meinen körperlichen Zustand und meine psychische Verfassung entstanden war. Der Stress, jeden einzelnen meiner Zwänge Tag für Tag einhalten zu müssen, die ständige Angst vor dem Essen, der Schlafmangel, die Suizidgedanken – es war zu viel, und für einen kurzen Moment hatte der Teil in mir, der nach Hilfe schrie, gegen den selbstzerstörerischen Part gewonnen.

Einen Augenblick lang warst du schwach. Einen verdammten Augenblick lang.

Denn was ich gesagt hatte, konnte ich nicht mehr zurücknehmen.

Meine Mutter hatte mein Einverständnis, ich hatte es versprochen, und während sie sich sofort ans Telefon hängte, um in der Klinik anzurufen, lag ich im Bett und bereute meinen „Moment der Schwäche". In dem ich laut ausgesprochen hatte, was außer mir jeder wusste: Ich brauchte Hilfe. Ich wollte sogar Hilfe. Aber die Krankheit in mir verbot mir, Hilfe anzunehmen. Denn sie wollte auf keinen Fall Schwäche zeigen.

Neben all meinen für mich sehr offensichtlichen Fehlern wollte ich nicht auch noch schwach sein. Denn so sah ich das damals: Magersüchtig zu sein war meine große Stärke. Und erst viel später sollte ich begreifen, dass das Gegenteil der Fall war.

Sah ich zu jenem Zeitpunkt in den Spiegel, fühlte ich nichts als eine tiefe, alles einnehmende Abneigung gegen mich selbst. Jeder andere Mensch wäre ich lieber gewesen als diese mich abschätzig musternde Person, die mein Spiegelbild war. Wie sollte ich den Rest meines Lebens im Kopf und Körper jenes Menschen verbringen, den ich am meisten verabscheute?

So gesehen war die Selbstverletzung eine gerechte Strafe dafür, dass ich nun mal ich war. Und die Magersucht, der Gewichtsverlust, das Verweigern von Kalorien – sie gaben mir für einen kurzen Moment so etwas wie Stolz zurück und hielten die Hoffnung am Leben, ich würde vielleicht irgendwann doch noch besser werden.

Meinen Körper zu verändern schien mir ein guter Start. In einer Gesellschaft, in der ein schlanker Körper als Schönheitsideal gilt, Tausende verschiedene Ernährungsweisen zelebriert und jede als die einzig wahre angepriesen wird und in der in Fitnessstudios ein erbitterter Kampf für den perfekten Körper gefochten wird, redet das Unterbewusstsein einem schnell ein, man würde sich besser fühlen, wenn man diesem Ideal näher käme.

Wer dünn ist, gilt als kontrolliert. Ich wollte kontrolliert sein.

Außerdem betäubt Magersucht den Schmerz. Je weniger man wiegt, desto weniger fühlt man. Alle Gedanken, die sich mit den eigenen Probleme auseinandersetzen könnten, werden von der

Beschäftigung mit Kalorien, Gewicht, Nahrung und Bewegung verdrängt. Sie verschwinden nicht, werden jedoch überlagert. Es ist wie eine Flucht: Man rennt davon, während die wahren Probleme sich immer höher auftürmen und auf den Moment warten, in dem sie einen überwältigen können.

Und wie bei Drogen braucht man immer mehr, um die gewünschte Betäubung zu erhalten. Also hungert man weiter, das Zielgewicht wird tiefer gesetzt, man isst noch weniger, man entwickelt Zwänge, die die Gedanken zusätzlich beschäftigen. Hat sich so viel Druck angestaut, dass er doch einmal überhandnimmt, schneidet man sich, um ihn irgendwie auszuhalten.

Am Nachmittag klopfte es an meiner Zimmertür. Ich war zu müde, um zu antworten. Nach einer Weile steckte meine Mutter vorsichtig ihren Kopf ins Zimmer.

„Laura?“

„Hm?“

„Die Klinik hat zugesagt, sie nimmt dich. Bitte gib dem Ganzen eine Chance. Lass dir helfen.“

„Hm.“

Ich kam nicht auf die Warteliste, sondern erhielt sofort ein Datum, zu dem ich kommen sollte – in drei Tagen.

Mein eigentlicher Plan, bis zur Einweisung wieder auf 39 Kilo abzunehmen, da ich durch die Bemühungen meiner Mutter auf 45 Kilo zugenommen hatte, wurde somit durchkreuzt, und meine Panik wuchs.

Ich werde viel zu fett sein für die Klinik. Die Dickste auf der ganzen Station. Ich bin bestimmt die einzige Magersüchtige, die jemals so dumm war, sich von ihrer Familie zum Zunehmen zwingen zu lassen. Vermutlich bin ich nicht mal magersüchtig, denn Magersüchtige essen ja nicht.

In den nächsten Monaten sollte ich eines Besseren belehrt

werden. Ich lernte Leute kennen, die Normal- oder Übergewicht hatten und trotzdem typische Symptome aufwiesen, anhand derer man ihnen eine Magersucht diagnostiziert hatte. Heute weiß ich, wie wichtig es ist, genau dieses Problem zu thematisieren: Oft werden Essstörungen nämlich zu spät erkannt, weil sich die behandelnden Ärzte und Therapeuten zu sehr mit der Frage beschäftigen, ob der Patient ein ausreichend niedriges Untergewicht hat, also einen BMI unter 17,5. Dabei sollte primär auf das Essverhalten geachtet und die Beziehung zu Nahrung, dem eigenen Körper und zu Bewegung hinterfragt werden. Die meisten Magersüchtigen sind zwar sehr dünn, aber nicht alle. Entsprechend ist das erste und wichtigste Symptom der Anorexie der Wunsch, Gewicht zu verlieren, und die ständige Beschäftigung mit Essen.

Da ich mich an den Tagen vor meiner Einweisung größtenteils weigerte, irgendetwas zu essen, wog ich an dem Tag, an dem mein Bruder schließlich meinen Koffer zum Auto trug, 43 Kilo.

Zu viel für die Klinik.

Ich saß auf dem Beifahrersitz und redete weder mit meiner Mutter noch mit Daniel, der mich unbedingt begleiten wollte.

Mein gemurmeltes „Willst wohl sichergehen, dass ich wirklich weggesperrt werde“, ignorierte er einfach, und erst viel später erkannte ich die Größe darin.

In diesem Augenblick war ich viel zu sehr damit beschäftigt, mir einzureden, dass ich zu *fett* war für die Klinik, dass ich die Dickste von allen sein würde, eine Lachnummer. Meine größte Hoffnung war es, direkt wieder nach Hause geschickt zu werden, weil die Ärzte bei meinem Anblick einfach keinen Handlungsbedarf sahen. Den gesamten vorigen Abend hatte ich meine Mutter angefleht, mich zu Hause zu lassen.

„Ich verspreche, mich zu ändern!“

„Ich kann das!"

„Diesmal will ich es wirklich! Versprochen. Ich esse alles, was ich soll, kein Schummeln mehr."

„Es hat jetzt ‚klick' gemacht. Ich weiß, ich muss etwas ändern."

Worte, die ich schon hundertmal gesagt hatte und jedes Mal in dem Moment, in dem ich sie aussprach, ernst meinte, bis sich ein paar Tage oder manchmal auch nur Stunden später die Essstörung erneut durchsetzte.

Die Regeln, wann ich essen durfte, wie ich essen musste und unter welchen Umständen ich es überhaupt nur verdiente zu essen, waren viel zu fest in meinem Gehirn eingebrannt, als dass ich sie mal eben hätte über Bord werfen können. Selbst wenn ich wirklich mit der Absicht, etwas zu ändern, an die Sache ranging, holte mich die Magersucht stets ein, und ich unterwarf mich ihren Zwängen.

Als ich merkte, dass meine Mutter dieses Mal nicht bereit war nachzugeben, war ich wütend geworden, hatte geheult, geschrien und gedroht. Ich hatte Angst vor der Klinik, oder zumindest der essgestörte Teil in mir hatte es, denn er fühlte sich bedroht. Statt zu schlafen, hatte ich die halbe Nacht Sit-ups und Liegestütze gemacht und mir Pläne zurechtgelegt, wie ich auch in der Klinik ums Essen herumkam. Den kleinen gesunden Teil in mir, der über die Einweisung nichts als Erleichterung verspürte, hatte ich geflissentlich ignoriert.

Die Leute dort werden dir nicht helfen. Sie werden dich einfach nur fett füttern. Nichts wird jemals besser.

Ich betrat das weiße Gebäude der Klinik mit meiner Mutter und meinem Bruder zusammen.

„Ihr könnt auch einfach gehen", sagte ich schroff, nachdem die Frau an der Rezeption uns den Weg zum Labor gezeigt hatte, wo ich gleich zur Blutabnahme aufgerufen werden sollte. „Ihr wolltet mich loswerden und habt mich erfolgreich abgeladen. Tschüss."

„Niemand möchte dich loswerden." Meine Mutter sprach leise, und ihre Schultern hingen hinab. „Wir wollen, dass dir endlich geholfen wird." Sie ließ sich auf einen der beiden Stühle fallen, die vor dem Labor standen, und nickte mit dem Kopf zu einem anderen.

Ich ignorierte die Aufforderung, mich zu setzen. Stehen verbrauchte mehr Kalorien, und ich würde bestimmt nicht ausgerechnet heute damit beginnen, weniger zu verbrennen. Stattdessen begann ich, im Gang auf und ab zu laufen.

„Lass das, das macht mich nervös", forderte Daniel mich nach ein paar Minuten auf.

„Dein Problem", fauchte ich. „Ich muss vorarbeiten, sonst werde ich noch schneller *fett*."

Daniel verdrehte die Augen und setzte zu einer Antwort an, als die Tür zum Labor aufging und ich hereingebeten wurde.

Nach der Blutabnahme und einem EKG musste ich zum Aufnahmegespräch mit Herrn Niel, das ich einsilbig hinter mich brachte. Obwohl er so freundlich war wie beim ersten Mal, unterstellte ich ihm einen heimlichen Triumph darüber, dass er recht behalten und ich es nicht allein geschafft hatte, irgendetwas in den Griff zu kriegen.

Im Anschluss erwartete mich im Schwesternzimmer das nächste Kennenlerngespräch, zu dem mich Schwester Marie begrüßte. Sie hatte einen schwarzen Zopf, war mittleren Alters, und allein durch ihre Ausstrahlung wurde meine Laune gegen meinen Willen etwas besser.

„Na, du musst Laura sein, nicht wahr?" Ich nickte zaghaft. „Setz dich."

Widerwillig folgte ich ihrer Aufforderung und begann, kaum dass mein Po die Sitzfläche berührte, mit meinem Bein zu zappeln. Schwester Marie registrierte meine zwanghafte Bewegung und notierte etwas in dem geöffneten Ordner, der vor ihr lag.

„Ich dokumentiere unser Gespräch ein bisschen, ist das in Ordnung?", fragte sie lächelnd, als sie meinen kritischen Blick bemerkte.

„Hm ja, denk schon", murmelte ich und versuchte, ihre Schrift über Kopf zu entziffern. Erfolglos.

„Also, ein bisschen habe ich bereits von dir gehört, magst du mir trotzdem selbst erzählen, warum du hier gelandet bist? Vielleicht hast du ja eine Idee, was dazu geführt haben könnte? Und erzähl auch sonst einfach alles, was dir wichtig erscheint und was du dir von deinem Aufenthalt hier erhoffst."

Zum zweiten Mal an diesem Tag leierte ich die altbekannte Geschichte herunter, erzählte vom Umzug, schulischen und familiären Problemen, den USA, den ständigen Spannungen zwischen mir und meinem Vater.

Schwester Marie unterbrach mich nicht und machte sich, während ich sprach, mit energischen Handbewegungen Notizen.

„Ich hab schon weniger gewogen als jetzt", schloss ich zehn Minuten später. „2014 und nach den USA wog ich nur 39 Kilo, aber meine Mom hat mich gezwungen zu essen. Ich glaube, dass ich zu gesund bin, um hier zu sein, aber na ja." Mir schien es sehr wichtig, das zu sagen. Irgendwie war es mir peinlich, nicht mit meinem niedrigsten Gewicht in die Klinik gekommen zu sein. 39 Kilo hörte sich besser an, weniger, kränker.

Schwester Marie jedoch ignorierte meinen letzten Kommentar. „Das klingt, als hättest du eine ganz schön schwere Zeit hinter dir. Bist du denn freiwillig hier?"

„Na ja, geht", murmelte ich. „Vor ein paar Tagen dachte ich,

ich wäre bereit hierherzukommen, mittlerweile glaube ich aber, dass das ein Fehler war. Ich hatte einfach einen beschissenen Tag. Allerdings hatte meine Mutter da schon hier angerufen, und ich musste gehen.“ Ich zuckte müde mit den Schultern.

„Was befürchtest du denn, was hier passiert?“

„Na ja, ich werde *fett* gefüttert.“

Schwester Marie lachte. „Niemand wird dich fett füttern, das kann ich dir versprechen. Aber ja, du wirst zunehmen müssen.“ Sie sah einen Moment lang auf ihre Notizen. „Du verletzt dich selbst, deswegen muss ich dich fragen, ob du Messer, Rasierklingen, Scheren oder Ähnliches dabeihast.“

„Nein“, log ich und dachte an die Klinge, die ich vor der Abreise in einem Paar Socken versteckt hatte, da ich befürchtete, mein Gepäck könnte durchsucht werden.

„Du weißt, dass es hier ein- bis zweimal pro Woche Zimmerdurchsuchungen gibt?“

Ich schluckte. „Jetzt ja.“

„Wenn du den Druck verspürst, dich selbst zu verletzen, kannst du jederzeit herkommen, und wir können reden. Außerdem gibt es sogenannte Skills, die du nutzen kannst, um dem Ritzen vorzubeugen. Wenn du magst, kann ich dir zum Beispiel jetzt gleich ein Gummiband geben, das du ums Handgelenk trägst. Sobald du den Drang, dich selbst zu verletzen, spürst, lässt du es gegen dein Handgelenk schnalzen, anstatt dich zu schneiden.“

„Hab ich schon mal versucht. Das hilft bei mir gar nicht.“

Schwester Marie nickte, stand auf und ging hinüber zu einem der vier Schränke an der anderen Seite des Zimmers.

„Sonst haben wir noch Igelbälle und Knisterfolie, das hilft manchen. Versuch auf jeden Fall bitte hierherzukommen, wenn es akut ist. Und zwar, bevor du dich selbst verletzt. Wenn dir alles andere nicht hilft, legen wir dir einen Skill-Verband an, oder du kannst scharfe Chilischoten bekommen. Obwohl die meistens verständlicherweise nicht die erste Wahl von Patienten mit Essstörung sind" – sie lachte. „Oder du bekommst einen Kühlakku, den du dir auf die Haut legen kannst. All das sind sogenannte Skills, die sich unangenehm anfühlen und den Druck anstelle des Schneidens lindern können. Also: Versuch das nächste Mal bitte, zuerst hierherzukommen. Hier." Sie legte einen Igelball vor mir ab und lächelte mich an. „Den kannst du immer mit dir rumtragen."

„Äh, okay. Danke."

„Hast du noch Fragen?"

„Was ist ein ... ähm ... Skill-Verband?"

„Ebenfalls eine Präventionsmethode gegen die Selbstverletzung. Kennst du Finalgonsalbe?"

„Nein."

„Das ist eine Wärmesalbe, die wir dir, wenn du Schneidedruck verspürst, auf die Haut auftragen. Je stärker der Druck, desto mehr Salbe. Anschließend wickeln wir einen Verband drum, dass sie schön lang auf der Haut bleibt. Und lass dir eins gesagt sein: Die brennt dann ordentlich und ist sozusagen ein Ersatz für den Schmerz, den du dir bei der Selbstverletzung zufügst. Nur dass hierbei keine Narben zurückbleiben." Schwester Marie zwinkerte mir zu. „Viele deiner Mitpatienten, die Probleme mit Selbstverletzung haben, schwören darauf."

„Aha", murmelte ich. „Und ..."

In diesem Moment ging die Tür auf, und zwei Mädchen traten ein.

„Ich wollte meine Medis abholen, bevor alle anderen kommen", lachte das eine gut gelaunt, bevor sie mich entdeckte. „Hey, du musst die Neue sein. Ich bin Leah, und das ist Helene." Sie deutete hinter sich. Ihre Begleitung wirkte weniger selbstbewusst und hob nur schüchtern die Hand zur Begrüßung. Wir musterten uns gegenseitig, wie wir wahrscheinlich alle drei hofften, unauffällig von oben bis unten. Natürlich waren auch sie dünner als ich ... Was hatte ich denn auch erwartet?

„Ah, das trifft sich ja perfekt", sagte Schwester Marie unterdessen und klatschte in die Hände. „Laura. Helene ist deine Zimmernachbarin." Sie warf einen Blick auf die Uhr. „Mein Gott, es ist ja schon fast halb eins. Gleich kommen alle vom Mittagessen. Am besten zeigen wir dir dein Zimmer, bevor hier das große Chaos losgeht." Sie lachte, lief hinüber zum Schrank und suchte im Regal ein Medikamentenpäckchen heraus, das offenbar für Leah bestimmt war, und reichte es ihr zusammen mit einem Glas Wasser.

„Mädels, habt ihr Lust, Laura das Zimmer zu zeigen? Danach muss sie zum Mittagessen. Für eure Mahlzeit war sie zu spät, deswegen isst sie heute mit den Erwachsenen. Sorgt ihr dafür, dass sie in zwanzig Minuten unten ist?"

„Klar", erwiderte Leah und grinste mir zu. Ich stand langsam auf und ließ mir von Schwester Marie meinen Schlüssel geben.

„Wenn irgendwas ist, kannst du immer zu uns kommen, ja?", sagte sie zum Abschied mit einem breiten Lächeln.

„Ja, o. k. Danke", murmelte ich.

Auf dem Weg zu meinem Zimmer redete Leah pausenlos, ich hörte kaum zu und war froh, als sie mich an der Tür schließlich Helene überließ. Ihr war offenbar so wenig nach Reden zumute wie mir.

Das Zimmer war spärlich eingerichtet, aber trotzdem freundlich. Es gab ein Bett links neben dem Fenster und eines am anderen Ende des Raumes. Jeder hatte seinen eigenen Schrank und einen Schreibtisch, neben der Tür ging eine Tür ab, die offenbar ins Badezimmer führte.

„Dein Bett ist das am Fenster", sagte Helene. Erst jetzt registrierte ich, dass sie groß war, braune Locken hatte und eine rote Brille trug.

„Okay, danke." Ich stellte meinen Koffer neben dem Bett ab und sah aus dem Fenster.

„Im Akutbereich kann man die nicht ganz aufmachen, deswegen ist es manchmal ein bisschen muffig hier drin", erklärte Helene schnell und fügte erklärend hinzu: „Die haben Angst, dass sich jemand rausstürzt."

„Hm. O. k."

„Kann sein, dass du am Fenster morgens ein bisschen früher wach wirst, dafür hast du den schöneren Ausblick."

Ich sah unsicher auf meine Hände. „Wie lange bist du schon hier?"

„Drei Wochen, also auch noch nicht so lange."

„Klingt schon nach einer ganzen Zeit."

„Ja, ich vermisse mein Zuhause auch total. Aber manche hier sind schon seit einem halben Jahr da, also im Vergleich dazu ist es halt wirklich wenig."

Bei der Vorstellung, sechs Monate in dieser Klinik bleiben zu müssen, schauderte ich unwillkürlich, und meine Laune sank rapide. Verdammt, ich musste hier raus.

„Na ja." Helene schien meine grimmige Miene zu bemerken. „Ich mache es so, dass ich alles esse, was sie mir vorsetzen. Wenn man gut isst und zunimmt, kommt man schnell wieder raus." Sie zuckte mit den Achseln. „Am besten spielst du einfach mit."

Ich nickte. „Wie viel muss man denn essen?"

„Ist individuell. Manche haben einen Plan von über 3.500, andere nur 1.800. Kommt drauf an, wie schnell du zunimmst und ob du im Hungerstoffwechsel bist oder …"

„Hungerstoffwechsel?"

„Ja, dabei läuft dein Körper auf Sparflamme, und du nimmst

schnell zu, obwohl du wenig isst. Am besten lässt du dir das von deiner Diäti, also deiner Ernährungsberaterin, erklären."

„Klingt ja super", sagte ich grimmig.

Helene lachte unsicher. „Ja, ist nicht so geil. Den Rest erklärt dir Lisa nachher. Sie ist deine Patin, also das heißt, dass sie dich ein bisschen rumführt und dir sagt, wie alles läuft. Hm ... dann bring ich dich am besten mal zum Essen, denke ich."

Das Mittagessen entwickelte sich zur Katastrophe. Helene brachte mich zu einer der Ernährungsberaterinnen, die uns beim Essen beobachteten, mit uns unsere Essenspläne erstellten und die Mengen, die wir zu uns nahmen, kontrollierten.

„Ich habe gehört, dass du kommst", begrüßte mich die Ernährungsberaterin lächelnd. „Eigentlich bin ich nicht für dich zuständig, sondern Frau König, mit der du heute Abend dein erstes Gespräch hast. Für jetzt stelle ich dir einfach eine halbe Portion des Mittagessens zusammen, und du schaust mal, wie viel du schaffst, ja?"

Ich nickte und ließ mich zu meinem Platz führen. Ein paar Minuten später stand ein Teller mit dampfenden Kartoffeln, Spinat und Rührei vor mir. Die Ernährungsberaterin erklärte mir, dass in dreißig Minuten ein Wecker klingeln würde und ich bis dahin Zeit hatte, mein Essen zu bewältigen.

Dreißig Minuten.

Viel zu wenig!

Zu Hause bräuchte ich für diese Riesenportion mindestens doppelt so lange.

Ich ließ den Blick durch den Raum gleiten. Die meisten der Mädchen und Jungen im Raum aßen. Helene hatte mir erklärt, dass ich mit einem Teil der Erwachsenen sowie ein paar der Patienten von der Rehastation essen würde. Dort waren Jugendliche mit ganz unterschiedlichen Problemen untergebracht, die den kritischsten Punkt ihrer Erkrankung bereits hinter sich gelassen hatten und bei denen es darum ging, ihren Zustand zu stabilisieren.

„Das ist aber nur für heute", sagte Helene. „Sonst isst du mit den anderen Jugendlichen und den AK-Leuten zusammen."

„Den AK-Leuten?"

„Das ist quasi die Akutstation von den Erwachsenen. Die chronisch Magersüchtigen oder die, die nicht mal mehr gehen dürfen, weil sie so abgemagert sind."

„Oh."

Ich saß am Tisch mit drei Mädchen von der Rehastation, die genervt registrierten, wie ich mein Essen, ohne davon irgendetwas zu mir zu nehmen, auf dem Teller herumschob.

Peinlich berührt, versuchte ich, ihren Blicken auszuweichen. *Iss wenigstens den Spinat und die Kartoffeln,* sagte ich mir, *das schaffst du ja wohl.*

Aber ich konnte nicht. Wann immer ich einen Bissen auf meine Gabel schob und sie zum Mund führte, kamen mir die ganzen dünnen Menschen in den Sinn, die mir heute über den Weg gelaufen waren und zu denen ich offensichtlich nicht gehörte, denn seitdem ich dieses Gebäude betreten hatte, fühlte ich mich dicker denn je.

Ich schämte mich, hier zu sitzen.

Was sie alle über mich denken mochten?

Dieses fette *Mädchen, das denkt, sie sei magersüchtig. Pah. Die will bestimmt nur Aufmerksamkeit.*

Ich spürte, wie mir die ersten Tränen über die Wange liefen.

Ich wollte nicht essen. Ich durfte nicht essen. Ich konnte nicht essen.

Ich wollte aufstehen, joggen gehen, irgendetwas tun, das die ganzen überflüssigen Pfunde von meinen Hüften verschwinden lassen würde, um so dünn zu werden wie alle anderen hier.

Wie hatte ich nur jemals glauben können, ich müsse in eine Klinik gehen?

Ich wog mehr als 39 Kilo, ich hatte zugenommen, ich hatte zu Hause gegessen, ich sollte mich schämen. All diese Gedanken wirbelten durch meinen Kopf, und als ich nach 25 Minuten nichts außer zwei Gäbelchen Spinat in mich hineingezwungen hatte, ließ ich schließlich resigniert die Gabel fallen.

Es ist besser so, dachte ich. *Vielleicht nehme ich ein bisschen ab.*

Als endlich der Wecker klingelte, gingen die Ernährungsberater um die Tische herum. Wer aufgegessen hatte, durfte gehen, wer nicht alles geschafft oder geschmiert (sprich sein Essen auf dem Teller oder dem Tisch verschmiert) hatte, bekam seine Reste „aufgeschrieben", was bedeutete, dass man sie später in Form von Fresubin nachtrinken musste – jenem hochkalorischen Getränk.

„Das sieht ja nicht so schön aus", kommentierte die Ernährungsberaterin meinen Teller, der so voll wie zu Anfang war, mittlerweile jedoch aussah, als hätte jemand für ein Kleinkind alles zu Brei zerstampft. „Das muss besser werden, kein Geschiebe und Zermatschen des Essens. Na ja, das wirst du nachher mit Frau König besprechen. Weil es dein erster Tag ist, schreibe ich dir für heute nichts auf, das heißt, du musst noch nichts nachtrinken. Der erste Tag ist für alle stressig, also mach dir keinen Kopf. Aber morgen musst du dich ein bisschen mehr anstrengen."

Ich nickte und stand erleichtert auf. Kein Fresubin. Fürs Erste. Ich hatte Glück gehabt.

Vor dem Speisesaal traf ich meine Mutter und meinen Bruder wieder.

„Na, wie war's?", fragte meine Mutter und bedachte mich mit

einem besorgten Blick. Wahrscheinlich war meine gesamte Mascara verwischt.

„Alles o. k. Konnte nur nicht so viel essen", murmelte ich. „Die Stimmung hier ist einfach scheiße, aber das habe ich ja von Anfang an gesagt."

„Du musst dich einfach erst mal einleben", meinte meine Mutter, während Daniel die Augen verdrehte.

„Es war doch klar, dass du das sagst."

„Du kannst ja gern hierbleiben, wenn du meinst, dass es so toll ist", fauchte ich ihn an.

„Nee, weißt du. Ich esse."

„Vielleicht würde ich das auch, wenn ihr mir eine Chance geben würdet."

„Du hattest hundert Chancen."

„Ja, aber jetzt würde ich essen."

„Das hast du die letzten hundertmal auch gesagt."

„Du hast doch keine Ahnung."

„Hey!" Meine Mutter unterbrach uns. „Es reicht. Laura, wo musst du als Nächstes hin?"

„Kann euch doch egal sein. Ihr wollt mich eh nur hier loswerden."

Plötzlich war meine ganze Wut zurück und die Stimme in meinem Kopf. Ich wollte nicht hierbleiben. Wollte mich nicht *fett* füttern lassen.

„Du weißt, dass das nicht stimmt", entgegnete meine Mutter. „Wir wollen, dass du gesund wirst, und das klappt zu Hause leider nicht."

„Ich würde essen. Bitte, bitte nehmt mich einfach wieder mit."

„Nein." Meine Mutter schüttelte den Kopf. „Das geht drei Tage lang gut, und dann isst du wieder gar nichts."

„Ich *esse*."

„Nur wenn man dich anbettelt, die Uhrzeit stimmt, die Essenstemperatur, die Anordnung des Essens auf deinem Teller, der Teller vorgewärmt ist. Wenn der Raum komplett aufgeräumt ist, niemand etwas Falsches sagt und du dir davor fünfzigmal die Hände gewaschen hast und beim Essen hundertmal aufstehen kannst und danach zwei Stunden durch die Gegend tigerst. Laura, das geht so nicht mehr, und eigentlich ging es nie. Dein Leben wird nur noch von Zwängen bestimmt. Ich weiß, dass du das nicht mit Absicht machst, aber das ist einfach kein Leben mehr. Du brauchst Hilfe, die dir nur die Leute hier geben können. Also nein, du bleibst hier."

Ich ignorierte meine Mutter und meinen Bruder während der gesamten Zeit, die wir benötigten, um in den zweiten Stock zu gelangen (natürlich nahm ich trotz Verbot die Treppe), und wir dort auf meine neue Therapeutin warteten.

Frau Beck war relativ jung und mir auf Anhieb sympathisch, was mich insofern ärgerte, als dass ich beschlossen hatte, in dieser Klinik nichts und niemanden zu mögen. Und hätte meine Therapeutin nicht eine derartige Schreckschraube sein können, dass meine Mutter einsah, wie furchtbar hier alles war, sodass sie mich doch wieder mit nach Hause nahm? Stattdessen machte Frau Beck auf mich den Eindruck einer Person, der man auf Anhieb sein ganzes Leben erzählen konnte, ohne befürchten zu müssen, auch nur schräg angesehen zu werden.

Obwohl sie die angespannte Stimmung mit Sicherheit spürte, begrüßte uns Frau Beck freundlich grinsend und fröhlich. Sie fragte Daniel, ob es okay wäre, wenn er draußen wartete, und bat meine Mutter und mich in ihren Gesprächsraum.

„Also, ich fange am besten mal an", begann sie und strahlte in die Runde. „Ich bin Frau Beck, ich komme aus Köln und arbeite seit ein paar Jahren hier auf der Jugendstation mit essgestörten Jugendlichen zusammen ...“ Sie fügte noch ein paar Details zu ihrem Werdegang hinzu und wandte sich schließlich mir zu. „Wenn du magst, kannst jetzt du dich vorstellen.“

Kurz überlegte ich, was sie wohl sagen würde, wenn ich mit „Nein, ich mag nicht“ antwortete, doch ihre offene Art und das freundliche Lächeln ließen mich nicken und erzählen. Während der nächsten Stunde redeten wir über unsere Erwartungen an die Klinik, ich gab zum dritten und leider erst vorletzten Mal an diesem Tag die Ereignisse der letzten Jahre wieder und betonte erneut, dass ich zu Hause bereits vier Kilo zugenommen hatte.

„Und das ist dir so wichtig zu erwähnen, weil?“, fragte Frau Beck. Wie alle anderen hatte auch sie sich Notizen gemacht, während ich sprach.

„Äh, na ja.“ Ich warf ihr einen unsicheren Blick zu. „Weil ich halt eben mal weniger gewogen habe und denke, dass, wenn ich es schaffe, zu Hause zuzunehmen, ich eigentlich keine Klinik brauche.“

„Oh, das sehe ich anders.“ Aus den Augenwinkeln sah ich meine Mutter nicken. „Ich weiß gar nicht, ob wir dich mit 39 Kilo überhaupt aufgenommen hätten. Weißt du, unter einem bestimmten Gewicht ist das Risiko einfach zu groß. Das können wir nicht verantworten.“

„Aber ich bin viel dicker als alle anderen hier.“

„Dass du das findest, ist mir klar, aber falls es dich beruhigt: Das höre ich ungefähr zehnmal am Tag von zehn verschiedenen Mädels.“ Sie zwinkerte mir zu. „Und auch wenn du es mir nicht glaubst – jeder, der dich sieht, möchte dich, glaube ich, zu einem richtig leckeren großen Essen einladen.“ Sie lachte. „Aber das kriegen wir alles hin. Wir werden uns zweimal pro Woche zur Einzeltherapie treffen und zusätzlich dreimal zur Gruppentherapie. Du bist in Gruppe K und wirst die anderen Mädels im Laufe des Tages bestimmt noch kennenlernen. Das sind alles ganz liebe Mädchen zwischen fünfzehn und achtzehn, die dir all deine Fragen rund ums Haus und die Abläufe hier beantworten können. Die waren hier alle mal neu und helfen dir gern. Und wenn du darüber hinaus Hilfe brauchst, dann kannst du dich jederzeit an die Schwestern wenden oder natürlich auch an mich, solange ich im Haus bin – normalerweise bis etwa achtzehn Uhr."

Frau Beck stand auf und reichte erst mir, dann meiner Mutter die Hand. „Herzlich willkommen bei uns, Laura, und alles Gute!" Sie brachte uns zur Tür.

Mittlerweile war es Nachmittag, und bis auf den Termin bei meiner Ernährungsberaterin hatte ich alle Gespräche hinter mir. Meine Mutter schlug vor, einen kleinen Spaziergang zu machen, und ich stimmte zu. Wir redeten kaum. Ich war immer noch sauer, weil ich hierbleiben musste, und meine Mutter und Daniel wirkten beide sehr müde.

„Wir müssen langsam fahren", sagte meine Mutter schließlich, als wir nach einer kurzen Runde über das Klinikgelände wieder am Parkplatz anlangten.

„Ja, macht das am besten."

„Laura. Alles, was wir wollen, ist, dass es dir endlich besser geht. Vor ein paar Tagen hast du das doch selbst noch eingesehen."

„Ja, da bin ich aber auch noch nicht *hier* gewesen." Obwohl die Klinik gegen meinen Willen einen ganz guten Eindruck auf mich machte, überwog die Angst davor, hier tatsächlich essen zu müssen und infolgedessen viel zu viel zuzunehmen. Mit Sicherheit würde ich weit über das Ziel hinausschießen und direkt von der Magersuchtstation zur Adipositasabteilung weitergereicht.

„Es wird schon nicht alles schlecht werden", unterbrach meine Mutter meine düsteren Gedanken. „Die Therapeuten und Schwestern wirken total lieb, und deine Mitpatientinnen sind bestimmt auch alle nett."

„Ja klar, wie du meinst. Ihr müsst ja nicht hierbleiben."

Meine Mutter seufzte und umarmte mich. „Pass auf dich auf, Laura, okay? Und du kannst dich jederzeit melden. Ich komme am Samstag wieder, um dich zu besuchen. Das ist schon übermorgen."

Als ich unser Auto schließlich vom Parkplatz rollen sah, gab es keinen Ort, an dem ich lieber gewesen wäre als dort auf dem Beifahrersitz neben meiner Familie. Stattdessen stand ich verloren vor der großen Klinik, schluckte den Kloß im Hals hinunter und verfluchte meine verdammte Krankheit.

Um sechzehn Uhr hatte ich schließlich meinen Termin bei Frau König, meiner Ernährungsberaterin. Auch sie war jung und mir gleich sympathisch. Ähnlich wie bereits Frau Beck wirkte auch sie sofort vertrauenerweckend auf mich, und ich ärgerte mich darüber, dass ich noch niemanden getroffen hatte, der meine finsteren Vorurteile bestätigte.

Frau König erklärte mir, dass die Patienten hier nach einem Stufenplan arbeiteten, in den sie abhängig von ihrem Gewicht eingeteilt wurden. Um eine Stufe aufzusteigen, musste man jeweils eine bestimmte Gewichtsgrenze erreichen. Ich kam in Stufe null.

„Stufe eins wären bei dir 48,9 Kilo", erklärte mir Frau König. „Ich lege dir nachher den Stufenplan in dein Postfach, dann kannst du das alles ganz genau nachlesen."

Anschließend besprachen wir meinen Essensplan. Für den Anfang sollte ich 1.900 Kalorien pro Tag essen, aufgeteilt auf sechs Mahlzeiten. Zum Frühstück würde es ein Brötchen, Vollfettquark, Frischkäse und Konfitüre geben sowie Vollfettjoghurt mit Haferflocken und Rosinen. Zur ersten Zwischenmahlzeit, erklärte mir Frau König, müsse jede Patientin, die im Untergewicht sei, einen Sahnejoghurt essen.

Ich schluckte. „Warum denn *Sahne*joghurt?" Ich fand bereits die Vorstellung von Vollfettlebensmitteln schlimm genug, und mir war klar, dass ich niemals einen Sahnejoghurt hinunterbekommen würde.

„Genau wegen dieser Reaktion", erwiderte Frau König lächelnd. „Schau mal, das ist nur ein Lebensmittel. Es geht darum, die Angst vor bestimmten Nahrungsmitteln zu bekämpfen, die diese Krankheit in dir aufgebaut hat. Es ist nur ein Joghurt. Und meiner Meinung nach schmeckt er um einiges besser als so ein fettreduziertes Pappprodukt."

„Muss das wirklich sein?"

„Ja, jeder muss einen Sahnejoghurt essen, und es ist nichts Schlimmes daran. Der Sahnejoghurt tut dir nichts."

„Aber der hat so viel *Fett*."

„Fett ist nichts Schlimmes. Unser Körper *braucht* Fett. Es ist nur dieses Wort, das so abschreckend klingt. Eigentlich sind das Lipide, chemische Verbindungen, die unser Körper zum Überleben braucht. Genauso wie Kohlenhydrate, Eiweiße, Vitamine."

„Kohlenhydrate sind auch nicht viel besser als Fette", murrte ich.

„Und zu viel Eiweiß ist ebenfalls nicht gut." Frau König zuckte mit den Schultern. „Zu viel ist nie gut – genauso, wie zu wenig nie gut ist. Es ist Schwachsinn, Lebensmittel in ‚gute' und ‚böse' einzuteilen. Nahrung ist Nahrung und hat erst mal keine Eigenschaften, außer dass sie dich ernährt." Sie lächelte mir aufmunternd zu. „Du schaffst das schon. Versuch, dir Pfirsich-Maracuja als Sorte zu schnappen, der schmeckt allen hier am besten."

Als ich nichts dazu sagte, ging Frau König dazu über, mir die Möglichkeiten beim Mittagessen zu erläutern. „Jeden Tag gibt es drei Varianten, die dritte ist immer vegetarisch – du bist Vegetarierin, oder? Option eins und zwei variieren. Beim Frühstück kreuzt du jeweils an, was du am nächsten Tag zum Mittagessen willst. Zumindest, solange du Tellerservice hast.“

„Tellerservice?“

„Das bedeutet, dass wir, also ich oder ein anderer Diäti, dir dein Essen fertig auf dem Teller hinstellen, damit du auf jeden Fall deine Richtportion bekommst und keinen Stress damit hast, dir das selbst zusammenzustellen.“

Fragte sich, was weniger stressig wäre ....

„Die zweite Zwischenmahlzeit besteht aus etwas Süßem, einem kleinen oder einem großen Schokoriegel und Obst.“

Mir wurde bereits vom Zuhören schwindelig, und ich spürte, wie sich ein nervöses Kribbeln in meinem Körper ausbreitete, während Frau König fortfuhr:

„Zum Abendessen bekommst du zwei Scheiben Brot, Quark und Frischkäse und einen Salat mit Dressing. Und schließlich, gegen einundzwanzig Uhr, gibt's dann noch einen Fruchtjoghurt zur Spätmahlzeit.“

Ich nickte mühsam zum Zeichen, dass ich verstanden hatte. Gleichzeitig klammerte ich mich an meinem Stuhl fest.

„Das ist auf keinen Fall dein Abschlussplan“, erklärte Frau König weiter. „Wahrscheinlich werden wir ihn schon nächste Woche erhöhen müssen.“

„Wie hoch denn?“

„Zunächst erhöhen wir jeweils um etwa zweihundert Kalorien, wahrscheinlich mehrmals. Wie hoch der Plan dann letztendlich sein wird, ist individuell.“

Ich atmete ein paarmal tief durch. Immerhin hatte ich nun die Chance zu beweisen, dass mein Körper tatsächlich anders funktionierte, denn wahrscheinlich würde ich bereits vom Ausgangsplan schneller zunehmen als andere Patienten, die die doppelte Kalorienzahl zu sich nahmen.

Die nächste halbe Stunde verbrachten wir damit, eine Liste anzufertigen, auf der Frau König all meine Zwänge rund ums Essen festhielt.

„Die gilt es abzuarbeiten“, sagte sie. „Eine Stunde für eine Mahlzeit zu brauchen – das ist viel zu lang und wird hier nicht gehen. Du hast eine halbe Stunde für die Hauptmahlzeiten, fünfzehn bis zwanzig Minuten für die Zwischenmahlzeiten. Wenn du nicht schneller isst, wirst du jedes Mal Fresubin nachtrinken müssen, aber das kriegst du hin.“

„Aber ich weiß gar nicht, wie ich das machen soll.“ Verzweifelt starrte ich auf meinen Essensplan. „Ich weiß, dass das bescheuert klingt, aber ich kann nicht einfach meine Regeln brechen. Ich muss die einhalten.“

„Deine Essstörung will das ...“

„Wie auch immer. Ich kann nicht nur eine halbe Stunde für mein Essen brauchen. Normalerweise esse ich ein Brötchen in einer Stunde, weil ich es immer gleich essen muss und ganz langsam, weil, wenn man zu schnell isst, ist das ungesund, und jetzt soll ich ein Brötchen *und* ein Müsli in einer halben Stunde runterkriegen?“ Meine Stimme überschlug sich beinahe vor Panik. „Außerdem ist das Frühstück um *sieben*, das ist viel zu früh. Ich esse nicht vor zwölf Uhr mittags.“

„Ganz ruhig“, sagte Frau König. „Zunächst: Man wird nicht dick, bloß weil man schnell isst. Man nimmt zu, wenn man über längere Zeit zu viele Kalorien isst, nicht davon, dass man sie schnell isst. Außerdem ist es, finde ich, immer noch ziemlich langsam, dreißig Minuten für eine Mahlzeit zu brauchen, von einer Stunde mal ganz abgesehen. Das ist doch mit keinem normalen Alltag vereinbar. Wenn man sich beeilen muss, muss man auch mal schnell essen können. Wie machst du es denn in der Schule, wenn du so lange für ein Brötchen brauchst?“

Ich sah verlegen zu Boden. „Ich gehe so gut wie nicht mehr zur Schule, weil ich Panikattacken und so was habe. Und wenn, dann esse ich dort nichts.“

„Warum isst du nicht in der Schule?“

„Ich mag es nicht, vor Fremden zu essen“, murmelte ich. „Ich denke dann immer, dass die Leute mich angucken und ekelig und unkontrolliert finden.“

„Hm, du weißt aber rational, dass jeder Mensch essen muss? Dass Nahrung lebensnotwendig ist und daran, sie aufzunehmen, absolut *nichts* unkontrolliert? So was redet dir nur deine Krankheit ein, weil sie unbedingt bei dir bleiben will. Deine Freunde essen ja bestimmt auch alle.“

„Wissen? Ja schon, irgendwie. Aber es fühlt sich anders an.“

„Ja, und genau das ist deine Krankheit. Und die musst du loswerden, damit du wieder wirklich leben kannst. Eine Stunde für ein Brötchen, so viel Mittagspause haben manche Leute gar nicht. Und eure Schulpause ist wahrscheinlich ebenfalls kürzer.“

„Ja.“

„Und du willst doch deinen Abschluss schaffen?“

„Ja.“

„Auf Partys gehen?“

„Ja.“

„Dich normal mit Freunden treffen.“

„Ja.“

„Siehst du! Genau daran werden wir arbeiten. Dass du das alles schaffst! Das alles geht jedoch nur ohne Magersucht. Wirklich leben kannst du nur ohne diese Krankheit, und deswegen müssen wir es schaffen, deine Rituale und Zwänge mit der Zeit zu lockern.“

„Das ist aber nicht so einfach."

„Das weiß ich. Und ich bin hier, um dir zu helfen, okay?"

Das Abendessen verlief für mich ähnlich wie das Mittagessen, nur dass ich diesmal mit den anderen Jugendlichen zusammen aß und zumindest einen kleinen Teil meiner Portion hinunterbekam.

Ich saß am „Anfängertisch", wie mir Frau König erklärt hatte. Dort saßen die neu Angereisten sowie die Patienten der Jugendstation mit dem schlechtesten Essverhalten. Außer mir hatten fünf andere Mädchen an dem Tisch Platz genommen – natürlich alle *viel* dünner als ich. Während an den anderen Tischen während der halben Stunde Essenszeit rege Konversation betrieben wurde, herrschte bei uns „Anfängern" Schweigen. Ich beobachtete die anderen Mädchen dabei, wie sie den Hauptteil der Zeit damit verbrachten, ihren Frischkäse auf dem Teller zu verstreichen, mühevoll ihr Brot zu zerkrümeln und mit allen möglichen anderen Tricks wenigstens einen Bruchteil ihrer Kalorien beiseitezuschummeln. Obwohl ich es ihnen gleichtat, brachten mich meine Beobachtungen erneut zu dem Schluss, dass ich hier nicht hingehörte.

Alle sind viel kränker als ich, dachte ich wütend, während ich mein Bestes gab, meinen Teller vor den kritischen Blicken der anderen Mädchen zu schützen.

Immer wieder lugten wir uns gegenseitig auf die Teller, um auch ja zu überprüfen, dass niemand mehr oder weniger als wir weggeschummelt hatte, oder um uns neue Tricks abzuschauen. Wir waren Feinde und Verbündete zugleich, Konkurrentinnen in einem traurigen Wettkampf.

Als schließlich der Wecker klingelte, ging eine der Diätis herum, um die Kalorien des liegen gebliebenen Essens auszurechnen, sodass die fehlende Energie nachgetrunken werden konnte.

An meinem Tisch hatte niemand seine Portion geschafft, und auch ich hatte bis auf eine Scheibe Brot kaum etwas hinunterbekommen. Trotz meiner Widersprüche wurden auch meine Reste aufgeschrieben.

„Aber es hieß, dass ich heute noch nicht nachtrinken muss", beschwerte ich mich später bei einer der Schwestern.

„Du stehst jedoch auf meiner Liste, Laura", sagte sie unnachgiebig, während sie für jedes einzelne der dünnen, blassen Mädchen, die im Schwesternzimmer versammelt standen, die von der Diäti verschriebene Menge Fresubin millimetergenau abmaß.

Entgeistert starrte ich auf die anderthalb Becher der Flüssigkeit, die schließlich vor mir standen.

„Das ist viel zu viel", murmelte ich.

„Das denke ich auch jedes Mal", seufzte das Mädchen neben mir. Sie war etwa zwei Köpfe kleiner als ich und höchstens dreizehn Jahre alt. „Wir haben fünfzehn Minuten, um das zu trinken. Du hast Glück, heute ist es wenigstens Vanille. Erdbeere ist auch noch okay, aber warte, bis Waldbeere dran ist – das ist echt widerlich."

„Stimmt, das musste ich vor ein paar Jahren auch schon mal trinken", entgegnete ich und erinnerte mich mit Grauen daran, wie mich meine Mutter zu diesen Drinks gezwungen hatte. „Hab gehofft, dass ich das nie wieder muss."

Angeekelt starrte ich in die gelbliche dickflüssige Flüssigkeit vor mir hinab.

„Prost", murmelte das Mädchen neben mir.

Der Großteil der Anwesenden trank wie ich das Fresubin in kleinen Schlucken, nur ein paar wenige kippten das Getränk in wenigen großen Portionen hinunter. Jede musste, nachdem sie ausgetrunken hatte, ihren Becher vorzeigen, um zu beweisen, dass er leer war, und verließ anschließend den Raum.

„Hey, Kim!“, rief die Schwester einem der Mädchen hinterher. „Schlüssel hierlassen, bitte, und in die Sitzecke zum Nachsitzen, weißt du doch.“

Ich sah die Angesprochene genervt die Augen verdrehen und ihren Schlüssel auf einen Schrank fallen lassen, bevor sie den Raum verließ.

„Was ist denn Nachsitzen?“, fragte ich die Dreizehnjährige neben mir, die im Angesicht ihres Getränkes mittlerweile den Tränen nahe schien.

„Für die Bulimiker“, erklärte sie leise und ohne von ihrem Becher aufzusehen, „damit sie nicht alles wieder erbrechen.“

Auch ich hätte am liebsten geheult. Nach den erlaubten fünfzehn Minuten hatte ich meine Trinkmenge gerade mal zur Hälfte hinuntergebracht.

„Komm, das schaffst du.“ Die Schwester lächelte mir aufmunternd zu. „Noch zehn Minuten, okay? Weil es dein erster Tag ist.“

Als ich schließlich meinen leeren Becher vorzeigte und den Raum verließ, hatte ich das Gefühl, mich übergeben zu müssen. Ich lief in mein Zimmer, in dem ich zum Glück gerade allein war. Ich steckte mir den Finger in den Hals und würgte, doch nichts kam. Wütend schlug ich meine Fäuste gegen die Wand. Am liebsten hätte ich geschrien. Das alles konnte einfach nicht wahr sein. Ich würde hier richtig, richtig *fett* werden.

Ich lief zu meinem Koffer, riss ihn auf und begann, darin herumzuwühlen. Wo zur Hölle war diese Socke ... Als plötzlich die Tür aufging, schrak ich zusammen.

„Hey. Äh, alles o. k.?“ Helene warf einen verwirrten Blick auf das Chaos auf dem Boden. „Suchst du was?“

„Äh ja, genau. Ich räum das alles gleich wieder auf.“

„Hm ja, kein Problem. Ich wollte nur fragen, ob du Lust hast, mit auf den geführten Spaziergang zu kommen. Der ist eigentlich mittags, aber es war so warm heute, deswegen haben sie ihn auf abends verschoben. Magst du mitkommen?"

„Geführt?"

„Ja, mit den Schwestern. Anders dürfen die meisten nicht raus, sonst würden neunzig Prozent hier vermutlich den ganzen Tag um den See rennen." Helene lachte scheu.

„Oh, ja okay. Ich komme."

„Gut." Helene nickte. „Ich glaube, Lisa geht ebenfalls mit. Sie erklärt dir bestimmt alles."

Mich überraschte es nicht zu sehen, dass fast die gesamte Station vor dem Fahrstuhl wartete. Zum Großteil waren meine Mitpatienten Mädchen, ich entdeckte jedoch auch drei Jungen. In einer Ecke stand ein Mädchen, das ich auf höchstens elf schätzte und das einen Verband um seinen Unterarm trug, an dem es unsicher herumspielte.

„Na, dann sind wir ja jetzt vollständig", flötete die Schwester, die uns begleitete. „Auf geht's, alle Fahrstuhlfahrer mit mir, unsere Treppengeher warten bereits unten."

Unser Trupp setzte sich langsam in Bewegung. Wir fuhren ins Untergeschoss und verließen dort das Gebäude, um in Richtung See zu laufen, den ich zuvor schon mit meiner Mutter und Daniel umrundet hatte.

„Hey!", sagte plötzlich eine Stimme neben mir, und als ich zur Seite sah, grinste mir ein Mädchen mit blonden Rastalocken und einem halben Dutzend Sommersprossen entgegen.

„Ich bin Lisa", sagte sie gut gelaunt. „Bin deine Patin und hab dich vorhin schon mal gesucht, aber da warst du wohl gerade unterwegs. Der erste Tag ist immer ein bisschen stressig hier. Glaub mir, das wirst du vermissen. Mit der Zeit ist es hier echt langweilig. Besonders am Wochenende, wenn keine Therapien sind. Ich hoffe, du bekommst Besuch? Meine Eltern können fast nie kommen – ich wohne in Baden-Württemberg. Das ist ein bisschen weit."

Ich nutzte den Moment, den sie brauchte, um Luft zu holen, und sagte: „Hey, ja, ich war den ganzen Tag unterwegs. Ich bin Laura."

„Ja, ich weiß." Lisa lachte. „Ich kann dich nachher mal rumführen, wenn du magst. Ist zwar nicht allzu spannend, aber das Gebäude ist so groß, dass jeder erst mal Hilfe braucht, um sich zurechtzufinden."

„Gern."

„Super. Der Spaziergang dauert ungefähr fünfzehn Minuten. Wir können anschließend einfach weiter durchs Gebäude gehen. Hast du sonst irgendwelche Fragen? Du kannst mich echt alles fragen; ich bin jetzt seit vier Wochen hier und kenne mich mittlerweile ganz gut aus. Wohl oder übel." Sie grinste und zuckte mit den Schultern.

„Ja, danke. Vorhin hatte ich eine Million Fragen, aber jetzt gerade ..."

„Na, dann fang ich einfach an. Wie alt bist du?"

„Sechzehn, und du?"

„Fünfzehn, aber nur noch zwei Monate. Hoffe, dass ich an meinem Sechzehnten hier raus bin. Sieht ganz gut aus, denke ich. Bin mittlerweile in Stufe zwei."

„Was hat es mit diesen Stufen auf sich?"

„Welche Stufe bist du denn?"

„Null", meinte ich achselzuckend.

„Ouh." Lisa verzog das Gesicht. „Dann darfst du weniger als nichts. Also, es ist so: Jede Stufe bringt gewisse Freiheiten mit sich, so was wie Bewegung, TBEs oder Tagesausflüge. In Stufe null darfst du am wenigsten, in Stufe eins darfst du immer noch nichts. Ab Stufe zwei ein bisschen weniger nichts. Ab Stufe drei geht es dann endlich. Stufe vier ist okay. Danach kommen Anorexie-Grenze und letztlich Normalgewicht. Da darfst du dann zum Beispiel wieder anfangen, ein bisschen Sport zu machen, ins Dorf gehen und so weiter. Tagesausflüge gehen meistens ab Stufe drei. Allerdings kommt es zusätzlich auf das Essverhalten an. Wenn du Stufe drei bist, aber am Anfängertisch sitzt, darfst du nichts. Es zählt ja nicht nur das Gewicht, sondern vor allem der Kopf.“ Sie tippte sich gegen die Stirn.

Mir schwirrte der Kopf von all den Informationen, die Lisa schnell heruntergespult hatte. „Was sind TBEs?“, fragte ich verwirrt.

„TBE steht für Therapeutische Belastungserprobung. Das sind Probewochenenden, an denen du nach Hause darfst, um zu testen, ob du es hinbekommst, da normal weiterzuessen. Normalerweise hat man zwei TBEs, das erste ist meistens nur für einen Tag und eine Nacht, das zweite länger. Ungefähr drei Tage. Meistens darfst du aber erst ein paar Wochen vor der Entlassung auf TBE. Dann gibt's noch Tagesausflüge. Das sind Bahnausflüge in eine Stadt in der Nähe. Hamburg, Braunschweig, Lüneburg oder Uelzen. Das darfst du aber auch erst ab einer bestimmten Stufe, und du musst mindestens deine Zwischenmahlzeiten abgegeben haben.“

„Zwischenmahlzeiten abgeben?“

„Ja also, es gibt verschiedene Stufen, mit denen du wieder ans selbstständige Essen rangeführt werden sollst. Am Anfang sitzt du am Anfängertisch und hast Tellerservice, wenn du dich gut anstellst, kommst du irgendwann vom Anfängertisch weg, und als Nächstes gibst du nach und nach deinen Tellerservice ab. Dann darfst du ans Büfett gehen und dir deine Portionen selbst auf den Teller füllen. Natürlich kontrollieren die Diätis, was du dir aussuchst, und du sitzt auch immer noch im betreuten Essen. Aber wenn du bei allen Mahlzeiten ans Büfett darfst und das gut klappt, kannst du irgendwann die Zwischenmahlzeiten abgeben. Das heißt, du darfst die dann austauschen und musst sie nicht mehr im betreuten Essen einnehmen. Du musst zwar weiterhin deinen Riegel, Joghurt oder was auch immer abholen, und sie kontrollieren, ob du es machst, aber immerhin darfst du, wenn du erst mal so weit bist, irgendwas austauschen, also meinetwegen einen Riegel gegen einen anderen oder so. Das muss nur ungefähr die gleiche Kalorienmenge haben."

„Und wenn man das nicht so macht? Kann man da nicht total einfach schummeln?", fragte ich skeptisch.

„Na ja, sie zählen darauf, dass du, wenn du die Zwischenmahlzeiten abgibst, weit genug bist, um sie auch zu essen", entgegnete Lisa. „Außerdem ist es nicht so clever zu bescheißen, weil, wenn du erwischt wirst von einer Diäti oder dich jemand verpfeift, dann kommst du zurück ins Betreute, und dann dauert es, bis du sie wieder abgeben kannst. Außerdem werden dir eventuell Privilegien wie Tagesausflüge gestrichen." Lisa holte tief Luft, bevor sie fortfuhr. „So, und der letzte Schritt ist, dass du im Saal essen darfst." Sie registrierte meinen fragenden Blick und fügte hinzu: „Im Saal heißt, du bist nicht mehr im betreuten Essen. Für eine Woche wird dein Teller noch kontrolliert, und danach isst du komplett selbstverantwortlich. Natürlich hast du deinen Plan, an den du dich halten musst, aber es liegt dann wie gesagt in deiner Verantwortung. Wenn du es nicht hinbekommst und es auffliegt, musst du zurück ins Überwachte."

„Bist du schon im Saal?", fragte ich.

„Nein, aber ich habe keinen Tellerservice mehr. Immerhin." Sie grinste verlegen. „Ich habe Tellerservice gehasst."

Wir hatten mittlerweile fast die ganze Runde um den See geschafft, obwohl wir uns mehr oder weniger im Schneckentempo fortbewegten.

„Wir könnten auch mal ein bisschen schneller gehen", hörte ich einen der Jungen hinter mir einem anderen Patienten zumurmeln. „Das würde schon nicht so viele Kalorien mehr verbrauchen. Bei dem Tempo überholt uns jede Schildkröte."

Ich konnte ihm nur stumm zustimmen. Zwar war die Runde um den See schön, allerdings hätte ich im normalen Tempo vielleicht zehn Minuten für die Strecke gebraucht, während wir bereits die doppelte Zeit unterwegs waren. Und allein der Gedanke, dass dies für die nächsten Wochen meine einzige erlaubte Bewegung am Tag sein würde, löste bei mir Bewegungsdrang aus.

„Wie komme ich vom Anfängertisch weg?", wandte ich mich wieder an Lisa. „Dort ist es echt furchtbar. Wie lange muss ich dort sitzen?"

„Kommt drauf an." Sie zuckte mit den Schultern. „Ich saß da nur zwei Tage lang. Allerdings habe ich mein Essen auch nicht auf meinem ganzen Teller verschmiert und Brotklumpen unter den Tisch fallen lassen. Wenn du anständig isst und deine Mahlzeiten in der Regel ohne Fresubin schaffst, kommst du an einen anderen Tisch. Sonst bleibst du da. Manche Neue werden nach ein bis zwei Tagen umgesetzt. Andere, die an dem Tisch sitzen, hocken bereits seit einem Monat dort. Es kommt darauf an, ob du bereit bist, mitzumachen und etwas zu ändern. Hast du dein Essen heute geschafft?"

„Nein", seufzte ich, „nicht mal ansatzweise."

„Mist."

„Ja, die Zeiten sind einfach viel zu kurz."

„Sagen viele. Ich komme damit ganz gut klar. Außerdem würde ich niemals Fresubin nachtrinken wollen."

„*Wollen* tue ich das auch nicht." Meine Stimme klang schärfer als beabsichtigt, doch Lisa schien sich nicht daran zu stören. Wahrscheinlich gehörte ein aggressiver Unterton bei vielen hier zur Normalität. „Was passiert eigentlich, wenn ich nicht nachtrinke?“

„Probier das lieber nicht aus“, sagte Lisa ernst. „Die Reste werden aufgeschrieben, und du musst sie zu einem späteren Zeitpunkt nachtrinken. Weigerst du dich dann immer noch oder die Menge wird zu groß, um realistisch nachgetrunken werden zu können, bekommst du eine Sonde gelegt.“

„Shit.“

„Jaaa. Echt, versuch, deine Portionen irgendwie zu schaffen. Schmeckt besser als Fresubin, und lieber nehme ich von echtem Essen zu als von irgendeiner Astronautennahrung, wenn ich eh schon keine Wahl habe.“

Wir hatten das Klinikgelände erreicht und steuerten auf den Eingang zu. Ein paar andere Patienten, offenbar von anderen Stationen, saßen auf Bänken oder Liegestühlen vor dem Gebäude und unterhielten sich. Eine Gruppe Jugendlicher hockte auf einer überdachten Terrasse, rauchte, und einer von ihnen spielte akustische Gitarre. Wenn man diese Gruppe so betrachtete, dachte man eher an eine Jugendfreizeit als an eine Klinik.

„Das sind die Leute von der Reha“, erklärte Lisa, die meinen Blick bemerkte. „Und Laura – versuch, vom Anfängertisch wegzukommen. Der zieht einen nur runter. Ich weiß, es ist schwer mit dem Aufessen und den Mengen hier, aber wenn man sich anstrengt und mitmacht, dann ist es gar nicht so schlimm.“

Als ich an diesem Abend ins Bett ging, schlief ich das erste Mal seit Langem sofort ein. Lisa hatte mir noch das Klinikgebäude gezeigt, und anschließend waren wir zur Abendrunde der Jugendstation gegangen. Dort sprachen wir mit den Schwestern über den vergangenen Tag, außerdem stellten sich mir die etwa dreißig Jungen und Mädchen vor, von denen ich mir jedoch keinen einzigen Namen merkte. Patienten, denen es nicht gut ging, wurden nach der Runde zu Extragesprächen ins Schwesternzimmer gebeten. Anschließend fuhr ich mit den anderen Patienten, die ebenfalls eine Spätmahlzeit essen mussten, mit dem Fahrstuhl in den fünften Stock hinauf, wo wir uns unseren Joghurt abholen sollten.

„Drück die Daumen, dass Schwester Sophie heute hochkommt", murmelte ein Mädchen, „dann haben wir länger Zeit. Sie lässt immer alles aufessen."

Wir hatten Glück. Statt der vorgegebenen fünfzehn Minuten bekamen wir fünfundzwanzig, und in dieser Zeit schaffte ich es tatsächlich, meinen Fruchtjoghurt auszulöffeln. Im Anschluss mussten wir die Becher vorzeigen.

„Das kannst du noch ein bisschen auskratzen", sagte sie mit einem kurzen Blick in meinen Becher.

„Der ist leer", protestierte ich.

„Also ich bekomm da noch drei Löffel raus. Kratzt du sie selbst zusammen, oder soll ich das machen?"

Frustriert ging ich zurück auf meinen Platz.

„Albtraum, oder? Als ob es ihnen Spaß macht, uns zum Essen zu zwingen", flüsterte mir meine Sitznachbarin zu. Erst jetzt bemerkte ich, dass sie eine Sonde trug – bislang war ich zu sehr auf meinen Joghurt fokussiert gewesen, als dass mir der dünne Schlauch aufgefallen wäre, der in ihre Nase führte. Ihr Becher war außen wie innen mit Joghurt beschmiert. Zusätzlich stand ein Päckchen Vanillemilch vor ihr, die sie tröpfchenweise über den Tisch verteilt hatte.

„Ja", nuschelte ich und starrte auf die Reste, die in meinem Becher klebten. „Lassen sie dir das durchgehen?" Ich nickte auf ihren beschmierten Platz.

„Oh, das werden wir sehen, nicht wahr?" Das Mädchen kicherte. „Ich bin übrigens Nele."

„Hey, ich bin Laura."

„Neu?"

„Ja. Ich hab dich gar nicht bei der Abendrunde gesehen."

Nele zuckte mit den Achseln. Murmelte etwas von in Ruhe spazieren gehen und machte sich daran, weiter ihren Joghurt zu verschmieren. Lediglich winzige Häppchen fanden tatsächlich den Weg in ihren Mund.

Ein paar Minuten später klatschte Schwester Sophie in die Hände. „So, meine Damen! Das war's. Sonst bekomme ich Ärger."

Wir waren nur noch zu dritt. Als Schwester Sophie an unseren Tisch kam, begutachtete sie kritisch meinen Becher. „Wirklich gegessen hast du da ja nichts mehr." Ich zuckte mit den Schultern. Sie seufzte. „Erster Abend, da lasse ich das noch durchgehen. Ab morgen wird der Becher jedoch ausgekratzt. Da möchte ich keine Reste mehr sehen." Sie wandte sich an meine Sitznachbarin. „Na, Nele, haben wir wieder Chaos angerichtet?"

„Weniger als gestern", entgegnete Nele stolz.

„Schaffen wir das irgendwann mal komplett ohne? Du weißt, dass ich das aufschreiben muss?"

Ich sah, wie Nele den Mund öffnete, um zu protestieren, stand auf, entsorgte meinen Becher und fuhr zurück auf die Jugendstation, bevor sich Schwester Sophie die Sache mit meinen Joghurtresten anders überlegen konnte.

Der nächste Morgen begann für mich bereits um sechs Uhr, da ich einen erneuten Termin zum Wiegen und Blutabnehmen hatte. Ich war nervös und ängstlich, als ich schließlich um kurz vor sieben vor dem Frühstücksraum herumtigerte und wartete, dass die Mitarbeiter der Küche den Saal aufschlossen. Immer mehr Mitpatienten trudelten ein, neben Jugendlichen auch die Erwachsenen und ein paar der Binge Eater, die auf einer anderen Station untergebracht waren.

Die Anorexie-Patienten versuchten, sich einen Platz so nah wie möglich an der Tür zu sichern, um schnell an ihren Tisch zu kommen und ja keine Sekunde der Zeit zu verlieren, die uns zum Essen zur Verfügung gestellt wurde.

Auch ich beobachtete nervös meine Handyuhr. 6:58 ... Sie könnten ja wenigstens schon mal die Tür aufmachen, damit man sich das Besteck zurechtlegen konnte. 6:59 ... Jetzt wurde es aber wirklich langsam Zeit ...

7:00 ... 7:01 ... Verdammt, konnten die sich nicht bitte beeilen? Am Ende musste ich *deretwegen* Fresubin nachtrinken!

Als um 7:02 Uhr endlich die Tür aufgeschlossen wurde, folgte ich meinen Mitpatienten hektisch in den Saal, suchte mein Besteck zusammen und lief zu meinem Platz in dem vom großen Saal abgegrenzten Raum, wo diejenigen saßen, die beim Essen überwacht wurden. Kaffee ... Ich brauchte Kaffee! Ich sprang auf und holte mir eine halbe Tasse. Zurück an meinem Platz, sah ich gestresst auf die Uhr. 7:06.

Am liebsten wäre ich in Tränen ausgebrochen. Jetzt musste ich noch mal vier Minuten warten. Erst um 7:10 Uhr durfte ich mit dem Essen anfangen. Wenigstens an diese selbst auferlegte Regel musste ich mich jetzt halten, wenn ich schon jede einzelne meiner anderen Regeln brach. Es war noch so lange hin bis zwölf Uhr. Es war viel zu früh. Ich fühlte mich wie in einem Albtraum.

Ich starrte auf den für mich hergerichteten Teller, der vor mir auf dem Tisch stand. Müsli, Brötchen, Frischkäse, Quark. Viel zu viel und dann auch noch alles in Vollfett. Erneut spürte ich Panik in mir hochkriechen und ließ meinen Blick über den Tisch schweifen. Die anderen hatten sich bereits mit stierenden Augen an ihren Portionen zu schaffen gemacht. Was ja auch schlau war. Die Uhr lief bereits seit fünf Minuten, und ich musste immer noch eine warten, bis ich endlich anfangen konnte.

Als die Zeiger schließlich 7:10 Uhr anzeigten, begann ich, langsam zu essen. Bereits gestern Abend hatte ich mich für eine Reihenfolge entschieden. Zuerst alle Rosinen aus dem Müsli raussuchen, dafür musste ich mindestens fünf Minuten brauchen, dann nicht weniger als zehn Minuten für das Müsli selbst, danach langsam das Brötchen. Wie lange ich dafür brauchen musste, hatte ich mir noch nicht überlegt, denn die eigentlichen sechzig Minuten, die ich sonst für ein Brötchen beansprucht hätte, würde ich hier nicht zur Verfügung haben.

Allerdings verschob sich dieses Problem auf den nächsten Tag, denn statt der von mir geplanten fünfzehn Minuten für das kleine Müsli brauchte ich fünfundzwanzig, und als schließlich der Wecker klingelte und die Zeit abgelaufen war, hatte ich das Brötchen nicht einmal angerührt, und auch Marmelade, Frischkäse und Quark standen unberührt neben mir.

Wütend über mich selbst, räumte ich, nachdem die Diäti meine restlichen Kalorien aufgeschrieben hatte, meine Sachen zusammen und verließ den Raum. Ich hatte viel zu früh gefrühstückt, fühlte mich jetzt schon vollgestopft ohne Ende und musste gleich noch einen Haufen flüssige Kalorien nachtrinken. Am liebsten hätte ich geheult. Ohne darüber nachzudenken, steuerte ich auf die Treppen zu, als mich jemand am Arm festhielt.

„Lass das lieber." Es war Lisa. „Wenn die dich beim Treppenlaufen erwischen, gibt es einen Rollstuhl oder einen Monitor."

„Was?"

„Rollstuhl, dann wirst du nur noch rumgeschoben, damit du dich nicht überflüssig bewegst. Oder Monitor, damit sie sehen, wenn sich dein Herzschlag erhöht, und du dich dementsprechend ebenfalls nicht überflüssig bewegen kannst. Ich sag doch, mach einfach mit." Sie leitete mich zum Fahrstuhl. „Wie war das Frühstück?"

„Furchtbar. Ich muss bestimmt zwei Liter Fresubin nachtrinken", grummelte ich, als sich der Lift ruckelnd in Bewegung setzte.

„Shit. Ich hab gehört, dass das Zeug echt eklig ist."

„Ja, ist es. Die Zeit ist einfach viel zu kurz."

„Daran musst du dich leider gewöhnen. Mehr gibt es nicht." Lisa seufzte. „Setz dir als Ziel, ans Büfett zu kommen und dann die Zwischenmahlzeiten auszutauschen. Einfach mehr Freiheiten zu haben."

„Wenn ich am Büfett bin, habe ich ja noch weniger Zeit", stöhnte ich.

„Ja, aber dafür ist es viel besser, weil du austauschen kannst und nicht jeden Tag genau das Gleiche essen musst. Außerdem gibt es am Büfett manchmal Melonen und Rührei, und abends kannst du dir deinen eigenen Salat zusammenstellen. Wenn man eh zunehmen muss, soll es wenigstens schmecken und nicht dieses blöde Fresubin sein, oder?" Wir waren mittlerweile im vierten Stock angekommen, und Lisa ließ sich in einen Sessel in der Sitzecke fallen. Ich blieb stehen.

„Ja, aber ich brauche mehr Zeit", sagte ich verzweifelt.

„Verstehe ich, gibt dir trotzdem keiner", antwortete Lisa. „Wir müssen mitmachen, besonders, wenn wir hier rauswollen. Also, ich hab auf jeden Fall keinen Bock, sechs Monate hier rumzuhocken, ich will nach Hause." Sie grinste schwach.

„Hast du Heimweh?"

„Ja, und wie. Deswegen esse ich. Ich will einfach zurück."

Ich nickte verständnisvoll.

„Du solltest allmählich mal ins Schwesternzimmer wegen

nachtrinken." Lisa machte eine Handbewegung den Gang hinunter. „Wir sehen uns nachher?"

Ich nickte und beobachtete, wie Lisa sich aus dem Sessel stemmte und langsam zu ihrem Zimmer schlurfte.

Zum Nachtrinken gab es erneut anderthalb Becher Fresubin, die ich unter Tränen hinunterwürgte.

„Willst du reden, Laura?", fragte die Schwester, als ich ihr zitternd meinen leeren Becher vorzeigte, doch ich winkte ab. Nein, wollte ich nicht. Ich wollte nur hier raus. Ich fühlte mich, als bekäme ich keine Luft, wie aufgeblasen, und als ich den Flur entlanglief, hatte ich das Gefühl, dass Hunderte Blicke mich streiften.

Du bist zu fett.

Du gehörst hier nicht her.

Als ich endlich in meinem Zimmer ankam und die Tür hinter mir zuwarf, war ich froh, dass Helene nicht da war. Erneut wühlte ich in meinem Koffer und fand endlich die Rasierklinge und eine Packung Pflaster.

Ich zog die Klinge über meinen Arm, einmal, zweimal. Ich spürte, wie der Druck etwas nachließ, als ich endlich das Blut laufen sah.

Dreimal.

Viermal.

Fünfmal.

Der letzte Schnitt war tiefer geworden als geplant.

Ich bekam wieder Luft.

Ich lief ins Bad, schloss die Tür ab, klebte ein paar Pflaster über die Wunden, entsorgte den Müll und wischte das Blut, das auf die weißen Fliesen getropft war, sorgfältig auf. Trotzdem ging es mir nur geringfügig besser.

Ich lief zurück zu meinem Koffer, verstaute die Rasierklinge und holte stattdessen eine Sweatshirtjacke heraus, die ich mir überzog. Anschließend räumte ich die Sachen aus meinem Koffer in den Schrank, und als ich damit fertig war, begann ich, durch das Zimmer zu tigern.

Kalorien verbrennen, Kalorien verbrennen.

Es war mittlerweile neun Uhr, und bei der Vorstellung, dass ich in anderthalb Stunden schon wieder essen sollte, lief mir ein kalter Schauer über den Rücken. Ich schritt auf und ab, legte mich aufs Bett und machte Sit-ups, stand wieder auf und lief herum.

„Was machst du?"

Ich hatte gar nicht gemerkt, dass Helene hereingekommen war. Erschrocken sah ich sie an.

„Das dürfen wir nicht", sagte sie tonlos.

„Ja, ja, ich weiß. Sorry, ich kann aufhören, wenn du willst. Ich ... Sorry, falls ich dich getriggert hab – ich hab's grad einfach nicht ausgehalten." Es gab zwei Gründe, aus denen uns unnötige Bewegung und zwanghafte Handlungen verboten waren – zum einen sollten wir so wenige Kalorien wie möglich verbrennen und unseren eh schon strapazierten Körper nicht noch weiter fordern, zum anderen wollten die Schwestern und Ärzte vermeiden, dass wir uns gegenseitig mit unseren Ticks ansteckten – triggerten.

Helene nickte langsam. „Nee, triggert mich nicht. Du musst wissen, was du machst."

Sie ließ sich aufs Bett fallen, zog ein dünnes Büchlein hervor und begann zu schreiben. Ich stand unsicher in der Mitte des Zimmers.

„Du willst dich echt nicht setzen, oder?", fragte sie nach einer Weile.

Ich zögerte. „Nicht so wirklich", gab ich schließlich zu. „Ich sitze nicht so viel."

„Na ja, deine Sache. Aber tu mir einen Gefallen, und fang nicht an, nachts Sport im Bad zu machen. Denn dann verpetze ich dich. Sorry, deine Vorgängerin hat das gemacht, Hocksprünge oder so was. Das hat immer so einen Lärm gemacht, aber ich möchte nachts schlafen."

„Äh ... okay." Ich zögerte einen Moment. „Hast du denn keine Probleme mit der Zeit und so?"

„Nein, es geht eigentlich. Nach drei Tagen durfte ich meinen ersten Tellerservice abgeben. Ich meine, ich bin ja hier, um gesund zu werden – was bringt es da, wenn man sich verweigert? Ich meine, ich esse jetzt nicht unbedingt zusätzlich, aber was ich muss, esse ich halt und bin dann bald hier raus. Mit ein bisschen Glück darf ich in zwei Wochen auf TBE."

„Cool, Glückwunsch."

„Jaa, und wenn du das auch willst, dann solltest du aufhören, hier so rumzutigern."

„Ich geb mein Bestes."

„Na ja, es gibt viele hier, die nicht so gut sitzen können, aber das war nie so mein Thema. Ich hab einfach nur zu wenig gegessen. Musstest du heute nachtrinken?"

„Ja."

„Musste ich nie." Sie klang etwas stolz, und einen Moment lang war ich neidisch auf sie. Wie konnte ihr der ganze Klinikkram nur so leichtfallen, während ich bereits nach einem Tag am liebsten abgehauen wäre? Auf der einen Seite bewunderte ich Helenes Kampfgeist, auf der anderen machte es mich wütend, dass sie scheinbar mit Leichtigkeit gegen ihre Krankheit anging. „Ist das echt so ekelig, wie alle sagen?"

„Ist nicht lecker, nee."

„Also ist essen auf jeden Fall die bessere Wahl."

„Ja." *Als ob ich das nicht wüsste. Sie könnten mir ja einfach die doppelte*

Zeit und ein bisschen weniger geben, dann würde ich es vielleicht auch schaffen. Ich sah unsicher auf meine Füße. Helene schwieg und schrieb erneut in ihrem Büchlein.

„Wo warst du eigentlich bei der Morgenrunde?", fragte sie irgendwann.

„Was?"

„Morgen- und Abendrunde. Das sind Pflichtveranstaltungen. Wo warst du?"

„Oh, hab ich wohl vergessen." Dunkel erinnerte ich mich, gestern etwas über die Morgenrunde auf meinem Plan gelesen zu haben.

„Hast du heute Therapie?"

„Mal sehen." Ich ging zu meinem Schreibtisch hinüber und sah auf meinen Plan, der dort neben einigen Notizbüchern und Schulsachen lag, die ich mitgenommen hatte, um zumindest teilweise auf dem Laufenden zu bleiben. „Tanztherapie und heute Abend Selbsthilfegruppe."

„Also eher ein langweiliger Tag", stellte Helene fest. „Wenn du magst, können wir mal Karten oder so spielen?"

Der restliche Tag lief nicht viel besser als das Frühstück. Den Sahnejoghurt am Vormittag rührte ich nicht an, das Mittagessen schaffte ich zu etwa einem Drittel, und bei der zweiten Zwischenmahlzeit aß ich gerade mal meinen Apfel.

Nach jeder Mahlzeit tigerte ich durch unser Zimmer und vermied es den ganzen Tag, mich hinzusetzen, denn die Angst, bei den Massen, die ich aß, auch noch Kalorien zu sparen, war kaum auszuhalten. Die Tanztherapie, die dazu dienen sollte, ein besseres Körpergefühl zu entwickeln, ließ ich an mir vorbeiziehen, und nach dem Abendessen war meine erste Packung Pflaster bereits aufgebraucht. Am liebsten hätte ich mich ins Bett gelegt und geheult. Ich hätte schwören können, allein an diesem einen Tag bereits einhundert Kilo zugenommen zu haben, und wollte nach Hause.

Im Laufe des Tages hatte ich weitere Patienten kennengelernt, sowohl von meiner Station als auch von der nebenan liegenden Akutstation für Erwachsene. Diese Begegnungen trugen nicht gerade dazu bei, dass ich mich besser fühlte. Im Gegenteil, sie bewiesen, wie *fett* ich selbst war. Einige der Patientinnen waren so dünn, dass sie nicht allein gehen durften und im Rollstuhl herumgefahren wurden.

Nach meiner Abendration Fresubin traf ich in der Sitzecke eine Frau, deren abgemagertes Gesicht aussah wie ein mit Haut überspannter Totenkopf. Als ich sie im Rollstuhl sitzen sah, war ich mir zunächst sicher, dass sie nicht einmal mehr laufen konnte, so dünn, wie ihre Beine waren. Doch kaum waren die Schwestern zu ihrer Abendbesprechung verschwunden, stemmte sie sich mit ihren Ärmchen geschwind in die Höhe und begann, im Gang auf und ab zu gehen.

Sie sah unfassbar alt aus und gleichzeitig wie ein Kind. Ihr Gesicht hatte bereits tiefe Falten, aber ihr etwa 140 Zentimeter messender magerer Körper erinnerte mich an den eines der verhungernden Kinder aus Krisengebieten, die man manchmal im Fernsehen sieht. Die Frau war gerade zwanzig geworden, wie ich später erfuhr, und litt, seit sie acht Jahre alt war, an Magersucht.

Ich war gleichzeitig erschrocken und ehrfürchtig, während ich sie beobachtete, wie sie den Flur auf und ab schlich. Erschrocken und ehrfürchtig aus demselben Grund: Wie konnte jemand freiwillig so wenig essen, dass er so dünn wurde?

Ich verdiene den Platz hier gar nicht, dachte ich missmutig und fühlte mich plötzlich so dick wie noch nie in meinem Leben.

Der Druck in meinem Kopf nahm zu. Das Gedankenkarussell

drehte sich in Höchstgeschwindigkeit. Wie konnte ich nur so hochnäsig sein, jemals gedacht zu haben, dass ich hierhergehören könnte?

Ich verließ die Sitzecke und rannte den Gang entlang in mein Zimmer.

„Helene?", rief ich vorsichtshalber, als ich die Tür schloss.

Ich bekam keine Antwort. Als es nach erneutem Rufen weiterhin still blieb, lief ich zum Schrank, um die Rasierklinge zu holen.

Der Anblick des Blutes beruhigte mich, alles schien ein bisschen weniger chaotisch, erträglicher. Und trotzdem liefen meine Gedanken nach wie vor Amok. Wo hatte ich die Pflaster hingetan? Zwischen meinen Hosen nichts, unter den Schulbüchern nichts, in der Unterwäsche nichts. Mittlerweile versuchte ich panisch, das Blut nicht auf den Boden tropfen zu lassen. Verdammt, wo waren die blöden Dinger?

Ich fand eine Packung Taschentücher, zog ein paar heraus und drückte sie auf die Schnitte.

In dem Moment hörte ich den Schlüssel im Schloss. Schnell griff ich nach einer Strickjacke, als Helene auch schon im Zimmer stand.

„Alles okay?"

Ich kniete auf dem Boden mit einem Arm in meiner Jacke und betete, dass die Taschentücher nicht durchbluteten. Meine Selbstverletzungen vor ihr einzugestehen wäre mir peinlich gewesen, ein viel intimerer Akt als einfach Essen zu verweigern oder zwanghaft auf und ab zu laufen.

„Äh ja. Mir war ... kalt."

„Kalt?" Skeptisch sah sie zu mir herüber.

Schnell schloss ich die Schranktür, murmelte etwas von „Schwesternzimmer" und verließ den Raum. Mit meinem blutenden Arm hatte ich keine andere Wahl, als tatsächlich zu den

Schwestern zu gehen. In Gedanken fluchend, dass ich kein Einzelzimmer hatte, klopfte ich dort an die Tür.

„Ja?"

In der Ecke des Schwesternzimmers saß ein weiteres Mädchen, das ich bisher nur vom Sehen kannte und um das sich eine der Schwestern kümmerte.

Mich begrüßte Schwester Greta, die mich fragend ansah.

„Äh." Mein Kopf glühte, und ich mied ihren Blick, als ich stammelte: „Ähm, mein Arm ... ähm ... blutet."

„Okay", hörte ich Schwester Greta sagen, und als ich aufblickte, war sie schon dabei, ein paar Sachen zusammenzusuchen, und rief über die Schulter: „Ich bin mit Laura im Nebenzimmer. Komm mit." Sie legte mir eine Hand auf die Schulter und schob mich durch eine Tür. Nebenan desinfizierte sie meinen Arm und legte mir einen Verband um. Ich sah ihr schweigend und beschämt dabei zu.

„Da sind auch noch andere neue Wunden", bemerkte sie, nachdem sie das Verbandszeug zusammengepackt hatte. Ich war gerade aufgestanden und ließ mich nun wieder auf den Stuhl fallen und begann, mit dem Bein zu wippen.

„Ja, halb so wild", murmelte ich.

„Schwerer erster Tag, hm?" Schwester Greta machte ein verständnisvolles Gesicht.

„Jaaaa." Ich zuckte mit den Schultern.

„Hast du immer noch Ritzdruck?"

„Was?"

„Druck, dich selbst zu verletzen?"

„Ja, schon. Aber alles gut."

„Hast du noch den Igelball, den ich dir gestern gegeben habe?"

„Ja."

„Gut, probier den ruhig mal aus. Und was hältst du davon, wenn wir dir einen Skill-Verband anlegen?“

Unsicher sah ich sie an.

„Ähm, meinetwegen.“

Ich beobachtete sie dabei, wie sie erneut ein paar Utensilien auf dem Tisch ausbreitete und eine Kompresse mit einer Salbe bestrich.

„Gib mir mal deinen Arm. Den unverletzten. Ärmel hochkrempeln, bitte.“

Ich tat wie mir geheißen, und Schwester Greta legte mir die präparierte Kompresse auf den Unterarm und fixierte sie mit einer Mullbinde.

„So, das braucht einen Moment, um warm zu werden, aber dann sollte es schön brennen.“

Zufrieden betrachtete sie ihr Werk. „Schaffst du es das nächste Mal zu kommen, bevor du schneidest? Dann können wir erst mal reden. Manchmal hilft das.“

Ich zuckte mit den Schultern. „Ja, ich versuche es.“

„Es ist schwer, den Druck auszuhalten, ich weiß. Aber du kannst das schaffen, und wir helfen dir gern. Es gibt andere Optionen.“

„Jaa.“ Ich starrte an ihr vorbei an die Wand und zur Uhr. 19:05. Vor fünf Minuten hatte die Selbsthilfegruppe begonnen.

„Ich muss los“, hörte ich mich sagen. „Selbsthilfegruppe.“

Schwester Greta nickte. „Kommst du danach bitte noch mal zu mir? Eine Runde quatschen?“

„Ja, mache ich.“ Ich stand auf und zog meine beiden Jackenärmel über die Armknöchel. Peinlich genug, dass ich überhaupt zu spät kommen würde, da musste nicht noch jeder wissen, warum. Ich räusperte mich. „Danke.“

„Kein Problem.“ Schwester Greta lächelte mir zu.

Meine Sorge, zu spät zu kommen, war unbegründet, denn erst drei andere Mädchen saßen im Raum. Sofort fühlte ich mich erneut kugelrund, blieb neben meinem Platz stehen, bis die Letzte eingetrudelt war, und setzte mich, wie die meisten anderen im Raum, erst dann auf einen der Sessel.

In meiner Gruppe waren ausschließlich Mädchen, die sich mir der Reihe nach vorstellten. Sonst verlief die Selbsthilfegruppe anders, als ich es aus amerikanischen Filmen kannte oder erwartet hatte. Es wurde sich nicht einander im Chor begrüßt, und auch der Teil, in dem jeder seine Geschichte erzählt, fiel glücklicherweise aus. Stattdessen wurde gefragt, ob jemand ein Thema hatte, das ihn beschäftigte und über das er reden wollte.

„Es ist quasi das Gleiche, was wir auch in der Gruppentherapie machen, nur ohne Therapeutin", erklärte mir das Mädchen, das neben mir saß und sich als Dana vorgestellt hatte. „Wenn irgendwas passiert ist oder irgendein Thema aus der Vergangenheit hochkommt oder man einfach Heimweh hat, besprechen wir das. Was man dagegen tun kann, wie es besser werden könnte."

„Und wenn niemand ein Thema hat?"

Dana grinste. „Dann drucksen wir einfach ein bisschen rum und beenden Selbsthilfe halt ein bisschen früher. In Gruppentherapie schlägt dann Frau Beck Themen vor, und wir können uns für eins entscheiden."

Heute war offenbar ein Tag, an dem kein Thema gefunden wurde, denn schon nach einer Viertelstunde einigten sich die Mädchen darauf, es für heute sein zu lassen. Ich erhob mich schweigend und ging wie abgesprochen noch einmal zurück zu Schwester Greta, mit der ich schließlich über eine Stunde redete.

„Ach, du glaubst nicht, wie oft ich das höre", sagte sie bedrückt, als ich ihr erzählte, dass meine Körperwahrnehmung seit meiner Ankunft in der Klinik umso schlimmer geworden war.

„Ich fühle mich so *fett*", murmelte ich. „Irgendwie glaube ich manchmal, dass alle Waagen, auf die ich mich stelle, kaputt sind und um die sechzig Kilo weniger anzeigen, als ich eigentlich wiege. Ich will nach Hause. Ich fühle mich wie ein Walross, während alle anderen hier *so, so dünn* sind."

„Du bist genauso dünn, Laura", entgegnete Schwester Greta. „Du kannst es bloß leider nicht sehen. Im Moment gehörst du jedenfalls genau hierhin."

„Ich habe bestimmt schon drei Kilo zugenommen."

„Bestimmt nicht! Und selbst das wäre nicht schlimm – im Gegenteil, es wäre ein toller Fortschritt! Du kannst zwanzig Kilo zunehmen und bist immer noch sehr schlank." Sie warf mir einen aufmunternden Blick zu, und ich fand es beruhigend, dass sie sich keine Notizen machte, während wir sprachen. „Die eigentliche Frage ist auch nicht das Gewicht, oder? Sondern, warum dieses Gewicht und alles drum herum so eine enorme Rolle für dich spielen! Auf *diese* Frage musst du eine Antwort finden. Denn du bist ein tolles Mädchen, egal, welche Zahl auf der Waage steht."

„Finde ich nicht. Und je höher die Zahl wird, desto mehr verabscheue ich mich."

„Das liegt aber nicht an der Zahl", beharrte Schwester Greta. „Das Gewicht ist nur ein Symptom für das, was wirklich in dir vorgeht. Indem du immer mehr abnimmst, versucht dein Unterbewusstsein, um Hilfe zu schreien und gleichzeitig zu verschwinden. Deshalb müssen wir genau dort hinschauen und herausfinden, was dir so zu schaffen macht."

Ich erzählte Schwester Greta von meinen Eltern, meinen Ängsten, den Umzügen, dem Ausgeschlossensein und dass ich das Gefühl hatte, falsch zu sein und nichts gut genug hinzubekommen. Sie hörte zu, und am Ende nahm sie mich in den Arm.

„Du schaffst das! Ich bin mir ganz sicher."

Lisa hatte mir angekündigt, dass die Wochenenden in der Klinik sterbenslangweilig seien, und sie sollte mehr als recht behalten. Samstags und sonntags gab es keine Therapie, und außer den Patienten und ein paar Schwestern und einer Diäti, die die Teller bereitstellte und unsere Essensreste in Form von Fresubin-Millilitern notierte, war die Klinik leer. Ohne die ganzen Termine, die wochentags auf einen warteten, zerfiel der Tag in einen strukturlosen Haufen Zeit, mit dem die wenigsten von uns sinnvoll umzugehen wussten.

Samstagmittag gab es Pasta zum Mittagessen, und da dies mein Angstessen Nummer eins war, saß ich eine halbe Stunde schweißgebadet und zitternd vor meinem Teller, ohne auch nur einen Bissen anzurühren. Die zwei Becher Fresubin, die ich im Anschluss trinken musste, führten zu neuen Schnitten an meinen Unterarmen und Skill-Verbänden an beiden Oberarmen. Nachdem ich von einer besorgt dreinsehenden Schwester entlassen worden war, joggte ich über eine halbe Stunde lang in meinem Zimmer auf der Stelle, bis Helene mit einer Freundin hereinkam und mich unterbrach.

Nach der zweiten Zwischenmahlzeit stahl ich mich mit Lisa aus dem Gebäude, und wir gingen unsere eigenen Runden um den See. Die Gefahr, am Wochenende bei der eigentlich untersagten Bewegung erwischt zu werden, war aufgrund des zum größtenteils abwesenden Personals deutlich geringer, und wir trafen fast unsere halbe Station, die ebenfalls joggend oder gehend ihre Zeit am See verbrachte. Ein paar der Mädchen, die bereits höhere Stufen erlangt hatten, durften das sogar, aber die meisten schienen wie Lisa und ich die Wochenendzeit dafür zu nutzen, um Verbote zu umgehen.

Als wir unsere dritte Runde beendet hatten, trafen wir Dana, mit der zusammen wir einige Folgen *Supernatural* schauten, bevor wir gemeinsam zum Abendessen gingen. Auch diese Mahlzeit brachte mir mehrere Becher Fresubin ein.

Das Wochenende schien unendlich langsam zu verstreichen, und das Gefühl, nichts anderes zu tun zu haben, als sich von einer Mahlzeit zur nächsten hangeln zu müssen, machte es nicht erträglicher. Sobald ich den Speisesaal betrat, beschlich mich die altbekannte Aufregung, gepaart mit überwältigender Angst, und meine Gedanken machten es sich in jenem dunklen Loch bequem, das sie als ihren Lieblingsort deklariert hatten.

In der Nacht zum Sonntag wachte ich mit Herzrasen und Luftnot auf, lehnte mich keuchend gegen die Wand und versuchte, meine Atmung zu kontrollieren. Es dauerte bis in die Morgenstunden, bis ich wieder einschlief, und als ich kaum eine Stunde später endgültig aufwachte, fühlte ich mich wie gerädert. Am Nachmittag kam mich meine Mutter besuchen; wir drehten abermals eine Runde um den See (in gemächlicherem Tempo, als ich mit Lisa angeschlagen hatte) und sprachen wenig. Es gab nichts, worüber ich im Augenblick reden wollte, und dennoch hätte ich nichts lieber getan, als mit ihr ins Auto zu steigen, als sie sich gegen Abend mit bedrückter Miene verabschiedete.

In einer Mischung aus Trotz und Wut auf die Essstörung bemühte ich mich tatsächlich, mein gesamtes Abendessen herunterzuwürgen, schaffte allerdings nur geringfügig mehr als an den Tagen davor und saß schließlich erneut vor meinem Becher Fresubin.

Ein Teil der Mädchen von meiner Station hatte am Montag Wiegetag, und ihre düsteren Blicke danach schürten meine Angst vor dem nächsten Tag, an dem ich selbst an der Reihe war und endlich erfahren würde, ob und wie viel ich inzwischen zugenommen hatte. Es mussten Kilos sein …

Auch Lisa schien mit ihrem heutigen Wiegeergebnis nicht sonderlich zufrieden zu sein, denn sie war ungewöhnlich wortkarg, während wir vor dem Speisesaal darauf warteten, dass endlich aufgeschlossen wurde. Als wir schließlich am Tisch saßen, sah ich, wie sie von der Ernährungsberaterin dreimal zum Büfett zurückgeschickt wurde, da sie das Essen auf ihrem Teller offensichtlich zu klein portioniert hatte.

Nach dem Nachtrinken hielt mich eine der Schwestern zurück. „Frau König hat mich gebeten, dir zu sagen, dass du heute Mittag, nach der zweiten Zwischenmahlzeit, bitte kurz zu ihr kommst. In Ordnung? Und denk diesmal an die Morgenrunde in einer Stunde."

Ich nickte und beschloss, die Stunde, die mir bis dahin blieb, stehend in meinem Zimmer zu verbringen. Dort traf ich Helene, die nach dem Aufstehen ebenfalls zum Wiegen gegangen war, jedoch weniger deprimiert wirkte als die anderen.

„Alles okay?", fragte ich.

„Ja, alles gut. Wochenziel erreicht: 900 Gramm zugenommen."

„Oh", sagte ich, doch Helene hatte nur gleichgültig mit den Schultern gezuckt.

„Deswegen sind wir doch hier, oder?"

Gern hätte ich sie um ihre Gelassenheit beneidet, aber ich spürte, dass ich nicht bereit war, mein Gewicht so entspannt zu sehen. Ich konnte mir nicht einmal vorstellen, wie ich eine Gewichtszunahme von lediglich dreihundert Gramm akzeptieren sollte, und so zerbrach ich mir während meiner selbst verordneten Stehzeit die Gedanken darüber, wie es Helene gelang, all die Prozesse hier so entspannt anzunehmen.

Nach der Morgenrunde, die heute dazu führte, dass ein Großteil der Anwesenden – hauptsächlich jene mit Wiegetag – zu Gesprächen ins Schwesternzimmer gebeten wurde, machte ich mich mit Dana und einem Mädchen namens Leonie auf den Weg zur Kunsttherapie, die zweimal pro Woche auf meinem Plan stand.

„Heute machen wir freies Gestalten!“, verkündete die Therapeutin, kaum, dass wir alle saßen. „Ton, Zeichnen, Malen, Collagen ... Sucht euch was aus, Mädels.“

Ich fühlte mich etwas verloren, als alle aufsprangen und sich beliebige Materialien zusammensuchten. Die Kunsttherapeutin sah zu mir hinüber. „Du bist Laura, stimmt's?“

Ich nickte.

„Was machst du denn gern?“

„Äh.“ Ich starrte auf den Platz vor mir. „Zeichnen. Manchmal male ich auch.“

„Perfekt. Welche Motive?“

Ich zuckte mit den Schultern. Sie betrachtete meine schwarzen Klamotten.

„Gothic?“, mutmaßte sie.

„Eher selten“, erwiderte ich stirnrunzelnd, doch sie war schon aufgestanden und knallte kurz darauf einige Bücher vor mich auf den Tisch.

Aus den Augenwinkeln sah ich Dana kichern. Seufzend stand ich auf, holte mir ein paar Bleistifte und begann, irgendein Motiv aus dem oben liegenden Buch abzumalen.

„Gothic?“, flüsterte Dana, „jetzt wirklich?“

„Scheint so.“

„Gibt Schlimmeres.“ Sie grinste, griff sich ebenfalls eines der Bücher und begann, es durchzublättern. „Nicht unbedingt motivierend, aber irgendwie cool.“

Das Mittagessen war, wie an den Tagen zuvor, eine Katastrophe. Es gab Kartoffelpuffer, und außer einem einzigen Plätzchen und ein bisschen Apfelmus bekam ich nichts hinunter. Fast begann ich zu weinen, als ich sah, dass meine Puffer durch das Apfelmus aufgeweicht waren. *So darf das nicht sein, so ist das falsch, nichts funktioniert.*

Frau König, die diesmal die Aufsicht hatte und meine Reste aufschrieb, lächelte mir aufmunternd zu.

„Das wird schon!“, sagte sie. „Wir überlegen nachher mal, was wir machen können, damit dir das Essen etwas leichter fällt.“

250 Milliliter Fresubin später saß ich in der Gruppentherapie, doch meine Nervosität darüber, nach dem Essen nicht stehen zu können, sondern sitzen zu müssen, machte es mir schwer, den Gesprächen zu folgen.

„Leute! So wird das nichts“, sagte Frau Beck kopfschüttelnd als die Runde nach zwei Stunden beendet war. „Ihr müsst schon *mitarbeiten,* damit wir hier etwas erreichen. Ihr sollt Fortschritte machen, und ich gebe euch hier jede Chance. Ihr müsst nur auch reden. Wenn ausschließlich ich irgendetwas erzähle, bringt euch das wenig. Und jetzt genug gemeckert, wir sehen uns morgen, meine Lieben.“

Die meisten schienen nicht schnell genug von ihren Sitzplätzen hochkommen zu können. Der Großteil der Anwesenden teilte meine Abneigung gegen das Sitzen, und mein zwanghaftes Beinezappeln war hier ebenfalls eher Regel als Seltenheit.

Die Zwischenmahlzeit, die aus einem Keks und einem Apfel bestand, schaffte ich komplett. Offiziell hatten wir nur fünfzehn Minuten dafür, aber meistens waren die Schwestern nachgiebig, und es lief eher auf fünfundzwanzig heraus, die ich komplett auskostete. Zehn Minuten für den Keks, fünf Minuten Pause, zehn Minuten für den Apfel. Tatsächlich fiel mir die Zwischenmahlzeit um einiges leichter, da es hier freie Sitzplatzwahl gab und ich so bei Leonie, Lisa und Helene saß, die mir motivierend zusprachen und grinsend auf die Schulter schlugen, als ich schließlich den letzten Bissen meines Kekses heruntergeschluckt hatte.

„Geht doch!“, lachte Helene. „Ich bin stolz auf dich.“

Ich verzerrte mein Gesicht zu etwas, das hoffentlich einem Lächeln ähnlich sah. Tatsächlich war ich erleichtert, dass ich kein Fresubin nachtrinken musste. Allerdings fiel es mir schwer, damit umzugehen, dass ich nirgendwo auf der Kekspackung eine Kalorienangabe gefunden hatte und den Nährwert also nur schätzen konnte. Nachdem ich meine leere Kekspackung und meinen brav abgeknabberten Apfel den Schwestern vorgezeigt hatte, die meinen Apfel, den ich als vollkommen aufgegessen betrachtete, trotz meiner Mühe mit kritischen Worten bedachten, machte ich mich auf den Weg zu Frau König.

„Hey“, begrüßte sie mich fröhlich. „Setz dich doch.“

Ich nahm ihr gegenüber Platz – schon wieder sitzen – und knetete nervös meine Hände.

„Ich habe dich hergebeten, um zu fragen, ob du mit deinem Plan so weit klarkommst. Ich habe gesehen, dass du ziemlich viel nachtrinken musst, und mir wurde gesagt, dass dir das sehr schwerfällt und du danach jedes Mal durch Selbstverletzung Druck abbauen musst?“

Ich zögerte. „Na ja, flüssige Kalorien gehören zu meinen verbotenen Nahrungsmitteln. Also ja, es ist nicht so einfach mit dem Fresubin.“

„Das glaube ich dir. Und wie geht es dir damit, das Essen in der vorgegebenen Zeit zu schaffen?“

„Die Zeit ist zu kurz, und die Essenszeiten an sich finde ich alle ziemlich früh. Zu Hause habe ich erst ab zwölf gegessen, das ist das frühste Vorstellbare. Deswegen ist das im Moment einfach alles ziemlich schwer.“

„Zwölf Uhr ist ziemlich spät fürs Frühstück.“

„Ich habe vorher keinen Hunger", sagte ich schulterzuckend.

„Ich glaube, deine Essstörung will, dass du früher keinen Hunger hast."

Ich schwieg.

„Weißt du, es geht hier genau darum, den Regeln der Essstörung weniger Raum zu geben, damit du lernst, wieder freier zu leben. Deine Essstörung möchte aber natürlich, dass du an den Regeln festhältst, denn wenn du das nicht mehr tust, ist sie in Gefahr", erklärte Frau König. „Welche Mahlzeit fällt dir denn am leichtesten und welche am schwersten?"

„Am schlimmsten ist das Frühstück", antwortete ich sofort. „Das ist einfach echt hart, weil es so früh ist. Und dieser Sahnejoghurt." Ich schüttelte mich und überlegte einen Moment lang. „Am einfachsten ist die zweite Zwischenmahlzeit, glaube ich. Das Abendessen ist auch okay, nur die Zeit ist zu kurz."

„Wir könnten deinen Plan so ändern, dass du etwas weniger beim Abendessen hast, und stattdessen vielleicht eine Kleinigkeit zum Snack hinzufügen. Zum Beispiel weniger Quark und dafür vielleicht ein paar Nüsse?"

„Nüsse haben so viel Fett."

„Einen großen Riegel, Snickers oder so was?"

„Ungesund."

„Einen zusätzlichen Joghurt nachmittags?"

„Habe ich schon abends."

„Und ein Trinkpäckchen geht wahrscheinlich auch nicht?"

„Flüssige Kalorien."

„Hm, irgendwas musst du nehmen, wenn du vorankommen willst."

„Aber es ist alles schwer."

„Das glaube ich dir, trotzdem musst du früher oder später den nächsten Schritt gehen. Es bringt nichts, das immer weiter aufzuschieben; damit machst du es dir nicht einfacher. Und das Fresubin scheint dir ja genauso schwerzufallen."

„Ja. Hier ist einfach alles schwer."

„Schau mal, was hältst du davon, wenn wir das mit den Nüssen bei der Zwischenmahlzeit morgen einfach mal probieren? Wir sehen uns sowieso morgen, um dein Wiegeergebnis zu besprechen, und können sie im Notfall dann sofort wieder rausnehmen."

„Aber ..."

„Fette sind nichts Schlimmes, Laura. Ganz im Gegenteil: Sie sind lebensnotwendig. Und Nüsse sind supergesund, wenn du es so sagen möchtest."

Ich zuckte mit den Schultern.

„Ein Tag?", fragte Frau König.

„Ja, okay."

„Glaubst du, wenn ich heute Abend dafür sorge, dass du einmalig ein bisschen weniger Quark hast, dass du dein Abendessen dann schaffst?"

„Ich weiß nicht. Die Zeit ist so kurz." Ich fühlte mich komplett bescheuert. Ich sah, wie Frau König sich alle Mühe gab, mir entgegenzukommen und das Essen irgendwie zu erleichtern, während ich beständig meine Einwände wiederholte, mit „aber" antwortete und nichts davon annehmen konnte, weil sich jedes Mal mein Magen krampfhaft zusammenzog und mein Kopf rebellierte.

Nicht essen. Nicht essen. Nicht essen.

Nicht nachgeben. Nicht nachgeben. Nicht nachgeben.

„Dreißig Minuten für zwei Scheiben Brot und ein bisschen Salat. Für mich hört sich das ausreichend an. Stell dir mal vor, dass jemand aus deiner Familie oder eine Freundin eine halbe Stunde für diese Menge bräuchte – fändest du, dass sie schnell essen?"

„Wahrscheinlich nicht", gab ich zu.

„Siehst du. Warum sollte es also bei dir so sein? Es fühlt sich so an, das glaube ich dir. Aber versuche, das alles rational zu betrachten."

„Hm."

„Also, glaubst du, du schaffst das heute Abend?"

„Ich weiß nicht."

„Okay, dann versuchen wir es einfach. Und ich möchte, dass du bis heute Abend etwas machst. Du schreibst dir eine Motivationsliste. Mit deinen Zielen, all den Dingen, die du mit der Magersucht nicht machen kannst und für die es sich lohnen würde, gesund zu werden. Und die nimmst du ab jetzt zu jeder Mahlzeit mit, okay?"

Ich stand bereits eine halbe Stunde allein in meinem Zimmer, als ich mich schließlich entschloss, diese Liste tatsächlich zu schreiben. Ich kramte einen Stift aus meiner Federtasche und riss ein Blatt aus einem Collegeblock. Jetzt musste ich nur noch eine halbwegs erträgliche Position finden, aus der man auch im Stehen einigermaßen schreiben konnte. Der Schreibtisch war viel zu tief, eine Fensterbank gab es nicht. Am Ende wuchtete ich meinen Koffer auf den Schreibtisch und erhielt so eine erhöhte Schreibfläche.

Beflügelt von dieser guten Idee, blickte ich auf das weiße Blatt Papier und begann nachzudenken: Wofür lohnte es sich, gesund zu werden?

Nach einer Weile musste ich mir eingestehen, wie entfernt sich jene Träume inzwischen anfühlten, die ich vor drei Jahren noch problemlos auf dieses Blatt Papier gebracht hätte.

Lohnte es sich dafür denn tatsächlich? Waren meine Träume nicht immer viel zu schwammig und ich viel zu unambitioniert gewesen? War ich nicht immer an allem gescheitert? Warum sollte ich jetzt diese veralteten Träume als Motivation aufgreifen und dafür das Einzige, worin ich tatsächlich gut war, aufgeben?

„Einfach anfangen."

WARUM?

schrieb ich in Großbuchstaben als Überschrift auf das karierte Blatt Papier.

Warum war ich hier?

„Gute Frage", murmelte ich.

Der erste Punkt war klar:

Für Mama und Daniel, damit sie sich keine Sorgen mehr machen müssen.

Der zweite Punkt, warum ich in der Klinik essen sollte, gelang mir ebenfalls mühelos:

Ich will nach Hause.

Kein Tellerservice mehr. Ans Büfett dürfen.

NIE WIEDER Fresubin.

Skeptisch blickte ich auf die Liste. *Sehr einfallsreich*, dachte ich. Gab es nichts anderes, das ich wollte? Irgendwas in meinem Leben *außerhalb* dieser Klinik? Mir fielen Dinge ein, doch wenn ich sie nun aufschrieb und nie erreichen würde, hieße das, dass ich erneut gescheitert war. Ich holte tief Luft. Es einfach halten. Meine Mutter sagte häufig, dass ich mir zu hohe Ziele setzte, Ziele, die kaum erreichbar seien. Also klein anfangen. Realistische Träume.

Konzerte meiner Lieblingsbands

schrieb ich und fügte hinzu:

Rock am Ring

Mit diesem Punkt war ich zufrieden. Seit ich mit zehn Jahren Videos von dem Festival im Fernsehen gesehen hatte, wollte ich dorthin.

Reisen
Auf Partys gehen können
Abitur schaffen

Über eine Dreiviertelstunde hatte ich gebraucht, um diese Liste zusammenzustellen, und trotzdem konnte ich halbwegs damit leben, als ich die Liste betrachtete. Das waren erreichbare Ziele, nichts allzu Ernstes. Nichts, das mir zu gefährlich werden konnte. Ich faltete den Zettel zusammen und steckte ihn in meine Hosentasche.

Die nächste halbe Stunde, bevor ich zum Essen hinunterging, tigerte ich erneut unruhig im Zimmer herum, während meine Gedanken pausenlos um das Abendessen kreisten.

Durfte ich das Essen überhaupt schaffen?

Natürlich nicht. Nur eine halbe Stunde für das Abendessen. Viel zu wenig.

Aber hatte Frau König denn nicht recht? Irgendwann müsste ich sowieso essen, wenn ich hier raus und nicht mein Leben lang Fresubin trinken wollte.

Unschlüssig fuhr ich schließlich mit dem Fahrstuhl ins Erdgeschoss. Der Speisesaal war bereits offen, und ich suchte mir mein Besteck zusammen. Als ich an meinen Platz kam, entdeckte ich, an meinen Teller geklebt, einen Zettel:

stand da, und daneben lächelte ein Smiley und waren drei Herzen gemalt. Ich starrte von dem Zettel auf meinen Quark, von dem tatsächlich weniger in meiner Schüssel war als gestern.

Ich holte tief Luft.

„Okay, ich bekomme das hin", sagte ich mir. Ich positionierte meinen Zielzettel sowie den Zettel von Frau König und einen Glücksbringer, den meine Mutter mir am Wochenende geschenkt hatte und der mich hier bei jeder Mahlzeit begleitete, neben meinem Teller und begann, langsam zu essen.

An diesem Abend musste ich das erste Mal nicht nachtrinken.

In der folgenden Nacht schlief ich wenig. Immer wieder wurde ich schwitzend und mit rasendem Herzen wach. In meinem Kopf spukten das schlechte Gewissen wegen des Abendessens und die Angst vor der Waage am nächsten Morgen. Um sechs Uhr klingelte mein Wecker. Bereits seit einiger Zeit wälzte ich mich unruhig im Bett hin und her und war beinahe erleichtert, als ich schließlich auf Socken über den Flur der Station zum Schwesternzimmer lief. Die Tür war geschlossen, also lehnte ich mich an die gegenüberliegende Wand, wippte mit dem Fuß und wartete. Etwa fünf Minuten später trat eine meiner Mitpatientinnen aus dem Schwesternzimmer und lief mit müdem Blick an mir vorbei.

„Laura, du als Nächste?!" Ich war froh, Schwester Greta zu erblicken, die mir fröhlich zuwinkte.

Ich schickte ein kurzes Stoßgebet zum Himmel, an dessen Erfüllung ich selbst nicht glaubte, doch *bitte, bitte* durch *irgendein Wunder* nicht zugenommen zu haben, bevor ich das Zimmer betrat. Nur in Unterwäsche stellte ich mich auf die Waage.

Plus 900 Gramm.

In gerade mal fünf Tagen.

Mit starrem Blick stieg ich von der Waage, sah, wie Schwester Greta mein Gewicht notierte.

„Alles gut?"

Ich nickte mechanisch. Nichts war gut. Ich zog mich an. Ich war *fett, fett, fett*. Genauso kraftlos wie das Mädchen vor mir verließ ich das Schwesternzimmer und kehrte in mein eigenes Zimmer zurück. Mittlerweile war auch Helene wach.

„Na, wie war's?"

„Albtraumhaft." Mit verschränkten Armen stellte ich mich ans Fenster und stierte nach draußen. Wie konnte ich nur so viel zugenommen haben?

„Also hast du dein Wochenziel geschafft? Sei doch froh." Helene stemmte sich aus dem Bett hoch und verschwand im Bad.

„Froh?", flüsterte ich. Froh wäre ich vielleicht gewesen, wenn ich 900 Gramm abgenommen hätte. Im Augenblick war ich so weit vom Frohsein entfernt wie die Erde von der Sonne. Ich hörte, wie die Dusche anging.

Ich lief zum Schrank, zog die Rasierklinge heraus und verband die Wunde anschließend notdürftig mit einem Taschentuch und einer Socke. Darüber zog ich ein zu großes Sweatshirt. Anschließend ging ich erneut zum Schwesternzimmer und ließ mir am anderen Arm einen Skill-Verband anlegen.

Das Frühstück verlief erwartungsgemäß katastrophal. Ich schaffte nicht mal mein Müsli. Die Zahl auf der Waage ging mir nicht aus dem Sinn. *Die werden mich hier mästen wie ein Schwein*, schoss es mir durch den Kopf, und plötzlich bekam ich eine rasende Wut auf alle. Die Therapeuten, die Schwestern, die Köche, die Diätis, die Ärzte, auf meine Mutter, auf Daniel, auf meinen Vater und vor allem auf mich selbst.

Wie hatte ich es nur zulassen können, dass so viel Nahrung in mich hereinkam?

Wie konnte ich nur *essen?*

Warum war ich so *schwach?*

Ich starrte auf das unangerührte Brötchen, die volle Schüssel Quark, das jungfräuliche Müsli. Sah auf und erblickte die anderen Mädchen, die ihre Teller und Schüsseln mit Joghurt beschmierten und ihre Brote über dem Tisch verkrümelten.

Sie hatten ihr Wochenziel bestimmt nicht geschafft.

Ich gehöre hier nicht hin.

Ich bin nicht krank.

Ich bin nur fett.

Mein Herz begann wieder zu rasen, und ich spürte Panik in meine Knochen kriechen.

Ich schloss die Augen. Ich wollte nichts wie weg. Weg von diesem Tisch, weg aus dieser Klinik, weg von mir selbst.

Das katastrophale Frühstück resultierte in der größten Portion Fresubin, die ich bis jetzt hatte trinken müssen. Zwei volle Becher des dickflüssigen Getränks standen vor mir, und ich hätte sie am liebsten beide gegen die Wand geworfen.

Hatte ich nicht gerade 900 Gramm zugenommen? Warum hielten sie es trotzdem für nötig, mich mit diesem Zeug zu mästen?

Schweigend zwang ich mir den ersten Becher hinein. Schluck für Schluck und mit dem Gedanken im Kopf, dass eine Magensonde noch viel schlimmer wäre. Nach zwanzig Minuten war ich damit fertig, und der zweite stand immer noch unangerührt vor mir.

„Das müssen wir verschieben", sagte Schwester Marie stirnrunzelnd. „Du musst das im Laufe des Tages noch trinken."

Ich sagte nichts, stand wütend auf und entsorgte den leeren Becher im Mülleimer.

Als Nächstes traf sich meine Gruppe mit Frau Beck, Frau König und einer Schwester zur Wiegerunde, um den morgendlichen Gang auf die Waage zu besprechen. Am liebsten hätte ich geschwänzt, weil es jedoch sonst nichts gab, das ich hätte tun können, ging ich schließlich doch hin.

Ich war dankbar, dass wenigstens unsere Gewichte nicht vorgelesen wurden, denn bestimmt war ich die Allerschwerste im Raum. Einzig, ob wir unser Wochenziel erreicht hatten (wir sollten 500 Gramm bis ein Kilo pro Woche zulegen), wurde laut mitgeteilt. Verwundert stellte ich fest, dass tatsächlich einige der zehn am Tisch sitzenden Mädchen ihr Wochenziel nicht geschafft hatten, und sofort fühlte ich mich, wenn irgend möglich, noch schlechter. Als Nächstes sollten wir sagen, ob wir zufrieden waren (natürlich waren sowohl diejenigen, die das Gewicht erreicht hatten, als auch die, die es verfehlt hatten, unzufrieden), und zum Schluss unser Essverhalten während der vergangenen Woche einschätzen. Alle drucksten herum, fanden sich eigentlich ganz okay und beschwerten sich über tausend Details (die Schlange am Büfett sei zu lang, einer der Jungs auf unserer Station nehme sich immer die kleinsten Scheiben Brot, die Diäti, die letztes Wochenende Dienst gehabt hatte, habe viel zu große Portionen auf unsere Teller gehäuft).

Später am Tag stand jeder von uns zusätzlich ein Einzelgespräch sowohl mit Frau Beck als auch mit Frau König bevor, und ich war froh, dass der gesamte Tag mit Therapien vollgestopft war. Während der Gruppentherapie, im Einzelgespräch oder beim autogenen Training war ich wenigstens nicht allein mit meinen Gedanken. Gegen meine Erwartungen beschloss Frau König, meine Tagesration zu erhöhen.

„Du bist im Hungerstoffwechsel", erklärte sie, während wir versuchten, dem Plan zweihundert Kalorien hinzuzufügen, ohne dabei Lebensmittel zu verwenden, die auf meiner „Verbotenes Essen"-Liste standen, die wir gemeinsam erstellt hatten.

„Im was?"

„Dein Körper läuft sozusagen auf Sparflamme. Deine Organe werden unterversorgt, sodass nur noch die nötigsten Prozesse stattfinden. Das liegt an dem jahrelangen Kaloriendefizit. Jetzt, wo dein Körper endlich wieder Energie bekommt, krallt er sich alles, was er bekommen kann, um für eine neue Hungerzeit vorzusorgen."

„Und was soll ich dagegen machen?", fragte ich panisch. „Ich will nicht immer weiter zunehmen."

„Wirst du nicht. Niemand nimmt unendlich zu. Das Beste, was du jetzt tun kannst, ist, deinem Körper Ruhe zu gönnen und zu essen, damit er merkt, dass wieder genug Energie zur Verfügung steht."

Die beschwichtigend gemeinten Worte beruhigten mich leider gar nicht. Stattdessen fühlte ich mich in meinem Glauben bestätigt, ab sofort unkontrolliert zuzunehmen, bis man mich auf die Adipositasstation verlegen würde.

„Darf ich wenigstens an einem anderen Tisch sitzen?", bat ich mit zitternder Stimme. „Es ist so deprimierend am Anfängertisch."

Frau König machte ein bedauerndes Gesicht und schüttelte den Kopf. „Du darfst an den nächsten Tisch, wenn du nicht mehr nachtrinken musst."

„Aber ich habe doch mein Abendessen geschafft."

„Du musst *alle* Mahlzeiten schaffen."

„Das ist so viel."

„Jeder, der an den nächsten Tisch durfte, musste davor sein

gesamtes Essen schaffen. Du auch. Ich habe gehört, du hast noch Fresubin vom Frühstück übrig?“

„Ja, das war auch zu viel.“

„Du weißt, dass du das noch trinken musst?“

„Wie soll ich denn noch mal nachtrinken, wenn ich den ganzen Tag nur am Essen bin?“, fragte ich wütend. „Ich brauche auch mal eine Pause.“

„Der Plan wird gegessen, da gibt es keine Ausnahme. Und wenn du das so nicht schaffst, dann müssen wir irgendwann über eine Sonde nachdenken, und glaub mir, das willst du nicht.“

Nein, natürlich wollte ich das nicht.

„Aber das Nachtrinken ist furchtbar.“ Ich spürte einen Kloß im Hals, und mein Herz raste erneut. Ich schloss die Augen. „Ich habe solche Angst vor flüssigen Kalorien“, flüsterte ich.

„Ja, ich weiß. Und dieser Angst musst du dich stellen.“ Frau König sah auf meine „Verbotenes Essen“-Liste hinab. „Nudeln, Reis, helle Brötchen, flüssige Kalorien, Käse, Bananen, Rührei, Öl, Butter, Süßspeisen ...“ Sie seufzte. „Du musst dich diesen Ängsten stellen, deine Essstörung darf nicht weiter dein Boss sein! Übernimm du das Ruder.“

Ich lächelte schwach. „Ja, aber ...“

„Kein Aber.“

„... ich will kein Fresubin mehr trinken.“

„Dann musst du essen.“ Frau König stand auf und ging zum Kühlschrank. „Ich kann dir anbieten, dass du ein Snickers isst und heute Abend eine Extraportion Quark bekommst anstelle des Fresubins.“

„Kein Snickers“, murmelte ich. „Ich habe Angst vor Snickers.“

„Siehst du, Laura, du hast vor fast allem Angst. Irgendwas musst du jedoch essen oder trinken.“

„Das mit dem Extraquark können wir machen.“

„Das allein reicht nicht."

„Kein Snickers bitte."

„Dann Fresubin. Du kannst es gleich hier trinken."

Vollkommen überrumpelt beobachtete ich, wie Frau König eine Flasche Fresubin aus dem Kühlschrank holte, eine Menge abmaß und anschließend in ein Glas umfüllte.

„Der Quark ist schon abgezogen", sagte sie, als sie das Getränk vor mir abstellte. „Das sind jetzt gerade mal hundert Milliliter. Das schaffst du."

Mit Tränen in den Augen starrte ich auf das Glas.

„Hey", sagte Frau König beruhigend. „Du schaffst das."

Ich schüttelte den Kopf.

„Würde es dir helfen, wenn ich mittrinke? Du dein Glas, und ich nehme den Rest der Flasche?"

„Würden Sie das echt machen?" Ich hob überrascht den Kopf.

„Wenn es dir hilft, ja, warum nicht?" Sie zuckte mit den Achseln.

Während ich sie anstarrte, überrollte mich plötzlich eine Welle der Dankbarkeit. Ich bewunderte es, dass sie einfach so, zwischendurch, ein Glas dieser Kalorienbombe trinken würde. Für mich wäre das unvorstellbar gewesen, und es erstaunte mich, dass andere das scheinbar einfach machen konnten: Essen und Trinken sah bei anderen aus, als sei es das Einfachste auf der Welt, während es mich in unendliche Panik versetzte.

„Ich schaffe das allein", sagte ich schließlich. „Das müssen Sie wirklich nicht. Das Zeug schmeckt nicht mal."

Zuletzt bekam ich in meinen – nun zweihundert Kalorien höheren – Plan zusätzlich feste Trinkzeiten eingetragen. Offenbar erkannte man an meinen Blutwerten, dass ich zu wenig trank, und ich sollte ab sofort zu jeder Mahlzeit zwei Gläser Wasser trinken. Bisher hatte ich versucht, so wenig wie möglich an Flüssigkeiten zu mir zu nehmen, damit ich bloß kein Wasser einlagerte, doch jetzt sollten es mindestens 1,5 Liter am Tag werden.

Mir schien das alles so viel.

Das Essen. Das Trinken.

Alles viel zu viel.

Insgesamt jedoch war die Klinik, abgesehen davon, dass ich regelmäßig essen musste, um einiges weniger schlimm, als ich befürchtet hatte. Ich liebte die Schwestern auf meiner Station und ging jeden Morgen und jeden Abend zur „Schwesternzeit" zu ihnen, um mit ihnen zu reden. Frau Beck hatte mir diese Gespräche verordnet, da sich meine Depressionen und mein Drang, mich selbst zu verletzen, seit ich in der Klinik war, verschlimmert hatten.

Schon bald merkte ich, dass man mit dem Großteil der Schwestern supergut reden konnte, und ich freute mich auf die Unterhaltungen mit ihnen. Sie nahmen sich Zeit und redeten meine Gefühle und meine Wahrnehmungen nicht klein. Gleichzeitig machten sie mir deutlich, dass meine Sicht auf die Dinge von meiner Krankheit dominiert wurde.

Auf die Termine bei Frau Beck und Frau König freute ich mich ebenfalls jedes Mal. Frau Beck war locker und sehr entspannt und nahm trotzdem jede meiner Sorgen ernst. Ihre offene Art machte es mir leicht, mich ihr anzuvertrauen, und das erste Mal seit Langem hatte ich wieder das Gefühl, in der Therapie irgendwie voranzukommen.

Dasselbe galt für Frau König. Obwohl sie strenger war als die meisten anderen Diätis, was das regelmäßige Essen, wenig Bewegung und die Einhaltung des Stufenplans anging, reagierte sie grundsätzlich verständnisvoll, wenn man mit einem Problem zu ihr kam. Sie nahm sich für jeden Patienten um einiges länger Zeit als die veranschlagten zwanzig Minuten und versuchte, immer präsent zu sein, wenn man spontan ihre Hilfe benötigte.

Mit meinen Mitpatienten kam ich genauso gut aus, auch wenn ich mich von einigen sehr getriggert fühlte. Besonders von jenen, mit denen ich am Anfängertisch saß. Wenn ich sah, wie jemand neben mir sein Brötchen auf und unter dem Tisch verteilte, konnte ich manchmal nicht anders, als ebenfalls einen Teil meiner Portion wegzuschummeln, weil ich auf keinen Fall *schlechter* sein wollte.

Unter uns Patienten gab es mehrere Lager. In eines gehörten jene, die unbedingt gesund werden wollten. Zum Beispiel Anni, die sich zu jedem Essen zusätzlichen Nachtisch holte und sich alle paar Tage von ihrer Mutter eine neue Ladung Süßigkeiten vorbeibringen ließ.

„Ich will hier einfach raus", erklärte sie mir, als ich sie vorsichtig darauf ansprach, „aber gesund. Ich will wieder ein ganz normales Leben führen und diese Scheißkrankheit hinter mir lassen. Schau dir die ganzen Akutis bei den Erwachsenen an, die seit zwanzig Jahren hierherkommen, krank sind und nix von ihrem Leben hatten. Das will ich nicht, das hab ich jetzt kapiert." Sie war mit Abstand die motivierteste Patientin auf der Station, doch es gab auch einige wenige andere, die ähnlich entschlossen an die Sache rangingen.

Eine andere Patientengruppe bildeten jene, die man vor allem am Anfängertisch oder bei illegalen Joggingrunden um den See vorfand. Sie nutzten jede Möglichkeit, die sich ergab, um Essen verschwinden zu lassen, sich heimlich zu bewegen und sich an der Magersucht festzuklammern. Von ihnen sah und hörte man wenig, da sie sich entweder auf ihrem Zimmer verbarrikadierten oder verbotenerweise irgendwo draußen herumliefen. Bei den seltenen Unterhaltungen mit ihnen drehte sich meistens alles um

Möglichkeiten, beim Essen zu schummeln, oder es entstanden Diskussionen darüber, ob das Fresubin oder die Portion auf dem Teller zu viel gewesen war. Nach gewisser Zeit traf man diese Patienten mit einem Monitor oder einem Rollstuhl an, da irgendjemand sie beim heimlichen Spazierengehen erwischt hatte oder sie verpetzt worden waren.

Das Dünn-Sein war nach wie vor ein verdeckter Wettbewerb, und jeder, der bei Regelverstößen erwischt wurde, bekam die Missgunst der anderen zu spüren, da die Magersucht in unseren Köpfen panisch befürchtete, ein anderer könne besser im Dünn-Sein, im Essen-Wegschmuggeln oder im Sich-heimlich-Bewegen sein. Genauso wurden die offiziellen Regeln, nach denen wir uns nicht über Essen, Kalorien und Gewicht unterhalten durften, durchgehend gebrochen, und in unseren Gesprächen gab es kaum ein anderes Thema.

Dem größten Teil der Anwesenden ging es jedoch wie Lisa, Dana und mir. In manchen Momenten waren wir unendlich motiviert, die Krankheit zu besiegen, und sprachen uns Durchhalteparolen zu. In anderen Momenten saßen wir mit gesenktem Blick am Tisch und ließen Nüsse in unseren Hosentaschen verschwinden oder warfen uns ertappte Blicke zu, wenn wir uns bei einer heimlichen Runde um den See über den Weg liefen. Irgendwie *wollten* wir schon gesund werden, doch die Bedingungen und Regeln der Magersucht schoben sich immer wieder in den Vordergrund, und die Panik vor der Gewichtszunahme trieb uns beständig in die altgewohnten Denkmuster zurück.

Natürlich war das Gewicht nur ein *Symptom*, wie Frau Beck mir erläuterte, eigentlich ging es bei der Anorexie darum, sich durch die sich ausschließlich um Essen, Kalorien, Gewicht und Sport drehenden Gedanken nicht mit dem eigentlichen inneren Konflikt auseinandersetzen zu müssen.

Sie erklärte mir, dass die Magersucht wie eine Mauer sei, die mein Unterbewusstsein an der Grenze zum Bewusstsein aufgebaut hatte, um mich vor den Gefühlen, Ängsten, Sorgen und Enttäuschungen zu schützen, die dort tobten und die ich nicht verarbeiten konnte.

Und wer reißt schon freiwillig seinen Schutzwall ein, wenn er weiß, dass dahinter eine feindliche Armee lauert?

Bei ein paar meiner Mitpatienten dauerte es eine Weile, bis man aus ihnen schlau wurde. Helene zum Beispiel beteuerte mir bereits am zweiten Abend, keinerlei essgestörte Gedanken mehr zu haben.

„Ich will einfach nur zunehmen und hier raus", sagte sie. „Dann kann ich mein Leben normal weiterleben."

Jedoch erzählte Dana mir ein paar Tagen später, dass Helene bereits zum dritten Mal in der Klinik war.

„Sie isst sich jedes Mal in fünf bis sechs Wochen raus und kommt nach spätestens drei Monaten wieder", meinte Dana achselzuckend. „Jeder dachte am Anfang, dass sie es locker aus der Essstörung rausschafft und ganz gesund wird. Aber anscheinend gelingt es ihr doch nicht loszulassen."

Während die meisten sich untereinander gern über ihre Krankheit austauschten, schnitt man dieses Thema bei Helene am besten nicht an. Wenn irgendjemand über Essen zu sprechen begann, verdrehte sie genervt die Augen und maulte: „Kannst du nicht mal von was anderem sprechen?"

In der Klinik fühlte ich mich zum ersten Mal seit Jahren sozialisiert. In der Schule hatten meine abgemagerte Gestalt und mein Verhalten mich zur Außenseiterin gemacht, hier jedoch war ich damit nur eine von vielen. Niemand wunderte sich über einen noch so unerklärlichen Tick, und die meisten hatten ebenfalls schon Erfahrungen damit gemacht, aufgrund ihres dürren Körpers ausgeschlossen worden zu sein. Zum ersten Mal seit Langem fühlte ich mich verstanden.

Die Kehrseite davon war, dass ich mich immer weiter davon entfernte, die Anomalität meines Verhaltens zu erkennen, da sich hier jeder ähnlich verhielt und das Abgemagert-Sein und die seltsamen Essrituale mit der Zeit das Normalste der Welt zu sein schienen.

Es tat gut, sich endlich austauschen und sagen zu können, wie man sich fühlte, ohne schräg angeschaut zu werden, ohne dass die Leute tuschelten oder die Augen verdrehten.

In der Gruppentherapie saßen wir einmal zusammen und redeten über die verschiedenen Erfahrungen und Reaktionen von Angehörigen und Freunden. Frau Beck konfrontierte uns mit der Hilflosigkeit, die die Leute empfinden, wenn ein geliebter Mensch plötzlich einfach aufhört zu essen.

„Stellt euch vor, eure Schwester, Mutter, Freundin stellt von heute auf morgen die Nahrungsaufnahme ein und weigert sich, Dinge zu essen, die sie gestern noch lecker fand. Was würdet ihr tun?“, fragte sie und erhielt ratlose Gesichter und Schulterzucken zur Antwort.

Ja, was hätte ich getan, wenn Daniel eines Morgens am Frühstückstisch gesessen und erklärt hätte: „Nein, sorry, ich kann kein Müsli essen. Schon gar nicht um diese Uhrzeit. Und Brot geht auch nicht. Ich schneide mir später eine Scheibe Gurke ab.“ Ich wusste es nicht.

Wir sammelten Verhaltensweisen anderer, die uns widerfahren waren, die uns verletzt und uns hatten schlecht fühlen lassen:

Wenn die Leute, mit denen man am Tisch saß, über einen flüsterten, als ob man sie nicht hören könnte, während man jedes einzelne Wort genau verstand.

Wenn die Menschen um einen herum plötzlich nur noch in

der dritten Person über einen sprachen, als sei man nicht mehr zurechnungsfähig.

Wenn Freunde einen von allen sozialen Interaktionen ohne Erklärung ausschlossen.

Wenn die Krankheitsgeschichte und Gefühle neuerdings im großen Kreis diskutiert wurden.

Wenn jeder dachte, er oder sie wüsste, was am besten für einen war.

Wenn mit einem Mal jeder meinte, er müsste seine Meinung dazugeben und dürfe sich ein Urteil über die Krankheitsursachen und -umstände bilden.

Wenn Eltern ihren Kindern drohten, sie auf die Straße zu setzen.

Wenn so getan wurde, als sei die Krankheit für die Betroffenen selbst nicht genauso schlimm wie für die Angehörigen.

Wenn die Leute einen vorwurfsvoll ansahen und kopfschüttelnd sagten: „Dir geht es doch so gut. Du hast ja alles. Wie kann man denn bei solchen paradiesischen Umständen psychisch krank sein?“

Auch sprachen wir darüber, was uns geholfen hatte. Leute, die mit einem und nicht über einen sprachen, die versuchten zu verstehen, was in einem vorging, und das Gespräch suchten. Ich erzählte von einer Freundin meiner Mutter, die mir vor nicht allzu langer Zeit einen Brief geschrieben hatte, in dem sie mir Mut zusprach und mir gleichzeitig aufzuzeigen versuchte, wie schockierend meine Krankheit auf mein Umfeld wirkte.

Ein DIN-A1-Blatt, das Frau Beck auf den Boden gelegt hatte, schrieben wir voll mit unseren Erfahrungen. Anschließend setzten wir uns im Kreis zusammen und diskutierten darüber.

„Was niemand versteht“, sagte Dana, „ist, wie schuldig man sich fühlt, wenn man seine Mutter ständig weinen und verzweifeln sieht, weil man krank ist, und wie gern man in solchen Momenten einfach essen können möchte. Manchmal habe ich dann auch gegessen, um sie glücklich zu machen. Aber dann kommt dieses scheiß schlechte Gewissen, weil man gegessen hat, und alles fühlt sich furchtbar an. Ich *weiß*, wie schlimm meine Krankheit für meine Familie ist, und ich werde mich mein Leben lang schuldig fühlen, dass ich krank geworden bin und ihnen das angetan habe." Sie stockte einen Moment. „Trotzdem ist es auch für mich schlimm, krank zu sein. Ich verpasse so viel und wäre gern normal. Da ist nur dieser Teil in mir, der nicht will, dass ich esse, und der mich dazu bringt, mich selbst zu hassen, und der irgendwie um einiges stärker ist als ich."

Es gab zustimmendes Gemurmel. Dana hatte recht.

Magersucht, psychische Erkrankungen im Allgemeinen, ist eine Zumutung für Angehörige. Sie bekommen kaum Hilfe und Unterstützung, die Aufklärung über psychische Krankheiten ist nach wie vor gering, wodurch man oft nicht weiß, was man tun soll, was helfen könnte und was die Krankheit noch schlimmer macht. Nicht selten erkrankt das nahe Umfeld des psychisch Kranken ebenfalls, da die tägliche Belastung einfach zu groß ist.

Auf der anderen Seite leidet auch der Betroffene. Psychisch zu erkranken ist keine Entscheidung, es ist ein Zusammenspiel aus biologischen und gesellschaftlichen Faktoren sowie persönlichen Erfahrungen und Charaktereigenschaften. Es kann wirklich jeden treffen.

Bevor ich selbst an Magersucht und Depressionen erkrankte, hielt ich Essstörungen für eine Macke von irgendwelchen Möchtegernmodels, arroganten und oberflächlichen Zicken, die einfach nur dünn sein wollten. Menschen mit Depressionen waren grundlos traurig und gehörten in die Klapse, Suchtabhängige hatten die Kontrolle verloren, Selbstverletzung war Aufmerksamkeitsgeheische, und Leute mit Persönlichkeitsstörung waren eben einfach verrückt.

Es ist schade, dass ich es erst am eigenen Leib erleben musste, um zu verstehen, wie falsch ich lag und was tatsächlich hinter so einer Krankheit steckt. Dass ein Therapeut mehr ist als ein Seelenklempner, der in einem Sessel neben der Couch sitzt und sinnlose Fragen stellt, und dass das Leiden eines psychisch Erkrankten *real* ist und nichts, was sich mal eben mit ein bisschen Willenskraft abstellen lässt.

Schlaflosigkeit, Erschöpfung, das ständige Gefühl, niemals gut genug zu sein, dauerhafte Angst vor dem nächsten Tag, den nächsten Stunden und Minuten, ein brodelnder Selbsthass, der es nicht nur nicht zulässt, sich selbst zu mögen, sondern einen auch nicht akzeptieren lässt, dass man eventuell von anderen gemocht wird, sodass er letztlich in dem Wunsch gipfelt, nicht mehr zu existieren. Hinzu kommen Isolation, Einsamkeit, endlose Müdigkeit, innere Leere und Hoffnungslosigkeit, die einem das Gefühl geben, nicht mehr wirklich da zu sein. Es ist das schlimmste vorstellbare Gefühl, und es quält einen nicht für ein paar Stunden, sondern über Tage, Wochen, Monate und Jahre.

Im Laufe der nächsten Woche schaffte ich es schließlich, meinen ganzen Plan zu essen. Zwar entsprang meine Motivation mehr dem Wunsch, endlich den Tisch wechseln zu dürfen, als gesund zu werden, doch das Resultat war das gleiche: Als ich am Freitag einen Termin bei Frau König hatte, erlaubte sie mir endlich, den Anfängertisch zu verlassen.

Nach einem kurzen Triumphgefühl packte mich neue Nervosität, und besorgt sah ich dem Samstag entgegen, da dies der „Pasta-Tag“ war, an dem es jeweils zwei Nudelgerichte und einen Eintopf zur Auswahl gab. Ich hatte Angst, dass der Eintopf nicht vegetarisch sein könnte und ich somit würde nachtrinken müssen, da ich mir geschworen hatte, *niemals* Pasta zu essen. Und mit einer erneuten Ration Fresubin hätte ich riskiert, zurück an den Anfängertisch gesetzt zu werden. Zumindest für diesen Samstag erwies sich meine Sorge jedoch als unbegründet – es gab Gemüseeintopf mit Grießklößchen.

Trotz dieses Fortschritts und obwohl ich meine Kalorienzahl mittlerweile ohne Fresubin schaffte, ging es mir von Tag zu Tag schlechter. Voller Angst sah ich dem kommenden Dienstag und der Zahl auf der Waage entgegen. Ständig hatte ich Herzrasen, und mir fiel das Atmen schwer. Nachts wachte ich schweißgebadet aus Albträumen auf, die sich meistens ums Essen drehten.

Den Höhepunkt dieser Symptome erreichte ich am Montag beim Mittagessen. Zusammen mit Lisa hatte ich mich entschieden, mich meinem großen Angstessen „Milchreis" zu stellen. Und hatte mich damit selbst maßlos überschätzt.

Als mein Herz begann, in einem komplett unrhythmischen, viel zu schnellen Takt zu schlagen, versuchte ich zunächst, mich zu beruhigen. Das war ja nichts Neues, ich musste einfach ruhig atmen. An etwas anderes denken. Nichts anmerken lassen. Ich starrte auf den riesigen Teller hinab, von dem mir ein gigantischer Berg Milchreis entgegendampfte. Ich wandte den Blick ab, nach links, wo meine Sitznachbarin damit beschäftigt war, ihre Spätzle langsam auf die Gabel zu schieben und in Richtung Mund zu führen.

Die Portion auf meinem Teller war bestimmt mindestens dreimal so groß. Mir wurde schwarz vor Augen. Mein Herz hämmerte vor sich hin. Klopf ... klopf ... klopfklopf. Blind schob ich mir einen Löffel Milchreis in den Mund. Kaute langsam. Verdammt, mir war schlecht. Ich begann zu schwitzen. Als ich den Löffel erneut in den Brei tunkte, zitterte ich so sehr, dass man bestimmt bis zum Nebentisch hörte, wie er gegen meinen Teller klapperte. Ich ließ ihn fallen, schloss die Augen und öffnete sie wieder. Verdammt, so schlimm war es noch nie gewesen.

Lisa saß mir gegenüber. Auch sie wirkte nicht sonderlich begeistert über unsere Entscheidung für Milchreis.

„Lisa?"

„Hm?"

„Du, mir geht's nicht so gut." Ich flüsterte in der Hoffnung, dass mich sonst niemand hörte.

„Glaub ich dir", antwortete sie, während sie mit dem Löffel lustlose Kreise in ihrem Essen zog. „Das ist grad die Hölle."

„Ja, aber ich meine gar nicht wegen des Essens. Ich glaub, ich werde ohnmächtig oder so."

„Dann sag schnell jemandem Bescheid." Sie machte eine vage Armbewegung in Richtung der Schwestern und Diätis, die an der gegenüberliegenden Wand saßen, sich leise unterhielten und beobachteten, ob wir auch wirklich aßen.

Ich schüttelte den Kopf. „Es geht schon." Erneut griff ich nach dem Löffel. Und ließ ihn wieder sinken.

Klopfklopf ... klopf... klopf... klopfklopfklopf.

Ich schloss abermals die Augen und versuchte, mein Herz durch reine Willenskraft dazu zu bewegen, im Takt zu schlagen. *Hey, das bilde ich mir nur ein, es ist alles gut. Es passiert nix. Alles gut.*

Es wurde nicht besser.

„Laura?" Ich hörte die Besorgnis in Lisas Stimme. „Sag endlich Bescheid. Du bist total weiß."

Unschlüssig schlug ich die Augen auf und blickte einmal mehr auf den Milchreis hinab, als verlöre er an Schrecken, wenn ich nur oft genug hinsah. Klopfklopfklopf ... klopf ... klopfklopf. Schließlich hob ich langsam meine zitternde Hand. Ich kannte die Diäti nicht, die heute Dienst hatte. Sie unterhielt sich gerade mit einer der Schwestern. Als ich mich meldete, stand sie auf und kam zu mir herüber.

„Was ist los? Hast du Probleme mit deiner Portion?"

„Mir geht's nicht so gut", antwortete ich.

Sie sah auf meine zitternden Hände. „Wegen dem Essen?"

„Nein. Ich habe Angst, dass ich ohnmächtig werde."

Sie sah mich prüfend an. Ich flüsterte, weil die Diäti jedoch in einer komplett normalen Stimmlage antwortete, hatte mittlerweile der ganze Saal mitbekommen, dass etwas nicht stimmte. „Versuch weiterzuessen. Du hast noch fünfzehn Minuten Zeit. Es ist nur Milchreis und nicht mehr als sonst."

„Es liegt nicht daran." Ich kniff die Augen zusammen. Mit jeder Minute, die verstrich, wurde ich mir sicherer, dass mit meinem Körper etwas nicht stimmte. Waren vielleicht doch, obwohl ich zugenommen hatte, irgendwelche Langzeitschäden entstanden, die sich allmählich bemerkbar machten? „Mir ist schwindelig, ich zittere, und mir ist heiß, und mein Herz schlägt so komisch."

„Atme tief durch. Alles ist gut. Das ist nur die Panik", redete die Diäti auf mich ein. „Wenn nichts mehr geht, dann lass das Essen liegen."

Na toll, Essen liegen lassen bedeutete Fresubin – zumindest wenn ich diesen Saal bei Bewusstsein verließe.

Einatmen, ausatmen. Ich konzentrierte mich auf meinen Herzschlag. Das Mädchen, das rechts von mir saß, musterte mich. „Geht's?"

„Nein", flüsterte ich.

Ich griff nach meinem Löffel, tunkte ihn in den mittlerweile kalten Milchreis und führte ihn zum Mund, doch allein der Anblick der weiß-grauen Masse löste einen Würgereiz aus. Ich bebte nun am ganzen Leib. Es musste aussehen, als hätte ich Schüttelfrost, und mir war unangenehm bewusst, dass ich durch diese Situation die gesamte Aufmerksamkeit auf mich zog. Ich ließ den Löffel in den Teller fallen und stützte meinen Kopf auf den Händen ab. Hauptsächlich, um das hysterische Lachen, das in mir hochkam, zu ersticken.

Scheiße, dachte ich, *jetzt sterbe ich also doch. Schon lustig: Nachdem ich es drei Jahre lang versucht habe, passiert es ausgerechnet jetzt. Sie starb beim Milchreisessen.* Es war so absurd, dass mir tatsächlich ein schrilles Kichern entfuhr.

Also bringt dich das Essen letztlich doch um – ich wusste es. Die fiese Stimme in meinem Kopf, die mich hierhergebracht hatte, lachte gehässig. *Immerhin musst du dann das eklige Kalorienzeugs nicht mehr trinken. Allerdings bist du ziemlich fett geworden, sie werden zwei Särge für dich brauchen.*

Mir liefen die ersten Tränen übers Gesicht. Verdammt, ich hatte echt Angst, gleich vom Stuhl zu kippen. Ich spürte eine Hand auf meiner Schulter. Eine Schwester namens Nicole war an unseren Tisch getreten und kniete sich neben mich. Sie sah besorgt aus.

„Was ist denn los?"

„Mir ist schwindelig, ich bin total zittrig, und mir ist heiß. Außerdem schlägt mein Herz total komisch."

„Du hast eine Panikattacke."

„Nein." Ich schüttelte den Kopf, bereute es jedoch sofort, weil sich dadurch alles bloß noch schneller um mich herum drehte. Das Bild vor meinen Augen verschwamm, hastig sprach ich weiter. „Panikattacken hatte ich schon öfter, die gehen vorbei. Aber das hier ist anders, ich glaube, ich muss zum Arzt."

„Du stehst unter großem Druck ..."

Am liebsten hätte ich sie angeschrien, beherrschte mich jedoch und wiederholte: „Nein. Ich muss zum Arzt."

Warum glaubte mir niemand? Ich wünschte, meine Mutter wäre hier. Ich war so gemein zu ihr gewesen, und jetzt würde ich sie vielleicht nie wiedersehen.

Ich hörte den Wecker klingeln. Zeit, aufgegessen zu haben, und auf meinem Teller türmte sich nach wie vor ein Milchreisberg. Doch tatsächlich interessierte mich das im Moment relativ wenig.

Lieber Gott, wenn ich das überlebe, esse ich, versprochen.

„Komm mit." Schwester Nicole half mir auf die Beine. Zusammen entsorgten wir mein Essen und gingen zum Fahrstuhl. Auf meiner Station angelangt, bugsierte sie mich ins Schwesternzimmer und schob mich auf einen der Stühle. Ich registrierte kaum, was um mich herum geschah. Stoßweise atmete ich vor mich hin und befahl meinem Herzen zu schlagen.

„Was ist los?" Eine weitere Schwester saß am Schreibtisch und blickte auf.

„Sie hat eine Panikattacke. Schau in ihrer Akte, ob sie Beruhigungsmittel bekommen darf."

Mir fehlte die Kraft, ihnen zu sagen, dass ich keine Beruhigungsmittel wollte und auch keine Panikattacke hatte. In den letzten Monaten hatte mich fast täglich eine Welle überrollt, mehr als einmal war ich nachts davon wach geworden, und sie hatten sich anders angefühlt als das, was gerade mit mir geschah.

„Laura?"

Ich öffnete die Augen und sah Schwester Nicole, die mit einem Becher in der Hand vor mir stand. Ich zitterte so stark, dass sie meinen Arm festhalten musste, als ich ihn entgegennahm. Drinnen schwappte eine trübe Flüssigkeit, ich kippte sie hinunter, lehnte mich zurück und schloss die Augen wieder.

Im Flur wurde es lauter. Meine Mitpatienten kehrten vom Mittagessen zurück, und im Schwesternzimmer trudelten nach und nach die Nachtrinker ein. Ich öffnete die Augen einen Spaltbreit und beobachtete, wie jeder seinen Becher in die Hand gedrückt bekam. Mein Herz schlug mittlerweile etwas langsamer. Mein T-Shirt war verschwitzt, aber mir war nicht mehr so heiß, und ich zitterte zwar noch, jedoch hatte auch das nachgelassen.

Als Letzte schlurfte Lisa herein, ließ sich ihr Fresubin geben und sank auf den Stuhl neben mir. Es war für sie das erste Mal überhaupt, dass sie nachtrank – sonst brachte sie die Mahlzeiten immer souverän hinter sich, doch der Milchreis hatte offenbar selbst sie überfordert. Sie bemerkte meinen Blick und bemühte sich um etwas, das wahrscheinlich ein schiefes Lächeln werden sollte. „Geht es dir besser?"

„Ein bisschen. Und dir?"

„Nicht so gut."

Wir schwiegen, und Lisa stierte in ihren Becher hinein, als könnte sie die Flüssigkeit darin durch pure Willenskraft zum Verschwinden bringen.

Nach einer Weile kam Schwester Nicole zu uns rüber. „Lisa, du hast noch zehn Minuten zum Trinken. Laura, wird es langsam wieder besser?"

„Ein bisschen, ja." Ich betrachtete meine Hände. „Aber ich möchte trotzdem gern zu Frau Torres. Ich habe Angst, dass etwas nicht stimmt." Frau Torres war die Stationsärztin für meine Gruppe.

Schwester Nicole nickte. „Sie ist zurzeit leider nicht im Haus, aber wir haben den diensthabenden Arzt angepiept."

Den Nachmittag verbrachte ich hauptsächlich im Labor. EKG, Blut abnehmen, Ultraschall. Doch offenbar hatte die Schwester recht gehabt: Alles deutete auf eine Panikattacke hin, wenn auch um einiges stärker, als ich sie bisher erlebt hatte.

„Die körperlichen Symptome einer Panikattacke lassen den Betroffenen sehr oft darauf schließen, dass etwas mit dem Herzen nicht stimmt", sagte der ältere Arzt, der den Ultraschall machte und schließlich die Entwarnung gab, dass körperlich alles in Ordnung sei. „Aber du hast auch Glück. So eine Essstörung geht gern mal aufs Herz und die Organe. Mädchen, iss! Bisher läuft noch alles gut mit deinem Körper, aber wer weiß, wie lange noch, wenn du so weitermachst. Und das in deinem Alter ... Euch allen steht doch die ganze Welt offen!"

Mit seinen Worten erinnerte er mich an meinen Opa, und ich mochte ihn. Ich gab ihm mein Ehrenwort zu essen, denn ja, ich hatte wirklich Glück und würde jetzt endlich etwas ändern.

Wie mein Versprechen, das ich in meinem verzweifelten Stoßgebet während der Milchreismahlzeit gegeben hatte, gelang es mir jedoch auch dieses Mal nicht, es einzuhalten.

Aufgrund der Heftigkeit meiner Panikattacke schlug mir Frau Beck am nächsten Tag vor, einen Psychiater zurate zu ziehen.

„Vielleicht finden wir ein Medikament, das dir hilft."

Skeptisch zog ich eine Augenbraue hoch. „Ein Medikament?"

„Ja." Frau Beck nickte langsam. „Ich glaube, dir täten Antidepressiva gut. Sieh es als Hilfe an. Wie eine Leiter. Du sitzt in einem schwarzen Loch, und ohne Leiter wird es schwer, dort wieder herauszukommen."

Ein paar Tage später schrieb mir der Psychiater tatsächlich Antidepressiva auf sowie ein Medikament gegen meine Ruhelosigkeit und die Ängste. Zusätzlich sollte ich vor jedem Essen Beruhigungstropfen einnehmen.

In der darauffolgenden Woche hatte ich das Gefühl, von allen mit Samthandschuhen angefasst zu werden. Ich durfte nicht an der Lehrküche teilnehmen, und nach jeder Mahlzeit sprach mich irgendeine Schwester an, ob alles okay sei. Immerhin durfte ich meinen Tellerservice abgeben, was bedeutete, dass ich meine Portionen von nun an am Büfett selbst zusammenstellen konnte. Zwar musste ich meine Auswahl anschließend von den Diätis absegnen und mich bei Bedarf noch einmal zurück ans Büfett schicken lassen, um nachzulegen, dennoch fühlte sich diese neue Freiheit gut an.

Am Abend nach der Panikattacke hatten wir bei Lisa im Zimmer gesessen, und sie hatte etwas gesagt, das mir nicht aus dem Kopf ging.

„Ist schon krass, dass einfaches Essen so etwas mit uns machen kann“, meinte sie, immer noch blass um die Nase. „Ich meine, ich hab geheult, als der Wecker klingelte und ich nicht mal die Hälfte geschafft hatte.“

Sie lachte bitter.

„Wie bescheuert ist das denn? Ich habe Milchreis immer gern gegessen, und jetzt habe ich solche Angst davor, dass ich das Gefühl habe durchzudrehen. Weißt du was? Ich *hasse* diese Krankheit. Wegen diesem Mist bin ich nicht in der Lage, eine einfache Mahlzeit zu mir zu nehmen. Das konnte ich mit zwei, und jetzt kann ich es nicht mehr. Das ist einfach nur scheiße.“ Sie stöhnte auf. „Ich habe keine Lust mehr. Ich nehme nur zu, um währenddessen zu planen, wie ich wieder abnehmen kann, sobald ich hier raus bin, und dann geht der ganze Scheiß von vorne los. Vielleicht sollte ich einfach ernst machen. Ich habe diese Krankheit noch nie so sehr gehasst wie heute.“

Während es Lisa in den nächsten Tagen tatsächlich gelang, ihre Motivation zu halten und jede Mahlzeit komplett und in der erlaubten Zeit zu essen, ging es bei mir eine Woche später, nach dem Wiegetag, erneut bergab. In drei Wochen hatte ich drei Kilo zugenommen. Für mich war das die größte vorstellbare Katastrophe. Direkt nach der Blutabnahme, noch vor dem Frühstück, lief ich zwei Runden um den See. In der Ernährungsberatung stritt ich mich mit Frau König, die trotz allem darauf beharrte, meinen Plan zu erhöhen.

„Dein Plan ist erst bei 2.100 Kalorien“, sagte sie ernst. „Du bist groß, und Jugendliche brauchen insgesamt mehr Nahrung als Erwachsene, auch ohne Essstörung. Außerdem sollst du davon ja auch noch zunehmen. Der Grund, dass du Sprünge machst, liegt daran, dass sich dein Körper nach wie vor im Hungerstoffwechsel befindet. Dein ganzer Organismus ist total aus dem Gleichgewicht.“

Mich beruhigte keines ihrer Worte, und ich war wütend und wollte, dass mein Körper aufhörte, so unkontrolliert und *maßlos* zuzunehmen. Ich fühlte mich gefangen zwischen dem Wunsch, gesund zu werden und leben zu können wie andere Teenager in meinem Alter, und dem übermächtigen Bedürfnis, sämtliche Kilos, die ich mir hart erkämpft hatte, sofort wieder abzunehmen.

Rückblickend fühlt sich die Zeit in der Klinik an, als wäre sie vorbeigeflogen, obwohl ich dort manchmal das Gefühl hatte, sie sei stehen geblieben. Mein kompletter Tagesablauf richtete sich nach Gesprächen, Therapien, Mahlzeiten und Serienabenden mit anderen Mädchen. Besonders die Wochenenden zogen sich ins Unendliche, da die einzigen anstehenden Tagespunkte die Mahlzeiten waren.

Obwohl wir uns offiziell, bis auf den geführten Spaziergang, nicht bewegen durften, liefen wir an den Wochenenden oft mehrfach um den See herum oder gingen hinunter ins Dorfzentrum, um dort durch die Supermärkte zu schleichen und Riegel und Joghurts zu kaufen, die ich gegen die immer gleichen Produkte in der Klinik austauschen konnte.

Sobald ich endlich meine Zwischenmahlzeiten abgeben durfte, ließ ich die erste komplett ausfallen. Ich verbannte den

Sahnepudding aus meinem Plan, und da ich trotzdem weiter zunahm, bemerkte niemand meine Schummelei. Auch meine zunehmenden Ausflüge aus der Klinik blieben unbemerkt. Nach außen hin gab ich mich motiviert und willens, mein Essverhalten zu ändern, und mir selbst redete ich dies ebenfalls überzeugend ein, während sich mein psychischer Zustand zusehends verschlechterte.

Verzweifelt begutachtete ich im Spiegel meinen, aus meiner Sicht, viel zu *fetten* Bauch, meine Beine und meine Hüften. Das Gefühl, hier komplett fehl am Platz zu sein, wuchs mit jedem Kilo, und ich lief fast nur noch mit verbundenen Armen durch die Klinik.

Frau Beck fragte vorsichtig, ob ich nicht noch mal einen Termin bei dem Psychiater wahrnehmen wolle, doch ich lehnte müde ab. Auch schlugen die Schwestern ein paarmal vor, mich in die Psychiatrie zu verlegen, wogegen ich mich ebenfalls entschieden wehrte.

„Das war nur eine Phase", beteuerte ich mit einem breiten Grinsen im Gesicht. „Mir geht es schon viel besser."

In Wirklichkeit fühlte ich mich so leer und einsam wie schon lange nicht mehr. Meine Gedanken kreisten hauptsächlich darum, wie ich wieder abnehmen konnte, und bei den Mahlzeiten gelang es mir, immer mehr Essen nach draußen zu schmuggeln. Besonders Nüsse landeten zum Großteil in meinen Hosentaschen.

Die Antidepressiva machten mich müde, und bei jeder Gelegenheit schlief ich ein, nur um mich später unendlich schlecht dafür zu fühlen, geschlafen zu haben, statt irgendwie Kalorien zu verbrennen. Oft saß ich apathisch auf meinem Bett, starrte aus dem Fenster und spielte mit Suizidgedanken, die mittlerweile Teil meines Tagesablaufes geworden waren. Mal waren sie konkreter, mal eher schwammig, aber stets begleitet von meinem brodelnden Selbsthass.

Ständig verglich ich mich mit den anderen, die, wie ich fand, viel langsamer zunahmen, viel dünner waren und viel kränker. Wenn meine Mutter nach ihren Besuchen nach Hause fuhr, bekam ich Heimweh, und als schließlich Lisa entlassen wurde, fühlte ich mich so einsam wie noch nie zuvor.

Frau Beck stellte mir schließlich in Aussicht, für ein eintägiges TBE nach Hause zu dürfen, sobald sich mein psychischer Zustand etwas besserte. Außerdem bekam ich jeden Abend fünfzehn Minuten Zeit zugesprochen, in der ich mit einem Fußball in der Turnhalle meine Wut herausschießen durfte. Die Therapeuten hofften, dass sich das Ritzen reduzieren würde, wenn ich auf diese Weise die Chance bekäme, meine Wut nach außen zu richten. Ohne großen Erfolg. Irgendwann bekam ich Einzelkunsttherapie und einen Platz in der Körpergruppe, in der die verzerrte Wahrnehmung gebessert werden sollte. Ich begann zu zeichnen, was mich beruhigte, und obwohl ich mein TBE, zu dem ich eines Tages tatsächlich fahren durfte, hauptsächlich dazu nutzte, um Mahlzeiten ausfallen zu lassen, meinen Sahnejoghurt und die Nüsse immer wieder erfolgreich mied und jede Möglichkeit, mich zu bewegen, nutzte, nahm ich weiter zu.

Während mich diese Gewichtszunahme in neuerliche Panik versetzte, da ich mittlerweile befürchtete, nie wieder essen zu können, ohne kiloweise zuzunehmen, war das Therapeutenteam sehr zufrieden mit meiner Entwicklung. Es sei schön zu sehen, dass ich motiviert wäre, und in manchen Momenten glaubte ich selbst, dass ich bereit war, gegen meine Krankheit zu kämpfen. Zwischendurch wollte ich das sogar, doch sobald ich in den Spiegel guckte, brodelte der Selbsthass und schürte den sehnlichen Wunsch, dieses verdammte Gewicht wieder loszuwerden.

Als ich in die Klinik gegangen war, hatte ich es zur Bedingung gemacht, dass ich zum Schuljahresbeginn entlassen wurde, um mit meinem Jahrgang in die Oberstufe zu starten, und als ich mein entsprechendes Entlassungsdatum bekam, fiel ein unendlicher Druck von mir.

Ich durfte nun im unbeaufsichtigten Saal essen, und sobald ich mich nicht mehr an die vorgegebenen Zeiten halten musste, brauchte ich wieder um einiges länger für meine Portionen. Ich redete mir ein, es sei normal, so langsam zu essen, besonders da ich am Tisch mit Freunden saß und in Gesellschaft. Schon knabberte ich jeden Morgen wieder fünfzig Minuten an meinem Frühstück. Nach außen hin ging es mir viel besser. Ich alberte herum, versuchte, andere zu motivieren, und redete davon, wie unbedingt ich die Krankheit loswerden wollte. In meinem Kopf überschlugen sich derweil die Gedanken. Ich wollte gesund werden, konnte die Krankheit jedoch nicht gehen lassen. Ich wünschte mir ein normales Leben und gleichzeitig, Gewicht zu verlieren, dünner zu sein, nicht essen zu müssen.

Ich überhörte die gut gemeinten Bitten von Therapeuten, Schwestern und Mitpatienten, ich solle noch etwas länger bleiben, und verschloss die Augen vor den offensichtlichen Anzeichen, dass ich meiner Krankheit, sobald ich es konnte, erneut nachgeben würde: die Verschlechterung meines Essverhaltens in der Klinik, mein selbstständiges Verändern des Kalorienplans und das Einsparen jeder möglichen Kalorie aus hundert verschiedenen, für mich sehr einleuchtend klingenden Gründen, meine Rechtfertigungen vor mir selbst, warum es okay war, dass ich heute noch mal fünf Minuten länger zum Essen gebraucht hatte, und warum ich erneut Kalorien eingespart hatte, die Tatsache, dass sich zwar mein Gewicht, jedoch nicht meine Einstellung zum Essen geändert hatte, und mein ständiges Vortäuschen von Verständnis für meine Situation – das alles waren Alarmzeichen für einen sich anbahnenden Rückfall.

Plötzlich bekam ich Angst davor, die Klinik zu verlassen. Hier herrschte ein geregelter Alltag, ich war für nichts verantwortlich, um alles, was ich brauchte, kümmerten sich andere. Ich hatte Freunde gefunden, mit denen ich jeden Tag zusammensaß, ich hatte Leute, zu denen ich gehen konnte, wenn es mir schlecht ging.

Mein zweites TBE zeigte mir, wie wenig vorbereitet ich auf das Leben zu Hause war. Es war viel zu unvorhersehbar, ich war viel zu allein, und in meiner Abwesenheit war alles einfach weitergelaufen. Die Klinikzeit war wie eine gedrückte Stopptaste für mich gewesen, und mit meiner Entlassung erwachte ich aus dem Dornröschenschlaf. Ich war vollkommen überfordert damit, meinen Alltag plötzlich wieder selbstständig regeln zu müssen.

Je näher das Datum meiner selbst gewählten Entlassung rückte, desto mehr spürte ich, dass ich die Krankheit nicht loslassen konnte. Ich brauchte sie, um mit meinem Leben klarzukommen und um mich selbst auszuhalten. Frau Beck, Frau König, die Schwestern und die Kunsttherapeutin, sie alle rieten mir, weiter in der Klinik zu bleiben.

„Du bist noch nicht weit genug“, sagten sie, doch ich wollte nichts davon hören. Ich fühlte mich viel zu *fett* für die Klinik.

Nach neun Wochen und mit einem Gewicht von 51,2 Kilo wurde ich schließlich gegen ärztlichen und therapeutischen Rat entlassen, und obwohl in meinem Entlassungsplan stand, dass ich mich dazu verpflichtete, noch mindestens acht Kilo zuzunehmen, hatte ich nicht vor, auch nur ein einziges Gramm davon an meinen Körper zu lassen.

Mit einer Mischung aus Angst und Vorfreude verabschiedete ich mich von meinen Freunden und fuhr nach Hause.

6.
Leere

September 2016 bis Mai 2017

> I know what it's like to want to die.
> How it hurts to smile.
> How you try to fit in but you can't.
> How you hurt yourself on the outside
> To try to kill the thing on the inside.
> *Susanna, Girl, Interrupted*

Der Unterschied zwischen Magersucht und anderen Süchten ist, dass man von dem Suchtmittel nicht abstinent werden kann. Man kann das Essen nicht einfach weglassen, so wie man auf Alkohol verzichtet. Stattdessen muss man lernen, damit umzugehen.

Ohne Essen kann man nicht leben. Wenn man gesund werden will, bleibt einem nichts anderes übrig, als sich jeden Tag mehrmals mit dem Suchtmittel zu konfrontieren. Immer und immer wieder. Man kann versuchen, die Waage wegzustellen, aber Nahrungsmittel, Spiegel, Schaufenster ... All das sind Dinge, die man nicht aus seinem Leben verbannen kann.

Als ich aus der Klinik kam, hatte sich mein psychischer Zustand in einigen Punkten tatsächlich gebessert. Meine Ticks waren weniger geworden, einige sogar ganz verschwunden, andere weniger ausgeprägt. Nach wie vor brauchte ich lange zum Essen, allerdings keine Stunden mehr. Mein Bewegungsdrang hatte sich etwas reduziert, und einige Lebensmittel, die zuvor auf meiner verbotenen Liste gestanden hatten, aß ich wieder, auch wenn es immer noch eine ganze Reihe an Nahrungsmitteln gab, die ich unter keinen Umständen essen würde.

Auf der anderen Seite hatte die Klinik meiner Krankheit jedoch auch Schwung gegeben. Noch nie in meinem Leben habe ich mich so dick gefühlt wie nach meiner Entlassung, und auch meine Wahrnehmung anderer Leute war extrem verzerrt, nachdem ich in den letzten neun Wochen fast ausschließlich mit abgemagerten Menschen zu tun gehabt hatte.

Meine Mutter war voller Hoffnung, als ich nach Hause kam. Sie hatte Blumen für mich gekauft und schleppte mich, kaum nachdem ich angekommen war, in den nächsten Supermarkt, wo ich alles, worauf ich Lust hatte, in den Wagen stapeln durfte. Ständig nahm sie mich in den Arm und sagte mir, wie stolz sie auf mich war.

Angesichts ihrer Hoffnung verstärkte sich mein schlechtes Gewissen. Wie gern hätte ich sie erfüllt und wäre einfach gesund geworden! Ich fühlte mich wie eine Lügnerin, während ich die hoffnungsvollen Worte hörte und gleichzeitig der Stimme in meinem Kopf und deren Anweisungen lauschte, die sich in den letzten Monaten leider kaum verändert hatte.

Schon in der ersten Woche zurück zu Hause nahm ich zwei Kilo ab. Aus der Klinik hatte ich meinen Plan mitgebracht, an den ich mich halten sollte und der mir 2.900 Kalorien täglich vorschrieb, damit ich weiterhin an Gewicht zulegte. Ich hatte nie vorgehabt, dieser Aufstellung zu folgen. Stattdessen aß ich bereits nach einem Tag nur noch etwa die Hälfte des Vorgesehenen. Vollfettprodukte hatte ich sofort gestrichen, indem ich mir einredete, fettreduzierte Produkte würden mir besser schmecken. Ich wünschte mir, gesund zu werden, war allerdings nicht in der Lage, die Krankheit loszulassen. Zu lebensnotwendig schienen mir ihre Regeln geworden zu sein, zu wichtig der Halt, den die Magersucht mir zu geben vortäuschte.

Verzweifelt versuchte ich, meine Gedanken in seitenlangen Tagebucheinträgen zu sortieren, aber es gelang mir nicht.

Vier Tage nach meiner Klinikentlassung ging ich zum ersten Mal wieder in die Schule. Noch nie hatte ich mich so fehl am Platz gefühlt – nicht mal zu Beginn in der Klinik als vermeintlich *fette* Kuh unter lauter Hungerhaken. In der Zeit vor der Klinik hatte ich mich in der Schule kaum blicken lassen, und davor war ich für fünf Monate in den USA gewesen. Mir fehlte ein ganzes Jahr, und das machte sich bemerkbar. Ich schlich hinter meinen Freunden her und versuchte verzweifelt, irgendwie an ihre Themen anzuknüpfen, was mir jedoch kaum gelang. Innerhalb der Klinik hatten sich die meisten Gespräche um Gewicht, Essen, die Therapeuten oder unsere individuellen Probleme gedreht, und nun wusste ich einfach nicht, was Leute in meinem Alter machten. Hinzu kam, dass mich meine Kameraden zuletzt in einem völlig desolaten Zustand erlebt hatten, wodurch sie vorsichtig geworden waren. Niemand lud mich irgendwohin ein. Stattdessen saß ich nach der Schule zu Hause auf der Couch, sah Filme oder las Bücher, machte Work-outs und hatte wieder genug Zeit, meine Gedanken um Nahrung, Kalorien und Gewicht kreisen zu lassen.

Auch im Unterricht fehlte mir jegliche Konzentration. Ich hockte auf meinem Platz, während die Lehrer über die Pest, Nathan den Weisen oder Algebra redeten, lernte neue Nährstofftabellen auswendig und stellte Berechnungen darüber an, was ich an diesem Tag noch essen könnte und was ich schon gegessen hatte.

Dazu kam meine Unsicherheit. Ich traute mich nicht, mit meinen Mitschülern zu reden, da ich ständig Angst hatte, etwas falsch zu machen. Ich machte mir riesige Sorgen, dass mich jeder nervig oder unpassend finden könnte, und interpretierte das Verhalten anderer dahingehend. Über jeden einzelnen Satz, den ich sagte, dachte ich so lange nach, bis er in meinem Kopf komplett lächerlich klang und ich mich am liebsten vor Scham irgendwo versteckt hätte.

Ich vermisste die Klinik. Die Menschen, die ich dort kennengelernt hatte, das Gefühl, zugehörig zu sein. Sprach ich dort über meine kranken Gedanken, sah mich niemand mit diesem tief besorgten Blick an, niemand behandelte mich wie ein rohes Ei oder wie eine Bombe, die jeden Moment hochgehen konnte. Dort waren wir alle eine große Gruppe gewesen, wir hatten uns verstanden und konnten die Gedanken des anderen nachvollziehen, ohne ihn zu verurteilen, denn unsere eigenen Gedanken waren ja ähnlich krank.

Es dauerte nicht lange, bis Schule erneut zu einer eher seltenen Veranstaltung wurde. Nach drei Wochen, von denen ich acht Tage gefehlt hatte, wurde schließlich beschlossen, dass ich zurück in die zehnte Klasse gehen sollte. Von meiner Psychiaterin bekam ich eine Bescheinigung ausgestellt, dass es aufgrund meines psychischen Zustandes zu vermehrten Fehlzeiten kommen könne, und wurde für die nächsten fünf Wochen komplett krankgeschrieben.

Regelmäßig telefonierte ich mit Frau Beck, da ich zu Hause momentan keinen Therapieplatz hatte. Die Gespräche taten mir gut, jedoch appellierte sie jedes Mal an mich, zurück in die Klinik zu kommen, was ich beharrlich ablehnte. Zusätzlich fuhr ich alle sechs Wochen zu einer Therapeutin nach Berlin, die meine Mutter ausfindig gemacht hatte auf der Suche nach etwas Neuem, einem Ansatz oder Prinzip, das an mir noch nicht probiert worden war, und mit der ich ebenfalls wöchentlich telefonierte.

Verzweifelt versuchte ich, irgendeinen Sinn darin zu finden, Nahrung in mich aufzunehmen, aber alles, was ich sah, war die Zahl auf der Waage, mein Spiegelbild, das mich für jeden Bissen, den ich getan hatte, verspottete, und die Kalorien, die als bedrohliche Einheit über jeder Mahlzeit schwebten.

Als beim Wiegen bei meiner Psychiaterin Frau Sijan herauskam, dass ich auf knapp 49 Kilo abgenommen und damit gegen meinen „Entlassungsvertrag" aus der Klinik verstoßen hatte, ging es schließlich um die erneute Einweisung.

Auf der einen Seite wollte ich zurück in dieses sichere Umfeld, wo mein Tagesablauf von anderen geplant worden war, wo ich essen konnte, weil ich es musste, und mich nicht ständig aus eigener Verantwortung meiner größten Angst stellen musste. Ich hatte mich dort zuletzt so viel mehr zugehörig gefühlt, als ich es jetzt tat. Nicht in Bezug darauf, dass ich mich dünn gefühlt hätte (tatsächlich war dies einer der Punkte, der mich von einem erneuten Klinikbesuch zurückscheuen ließ, da ich befürchtete, nach wie vor die Dickste dort zu sein), aber ich hatte endlich Freunde gehabt.

Sagte ich in der Klinik, ich hätte Angst vor Nudeln, sah mich niemand schräg an. Meine Ticks, meine Sorgen und meine Krankheit, die mich zu Hause zum Außenseiter machten, hatten mich dort integriert, und da ich es offenbar nicht schaffte, meine Macken abzulegen, wollte ich dahin zurück, wo sie Teil der Normalität waren.

Gleichzeitig erkannte der Teil in mir, der leben wollte, der einst mehr oder weniger verschwunden gewesen war und der sich mittlerweile wenigstens wieder flüsternd zu Wort meldete, die Gefahr, die sich hinter der vermeintlichen Sicherheit versteckte: den Klinikkreislauf.

Ich habe sehr viele Patienten kennengelernt, die darin gefangen sind, weil sie aufgrund dieser Sicherheit, dieser Blase, in der man sich während seines Aufenthaltes befindet, immer wieder in die Klinik zurückmüssen. Während sie dort sind, gelingt es ihnen relativ problemlos zu essen, denn dort sind sie fernab von ihren Problemen und Sorgen, und der eigentliche Alltag, an den man sich zu Hause anpassen muss, wirkt weit entfernt. Sobald sie die Klinik verlassen, merken sie, dass sie in der friedlichen Klinikzeit lediglich die Pausentaste gedrückt hatten, ihre Probleme damit jedoch nicht gelöscht sind. Und in dem Moment, in dem sie nach Hause kommen, werden die Strukturen der Essstörung erneut zur Notwendigkeit, um sich zurechtzufinden und den inneren Schmerz auszuhalten. Das mühsam zugelegte Gewicht schwindet von Neuem, bis es zurück in die Klinik geht und alles von vorn beginnt.

Bei meinem Aufenthalt gab es nicht wenige Mitpatienten, die ihre Entlassung immer wieder durch ein Zurückfallen in essgestörte Verhaltensmuster hinauszögerten. Kurz vor ihrer Entlassung hörten sie auf zu essen, begannen von Neuem, sich zu erbrechen, oder verfielen jeglichen Ernährungs- und Bewegungsticks, die sie überwunden zu haben schienen. Die meisten dieser Mädchen und Frauen, mit denen ich mich unterhielt, taten dies einzig aus einem Gefühl der Verzweiflung heraus, weil die Angst vor dem, was sie zu Hause erwartete, zu überwältigend war.

Auch ich wünschte mich zurück in die Seifenblase des Kliniklebens. Denn auch mir wurde plötzlich klar, dass sich während meines Aufenthaltes keines meiner Probleme in Luft aufgelöst hatte. Ich war weiterhin mit meinem Vater zerstritten, meiner Mutter ging es nicht besser, ich wollte immer noch nicht erwachsen werden. Die Streitereien, Lügen und Verletzungen, die in den letzten Jahren in unserer Familie gewuchert hatten, waren immer noch da, nach wie vor vermisste ich Berlin, ich war unendlich einsam, fühlte mich ausgeschlossen. Mein Selbsthass hatte sich nicht gebessert, und ich wollte nichts verzweifelter, als jemand anderes zu sein, da ich immer noch fest davon überzeugt war, nichts und niemandem zu genügen. Ich sehnte mich nach der Ruhe der Klinik, und doch war meine Angst, in den beschriebenen „Kreislauf" zu geraten, riesig. Die Vorstellung, die nächsten Jahre oder sogar mein ganzes Leben unfrei und gebunden an Krankenhäuser zu verbringen, erschreckte mich. Zudem kam mir ein Zurückkehren in die Klinik wie ein Eingestehen meines eigenen Versagens vor. Besonders, da das gesamte Therapeutenteam meinen Rückfall prophezeit und ich trotzig dagegengehalten hatte. Ich wollte nicht erneut im Unrecht sein.

Also begann ich zu essen. Ich versuchte, es als eine Art Experiment zu sehen: Falls es mir wirklich besser ginge, dann würde ich dabei bleiben, falls nicht, stand es mir frei, jederzeit damit aufzuhören und wieder abzunehmen.

Das Problem war, dass ich im Grunde meines Herzens – oder besser Kopfes – nicht gesund werden *wollte.* Ich wollte das Leben meiner Freunde leben, Spaß haben, auf Konzerte und Partys gehen, ohne dafür jedoch auf all die Gesetze der Krankheit verzichten zu müssen. Ich wollte essen, ohne Kalorien zu mir zu nehmen oder Gewicht zuzulegen. Ich wollte frei sein, ohne mein Gefängnis zu verlassen.

Nach außen hin schien ich für eine kurze Zeit tatsächlich kleine Fortschritte zu machen. Mit Freunden und meinem Bruder besuchte ich zwei Konzerte und fuhr mit meiner Familie in den Urlaub. Zwei Monate lang schaffte ich es, halbwegs regelmäßig zur Schule zu gehen. Und in der Tat gaben mir diese Momente Hoffnung, geradezu Hochs, die einige Tage lang anhielten – um mich im Anschluss in ein noch tieferes schwärzeres Loch zu katapultieren, wenn das gute Gefühl verflogen und ich wieder allein war mit meinen Gedanken.

Ich versuchte, mich zum Essen zu zwingen, hatte jedoch das Gefühl, dadurch noch tiefer zu graben. Bis Mitte November hatte ich es geschafft, auf fast 53 Kilo zuzunehmen, während meine Depressionen gleichzeitig einen neuen Tiefpunkt erreichten. Die Schnitte, die ich mir neuerlich zufügte, wurden tiefer, mein Schlaf unruhiger und meine Suizidgedanken stärker.

Ich hielt weiter am Essen fest, bis mir klar wurde, dass das so hoffnungslos war wie meine verzweifelten Versuche, meine Rasierklingen loszuwerden, nur um mir mitten in der Nacht ein Messer aus der Küche zu stehlen. Um meine Gedanken und den inneren Druck auszuhalten, der durch das Essen entstand, griff ich nach Ersatzsymptomen. Zusätzlich zu meinen Schnitten begann ich damit, mir Verbrennungen zuzufügen, ich begrenzte meine Flüssigkeitszufuhr auf dreihundert Milliliter am Tag und lag fortan vor Durst die halbe Nacht lang wach. Ich wog mich wieder mehrmals pro Stunde und versah meinen Tag mit haufenweisen Zwängen, an denen ich mich vom Aufstehen bis zum Schlafengehen entlanghangelte.

Nach ein paar Wochen gab ich den Versuch zu essen schließlich auf. Meine Mutter war von Mitte November bis Mitte Dezember selbst in einer Rehaklinik gewesen, da sie die Jahre, in denen sie versucht hatte, mich zu unterstützen, sowie das Auf und Ab ihrer Ehe und die letztendliche Trennung sie ausgelaugt und erschöpft hatten. Während dieser Zeit war meine Großmutter zu uns gekommen, sodass Daniel und ich nicht allein waren.

„Du hast abgenommen", stellte meine Mutter besorgt fest, kaum dass sie nach ihrer Rückkehr die Wohnung betrat. Ich verdrehte die Augen. War ja klar, es ging sofort wieder um mein Gewicht.

„Hallo, freue mich auch, dich zu sehen“, sagte ich und umarmte sie.

„Ich freue mich ebenfalls, wieder hier bei euch zu sein, trotzdem möchte ich wissen, wie viel du abgenommen hast.“

„Nicht viel“, gab ich zerknirscht zu. „Und auch nur, weil ich in den letzten Tagen ein bisschen Magen-Darm hatte. Höchstens ein Kilo.“

Das war eine Lüge.

Innerhalb der letzten Wochen hatte ich fast drei Kilo verloren und kratzte schon wieder an der Fünfzig-Kilo-Grenze. Doch mein Bedürfnis, das irgendjemandem auf die Nase zu binden, hielt sich in Grenzen, denn ich wusste, dass mir dann erneut endlose Diskussionen über Kliniken, Psychiatrien und alternative Therapien bevorstünden.

Natürlich brauchte meine Mutter trotzdem nicht lange, um meinen Rückfall zu bemerken, und auch dessen Schwere blieb ihr nicht verborgen. Sie hörte, wie ich am Tag bis zu dreißigmal ins Bad lief, um mich auf die Waage zu stellen, registrierte, wie ich Mahlzeiten ausfallen und die Schule wieder komplett schleifen ließ. Nicht nur mein Essen schmuggelte ich weg, sondern ich versuchte auch weiterhin, soweit es ging, auf Getränke zu verzichten. Da ich als Einzige im Haushalt Sprudelwasser trank, ging meine Mutter schließlich dazu über, täglich die Wasserflaschen zu kontrollieren und mir als Minimum eine Literflasche pro Tag abzuverlangen. Sah sie, dass ich sie abends noch nicht geleert hatte, kam sie nicht selten mit der dreiviertelvollen Flasche in mein Zimmer, setzte sich mit verschränkten Armen neben mich und versuchte, mich zu überreden, die restliche Flüssigkeit zu mir zu nehmen.

Mein Versprechen, ich würde den Rest später noch trinken und sie könne ruhig schon mal ins Bett gehen, winkte sie kommentarlos beiseite. Und so begann ich, um den Diskussionen aus dem Weg zu gehen, irgendwann damit, bereits tagsüber den Großteil des Inhaltes in die Blumen zu gießen.

Zu jeder Hilfestellung, die meine Mutter mir in Form von Motivation, Drohung oder Ultimatum gab, fand ich eine Möglichkeit, sie zu umgehen, abzumildern oder auszuhebeln, sodass wir eine Art absurden Wettbewerb führten, wer kreativer im Erfinden neuer Methoden war.

Ich nahm wahr, wie mein Zustand schlechter wurde, und doch fühlte ich mich so kraftlos, dass ich keine Möglichkeit sah, irgendetwas dagegen zu tun. Wenn meine Familie um mich herum war, zwang ich mich zum Essen in der Hoffnung, dass niemand bemerkte, wie ich langsam den sehr wackeligen und brüchigen Boden unter meinen Füßen zum zweiten Mal vollends verlor. Sobald ich allein war, ließ ich alle Mahlzeiten ausfallen, joggte auf der Stelle und lief wie eine Verfolgte durch die Wohnung. Musste ich essen, so schnitt oder verbrannte ich mich, um das schlechte Gewissen auszuhalten.

Auch sonst ergaben sich jeden Tag Hunderte an empfundenen Gründen, warum ich zu meiner Rasierklinge greifen sollte, die ich wie einen wohlgehüteten Schatz jeden Tag in einem anderen Versteck unterbrachte. Bald reichten Pflaster nicht mehr aus, um die Wunden zu versorgen, und so deckte ich mich im Drogeriemarkt mit Verbandszeug ein. Sterile Kompressen, Verbände, Fixierband, Klammerpflaster – schnell hatte ich einen gut ausgestatteten Erste-Hilfe-Kasten zusammengestellt.

Zum Jahreswechsel 2016/2017 schrieb ich eine Liste mit Neujahrsvorsätzen, doch bereits während des Aufschreibens erkannte ich, dass meine Ziele aus Sicht meines jetzigen Zustandes unerreichbar waren, und resignierte.

Der Rückfall kam nicht schleichend, sondern dampfte laut und unüberhörbar wie eine Eisenbahn heran, vor der ich jedoch Augen und Ohren verschloss und jegliche Zeichen ignorierte, bis sie unaufhaltbar wie eine Lawine über mir zusammenbrachen. Ich konnte dem inneren Zwang, nicht zu essen und abzunehmen, nicht länger standhalten.

In ihrer Hilflosigkeit und Verzweiflung hatte mir meine Mutter eine weitere Therapeutin gesucht, mit noch einem Ansatz, anderen Ideen, die mir eventuell helfen konnten. Denn mit Herrn Peters war ich irgendwann nur noch auf der Stelle herumgetappt und hatte, wenn ich mich überhaupt bewegte, eher Rückschritte gemacht.

Im Dezember hatte ich ein Kennenlerngespräch gehabt und musste anschließend über einen Monat warten, um einen festen Termin zu bekommen. In der Zwischenzeit ging ich zu Frau Sijan, die mir meine Antidepressiva verschrieb und sich ausführlich mit der Therapeutin in Berlin austauschte.

Obwohl ich mich bei beiden wohlfühlte und auch die neue Therapeutin sympathisch fand, wuchs die Gewissheit in mir, dass mir niemand helfen konnte, und mich überwältigte ein Gefühl der Sinnlosigkeit. Ich begriff zwar, dass ich mich wieder komplett in die Arme der Krankheit begab, aber es war mir einfach egal. Da alles an Bedeutung verlor und mir mein Leben zunehmend gleichgültig wurde, war es leichter, nichts zu essen, da das die Leere erträglicher machte.

Innen wie außen war ich allein. Im letzten halben Jahr war der Kontakt zu Jonas komplett abgerissen. Ich hatte mich aus der Klinik nur selten gemeldet, und wenn, dann ging es meistens um Nahrung, Kalorien und dünnere Mitpatientinnen. Keinen seiner gut gemeinten Ratschläge fasste ich so auf, wie er sie meinte, und schließlich hörte er seinerseits auf zu schreiben. Vielleicht, weil ihn meine Krankheit letztlich doch überforderte, vielleicht auch, weil sein Leben neue Bahnen einschlug und einfach fort von mir führte.

In meiner neuen Klasse gab es zwar ein paar Leute, die ich sehr gern mochte, der überwältigende Selbsthass, den ich jeden Tag mit mir herumtrug, brachte mich jedoch zu der Überzeugung, dass auch jeder andere Mensch auf diesem Planeten mich abscheulich finden musste. Und so zog ich mich jedes Mal zurück, wenn jemand versuchte, Kontakt mit mir aufzunehmen, und mied soziale Interaktionen, wo immer es ging. Ich verkroch mich so weit in meine Welt aus finsteren Gedanken, dass mich irgendwann niemand mehr dort erreichte.

Das ist das Problem an depressiven Gedanken: Sie sind keine Option, sie übernehmen die gesamte Realität. Den Blick, den sie dir geben, ist deine Wahrheit, denn sie beruht auf deiner Wahrnehmung. So interpretierte ich jeden Blick, jede Regung meines Gegenübers als Signal der Abneigung. Sah mich ein Fremder in der Bahn schief an, quälte mich den Rest des Tages die Frage, was ich falsch gemacht hatte. Auf die Idee, dass der andere mit seinem Empfinden ganz woanders gewesen war und sein verdrießliches Gesicht seinen eigenen Sorgen entsprungen war, kam ich gar nicht.

Gleichzeitig waren diese sozialen Ängste, meine Panik beim Blick in den Spiegel und mein Selbstverletzungsdrang die einzigen Gefühle, die ich noch spürte. Alles andere war nichts als Taubheit, die ständig wie ein undurchsichtiger Nebel um mich herumwaberte. Therapeuten reden immer davon, dass man seine Krankheit auf eine gewisse Art braucht. Man braucht sie als Schutz. Als Schild. Als Wappen. Zum Auslöschen von Gefühlen und gleichzeitig manchmal als Beweis dafür, dass man überhaupt noch fühlt. Während ich in den letzten Jahren versuchte – und immer noch versuche – zu verstehen, warum ich so krank werden und bleiben konnte und warum ich meine Symptome und Erkrankung bis heute nicht komplett ablegen kann, habe ich verstanden, von was für einem unschätzbaren Wert die Magersucht für mich war.

Sie schützte und schützt mich vor allem Schlechten, das mir passiert, indem sie nicht zulässt, dass ich mich damit auseinandersetze. Und sie bereitet mich auf Schlimmes vor, das in Zukunft eventuell passieren könnte, indem sie von Anfang an grundsätzlich von der Katastrophe ausgeht. Die Magersucht war und ist manchmal noch immer mein Schild bei Konflikten, Auseinandersetzungen und wenn ich mich zu Unrecht kritisiert fühle, wenn mich Situationen überwältigen. Hinter einer psychischen Erkrankung kann man sehr leicht verschwinden.

Gleichzeitig ist sie wie ein Wappen, das man vor sich herträgt im letzten verzweifelten Versuch, den lang geführten inneren Kampf nach außen zu tragen, den man anders nicht mitzuteilen weiß und der so schließlich als Hilferuf an die Oberfläche gelangt.

Magersucht und Depressionen löschten meine unerwünschten Gefühle aus und ließen mich in einer etwas erträglicheren Leere zurück. Wenn die ihrerseits zu groß wurde, halfen mir das Ritzen und Brennen dabei zu spüren, dass ich noch am Leben war.

Psychische Erkrankungen sind voller Widersprüche und doch für den Erkrankten meist das Einzige, das noch Sinn ergibt. Auf die Erkrankung ist Verlass, ihre Regeln und Ausbrüche sind nach außen hin zwar oft vollkommen irrational, für den Betroffenen jedoch Wegbegleiter und Rettungsboot, das ihn durch den Tag bringt.

Ende Januar wog ich noch knapp 48 Kilo.

Natürlich bemerkte in meiner Familie jeder, dass ich erneut

Gewicht verlor. Besonders meine Mutter sah mir mittlerweile jede fünfhundert Gramm an, die ich weniger wog, und in einer Mischung aus Wut, Verzweiflung und Sorge appellierte sie an mich, mein Verhalten endlich und endgültig zu ändern. Wir stritten wieder häufiger. In den letzten Jahren hatte meine Mutter verzweifelt alles versucht, damit ich gesund würde, nun kam sie aus der Reha zurück und musste feststellen, dass ich rückfällig wurde? Obwohl sie meiner kleinen augenscheinlichen Besserungsphase nicht zu hundert Prozent getraut hatte, hatte sie dennoch Hoffnungen in sie gesteckt. Es war einfach unfair, das sah selbst ich in meinem vernebelten Zustand, dass ihr, sobald sie sich etwas besser fühlte, erneut die Sorge um ein krankes Kind auferlegt wurde. Allerdings nutzte ich meine Erkenntnis nicht, um noch einmal Kraft zu sammeln, um zu kämpfen. Stattdessen nahm ich sie als Bestätigung meiner finsteren Gedanken: *Ich bin nichts als eine Belastung.*

Auch mein Vater, den ich lediglich alle paar Wochen sah, bemerkte meinen Gewichtsverlust. Während meine Krankheit am Anfang für ihn etwas vollkommen Fremdes gewesen war, dem er mit Wut begegnete, bemühte er sich mittlerweile darum, Verständnis zu zeigen und mich irgendwie zu erreichen. Erfolglos.

In einem Moment purer Verzweiflung flehte ich eines Tages meine Mutter an, mir ein Haustier zu kaufen. Ich hoffte, zu einem Tier vielleicht eine Freundschaft aufbauen zu können, wie sie mir im echten Leben fehlte. Nicht mehr einsam zu sein. Sinn darin zu finden, einem anderen Lebewesen ein Zuhause zu geben.

Meine Therapeuten fanden die Idee gut, und so stimmte meine Mutter zu. Meine Wahl fiel auf einen von einer Tötungsstation geretteten schwarzen Mischling, der vor der Welt ebenso verängstigt schien, wie ich es war.

„Sie lässt sich nur von sehr wenigen streicheln, aber Sie können es gern versuchen", meinte die Frau, die uns die infrage kommenden Hunde vorführte, wenig hoffnungsvoll, als ich auf eine Hündin zeigte, die mit eingezogenem Schwanz in einer Ecke des Hofes kauerte und uns misstrauische Blicke zuwarf. Ich verliebte mich sofort in sie.

Und auch die Hündin schien ihre Angst, wenn auch vorsichtig, beiseitezulegen: Sie schnupperte an meinen Händen und ließ sich bereits nach kurzer Zeit von mir hinter den Ohren kraulen. Ich brachte ein schwaches Lächeln zustande. Es tat gut, das warme Fell unter den Fingern zu spüren, den Schwanz wedeln zu sehen und die Wärme zu spüren, die von der kleinen Mischlingshündin ausging.

Am liebsten hätte ich sie sofort mitgenommen, doch die Besitzer des Hofes beharrten auf weiteren Kennlernterminen, damit die Hündin sich langsam an uns gewöhnen konnte.

Am nächsten Tag fuhr ich zu meiner Berliner Therapeutin – Frau Grume.

Ich liebte die Gespräche mit ihr, weil sie sich jedes Mal unglaublich viel Zeit nahm und niemals auf die Uhr schaute. Mit ihr konnte ich ehrlich sein wie mit keiner anderen, selbst in den Punkten, die mir normalerweise schwerfielen anzusprechen. Sie sagte mir, was sie dachte, auch und besonders, wenn sie wusste, dass mich ihre Meinung verärgern könnte. Sie arbeitete mit einem Prinzip, das mir neu war und das sich mit den unterschiedlichen inneren Anteilen der Magersucht beschäftigte. Mir gefiel dieses Konzept, und bis heute hilft es mir, viel zu verstehen. Es tat mir gut, wenn wir zwei Stunden und länger zusammensaßen, weil ich so in der Lage war, meine Gedanken zu Ende zu führen. Und nie gab mir Frau Grume das Gefühl, mich für irgendetwas, das ich sagte, zu verurteilen, egal, wie grausam es klang oder wie schuldig ich mich selbst dafür fühlte.

Schon bald nach dem Beginn unseres Gespräches an diesem

Tag sagte sie mir besorgt, dass ich mittlerweile in die Psychiatrie gehörte.

„Du bist schwer suizidal, Laura. Deine Symptome verstärken sich immens, und ständig kommen neue hinzu. Eigentlich gibt es kaum eine andere Option."

„Und warum weisen Sie mich dann nicht ein?"

„Weil ich glaube, dass du eine Einweisung in die Psychiatrie als Einladung nehmen würdest, um dich komplett aufzugeben", erklärte Frau Grume ruhig.

Ich konnte mir beim besten Willen nicht vorstellen, wie ich mich noch mehr aufgeben sollte, in gewisser Hinsicht musste ich ihr jedoch auch recht geben – immerhin saß ich noch hier. Und morgen wollten wir eine Hündin aus der Tötungsstation holen, als erneuten Anlauf, irgendetwas zu finden, das mir tatsächlich half.

Wir redeten lange. Darüber, dass keine Wunderheilung stattfinden würde, ob mit oder ohne Hund. Über meine Niedergeschlagenheit und dass ich mich nicht mal auf den kommenden Tag freuen konnte. Die Leere, die Müdigkeit. Alles war so trostlos, und Frau Grume schien meine Gedanken nachvollziehen zu können.

Im Anschluss an unser Gespräch sprach sie mit meiner Mutter, die sich geweigert hatte, mich allein nach Berlin fahren zu lassen, und mich deshalb begleitet hatte. Frau Grume war verpflichtet, ihr von der Sorge über meine Suizidalität zu informieren, was dazu führte, dass meine Mutter auf dem Heimweg unentwegt auf mich einredete, mich zu trösten und einen Zugang zu mir zu finden versuchte. Obwohl sie alles richtig machte, war es, als spräche sie mit sich selbst. Alle gut gemeinten Worte prallten an mir ab, wurden von meinen Depressionen uminterpretiert oder gar nicht erst ernst genommen.

Ich hasste mich dafür, dass ich es nicht einmal für meine Mutter, die ich liebte und die alles in ihrer Macht Stehende tat, um mir zu helfen, schaffte, etwas zu ändern.

Natürlich brachte mir auch die Hündin keine Wunderheilung. Jeden Tag beobachtete ich mich selbst dabei, wie ich der Krankheit nachgab, den Kampf gegen sie verlor und dies auch noch als Erfolg empfand. Zwar beschäftigte ich mich den gesamten Tag mit Luna – den Namen hatte ich geben dürfen –, und doch ließen mich meine finsteren Gedanken nicht in Ruhe.

Jeder Morgen begann gleich:

Mein Wecker klingelte, obwohl ich schon seit Stunden wach lag und meistens sowieso kaum geschlafen hatte. Ich starrte an die Decke und sah keinen Sinn darin aufzustehen. Mein Kopf war benebelt von den Stimmen, die in ihm hallten.

Was brachte es mir aufzustehen? Zu atmen? Hier zu sein? Mein Leben wirkte wie ein Witz. Unfassbar sinnlos und trüb. Warum sollte ich Kraft für irgendetwas aufbringen?

Irgendwann kam meine Mutter in mein Zimmer, sprach auf mich ein, ich solle doch zur Schule gehen.

„Es hilft dir bestimmt!“, wiederholte sie jeden Morgen eindringlich. „Du musst dich ablenken, mit Leuten in deinem Alter zusammen sein, alterstypische Sachen machen. Versuch es wenigstens. Wenn es nicht klappt, kannst du immer noch nach Hause kommen.“

An manchen Tagen schleppte ich mich ins Bad, wo ich ein paar Minuten auf dem Boden hockte, weitergrübelte und mich schließlich langsam anzog. An den meisten Tagen blieb ich liegen.

Wenigstens das änderte sich mit Lunas Ankunft bei uns. Da ich sie schlecht in die Wohnung pinkeln lassen konnte, quälte ich mich irgendwann doch aus den Kissen, füllte Lunas Napf, ging mit ihr spazieren, streichelte sie und legte mich zurück ins Bett. Manchmal schrieb ich Tagebuch, telefonierte mit Frau Grume oder schaute Serien. Zu mehr schaffte ich es nicht, mich aufzuraffen.

Egal, wo ich war oder was ich tat – alles kam mir grau und leer vor.

Ich begann, mit meinen Medikamenten zu experimentieren. Ließ sie mal weg, nahm dann mehr, als ich sollte. Ich wachte morgens auf mit dem Wunsch, der Tag möge doch bitte schon zu Ende sein.

An manchen Tagen wurde ich, meistens gegen Abend, plötzlich von einer unglaublichen Energiewelle gepackt, die mich durch mein Zimmer trieb. Mir kamen tausend Ideen, was ich tun könnte, und ich schrieb ewige Texte, die nie gut genug waren. Ich plante mein Leben in den buntesten Farben, träumte mich in eine Welt, die weit weg von dieser war, und lullte mich darin ein. Am nächsten Morgen wachte ich auf und war zurück in der Realität, und meine Fantasien und Ideen des letzten Abends waren nur ein Haufen Papier, den ich in den Mülleimer verfrachtete. So energetisch ich gestern noch gewesen war, so langsam geriet einen Tag später alles, was ich tat. Ich schrieb langsam, ich ging langsam, ich aß langsam. Einzig meine Gedanken rasten.

In meiner neuen Klasse kamen bald Fragen auf, warum ich so oft fehlte. Allerdings waren sie nicht gehässig, wie sie es früher manchmal waren, sondern eher neugierig. Zum ersten Mal war keiner der Kommentare bösartig. „So selten, wie Laura da ist, kann sie doch gar nicht wissen, dass es Hausaufgaben gab. Das können Sie jetzt ja nicht aufschreiben", rief einmal ein Klassenkamerad, als ich nach einer Woche Fehlen mal wieder größtenteils ohne Arbeitsmaterialien im Unterricht saß und eine Lehrerin kopfschüttelnd eine Ermahnung ins Klassenbuch schreiben wollte. Mein Klassenkamerad grinste mir zu, als die Lehrerin murmelnd ihren Stift beiseitelegte, ohne etwas notiert zu haben. Unsicher grinste ich zurück.

Auch meine neue Klassenlehrerin war sehr verständnisvoll und ging einfühlsam mit meiner psychischen Erkrankung um. Verpasste ich zu viel Stoff, setzte sie sich mit mir hin und holte ihn mit mir nach. Sie und meine Vertrauenslehrerin waren eine große Hilfe für mich. Sie redeten mit mir und nahmen sich Zeit für lange Gespräche, in denen wir gemeinsam überlegten, was mir den regelmäßigen Schulbesuch erleichtern könnte.

Tatsächlich kam ich trotz meiner seltenen Anwesenheit ziemlich gut mit meinen Klassenkameraden klar. Hätte ich mir etwas mehr Mühe gegeben, mich zu sozialisieren, hätte ich eine Chance gehabt, hier endlich Freundschaften aufzubauen. Doch meine Sicht auf die Welt war viel zu dunkel. Viel zu sehr überzeugte mich mein eigener Selbsthass davon, dass niemand mich mögen konnte.

Als ich sechs oder sieben Jahre alt war, sagte meine Mutter mir einmal, dass man sich selbst lieben muss, um andere Menschen lieben zu können. Ich verstand es damals nicht und auch lange Zeit danach noch nicht. Denn obwohl ich mich selbst verabscheute, liebte ich meine Familie. Ich liebte sie über alles, und ohne sie hätte ich nichts gehabt, das mich am Leben gehalten hätte. Was ich nicht begriff: Es war mehr Besessenheit als Liebe. Ständig hatte ich Angst, einem von ihnen könne etwas zustoßen, und davor, dass sie mich allein ließen. Ich ertrug es nicht, allein zu sein, ich brauchte meine Mutter und Daniel um mich herum, weil ich befürchtete, andernfalls keinen Grund mehr zu haben, an diesem Leben festzuhalten. Es war keine gesunde Beziehung. Es war eine Abhängigkeit.

Wenn man sich selbst nicht zumindest toleriert, lässt sich

keine tatsächliche Beziehung aufbauen, einfach, weil man nicht daran glaubt, dass andere einen lieben könnten. Und wenn man grundsätzlich am Verhalten der anderen zweifelt und davon ausgeht, dass sie einen eigentlich verabscheuen, wie soll dann eine Freundschaft oder überhaupt eine Beziehung zustande kommen?

Meine Mutter konnte mir alle fünf Minuten sagen, dass sie mich liebte, und trotzdem war ich felsenfest davon überzeugt, dass sie mich nicht mochte und meine Familie ohne mich besser dran sei. Letzteres war die Überzeugung, die mich Tag und Nacht quälte. Bis sie irgendwann nicht mehr wehtat und ich mir einfach nur noch wünschte, niemals geboren worden zu sein. Nichts schien mehr wirklich wehzutun, kein Gefühl, kein Schnitt, keine Verbrennung. Und damit war ich an einem sehr gefährlichen Punkt angekommen.

Ende Februar wog ich schließlich wieder 47 Kilo.

Allerdings brachte mir nicht mal mehr die niedrigere Zahl auf der Waage das Glücksgefühl, das ich mir sehnlichst wünschte. Auch das hatte seine Relevanz verloren. Trotzdem fiel mir das Essen nicht leichter, im Gegenteil. Wenn alles sinnlos war, wofür sollte ich dann noch Nahrung aufnehmen?

Meine Schnitte wurden noch tiefer, damit sie überhaupt irgendein Gefühl auslösten, und wenn es nur ein kurzer, erleichternder Moment des Schmerzes war. Ich begann, in meinem Nachttischschrank Tabletten zu sammeln. Im Internet suchte ich auf zwielichtigen Websites nach Tipps für einen sicheren Suizid, denn die Überlebensraten bei Selbstmordversuchen bereiteten mir Sorgen. Also versuchte ich, einen zuverlässigen Tablettenmix zu finden, und recherchierte, von wie hoch man springen musste, um garantiert zu sterben. Überlegte, was der „sicherste“ Weg war. Ich erledigte das, wie ich früher Referate vorbereitet hatte – überlegt und strukturiert. Nur hin und wieder erschrak ich vor meinem Tun.

Ich darf nicht sterben, aber ich kann auch nicht mehr leben.

Tatsächlich suchte ich verzweifelt nach einem Grund, am Leben zu bleiben: Mama, Daniel, Luna, Oma, Opa, meine Familie.

Irgendwann startete mein Vater einen neuen Kontaktversuch, und wir trafen uns. Allerdings ging es mir nach jedem Treffen schlechter. Er bemühte sich um mich, doch ich war zu weit entfernt. Ich konnte und wollte ihm nicht verzeihen und fühlte mich zu kraftlos, um mich auch nur ansatzweise damit zu beschäftigen. Wir stritten uns nicht mehr, aber jedes Mal kamen neue Erinnerungen hoch, die mich nur noch erschöpften.

Als ich eines Tages neue Hosen brauchte, bekam ich Geld von meiner Mutter, schleppte mich in die Stadt und fand eine Jeans, die mir halbwegs passte und gut gefiel. Ich stand bereits an der Kasse, als mir durch den Kopf schoss: *Die Hose zu kaufen ist reine Geldverschwendung!*

Ich ging nicht davon aus, noch lange zu leben, wofür sollte ich also das Geld meiner Mutter noch ausgeben? Ich würde diese Hose kaum tragen, da käme ich genauso gut mit meinen alten aus.

„Hast du sie dir trotzdem gekauft?“, würde Frau Grume mich etwa ein halbes Jahr später fragen.

„Nein“, antwortete ich.

Ich hängte die Hose zurück, brachte das Geld nach Hause (meiner Mutter gegenüber behauptete ich, ich hätte nichts Passendes gefunden) und schwor mir, nichts mehr auszugeben, bloß damit ich etwas zum Vererben hätte.

An diesem Nachmittag im vollbelebten Einkaufszentrum fühlte ich mich so leer und einsam, dass ich nicht mehr daran glaubte, meine psychische Erkrankung zu überleben. Ich hatte das Gefühl, jede meiner Taten nur noch von außen zu beobachten. Alles, was ich tat, sah ich durch einen trüben Nebel, durch den nur selten ein tatsächliches Gefühl zu mir durchwaberte.

Ich suchte wirklich nach Gründen, um weiterzumachen, fand allerdings keine, und das war das Schlimmste daran: Die erfolglose Suche ließ ein einziges Gefühl zu mir in die unendliche Leere herein: Angst.

Ich hatte Angst zu leben.

Und ich hatte Angst zu sterben. Verzweifelt gestand ich mir ein, dass ich dieses Leben so nicht weiterführen wollte und dass ich nicht die Kraft besaß, etwas zu ändern.

• • •

Ich habe es schließlich doch geschafft.

Es gab nicht diesen einen „Klick-Moment“, von dem ich so oft gehört hatte und auf den so viele psychisch Kranke warten. Jener Moment, in dem man plötzlich klarsieht und unbedingt gesund werden möchte.

Morgen fange ich an, normal zu essen ...

Heute übergebe ich mich zum letzten Mal ...

Ich schneide nur noch heute ...

Immer wieder gibt man sich selbst und anderen das Versprechen: Es ist das letzte Mal ... Nur noch heute ... Morgen ändere ich etwas, wirklich ...

Doch niemand kommt und rettet einen. Die Krankheit verschwindet nicht einfach von einem Tag auf den anderen. Psychische Erkrankungen sind hartnäckig und langwierig, und der Wille, sie zu besiegen, muss stark sein. Und nur man selbst hat es in der Hand, gegen sie vorzugehen. Und zwar nicht einmal und das war’s, sondern jeden Tag von Neuem.

Auch ich wartete auf den einen „Klick-Moment", von dem ich einige Patienten in der Klinik hatte erzählen hören. Der Moment, in dem ich plötzlich gesund werden und wieder essen wollen würde. Ein Zeichen des Universums, dass ich essen *sollte*.

Er kam nicht.

Der Genesungsprozess einer psychischen Krankheit ist ein steiniger Weg, gespickt mit Rückschlägen, denen man sich nicht ergeben darf, ein täglicher innerer Kampf, den es zu bestehen gilt. Jeden Tag aufs Neue muss man es mit starkem Willen schaffen, den alten Mustern standzuhalten, denen man zu gern wieder verfallen würde, weil es weniger kraftraubend ist. Es ist sehr anstrengend, sich permanent seinen größten Ängsten zu stellen. Man muss der Versuchung widerstehen, dem nachzugeben, was sich so richtig anfühlt, und das tun, von dem einem jede einzelne Pore des Körpers zuschreit, dass es falsch ist. Man muss sich der Krankheit stellen, was gleichzeitig bedeutet zu akzeptieren, dass jene Gefühle zurückkommen werden, die die Krankheit erst notwendig gemacht haben.

Essen war für mich falsch.

Hungern war richtig.

Und trotzdem war es ein unweigerlicher Schritt zur Besserung, dass ich aß. Meine Zwänge gaben mir Sicherheit, und doch würde ich sie lockern und sogar loslassen müssen, wenn ich genesen wollte. Ich musste gesunde Bewältigungsmechanismen finden, anstatt all meine Wut, Trauer, Angst und Reue an mir selbst auszulassen. Ich hatte Angst, für immer mit oder für immer ohne die Krankheit leben zu müssen. Angst, all das aufzugeben, was mich die letzten Jahre ausgemacht hatte. All die Ticks gehen zu lassen, aus denen ich mittlerweile bestand, um schließlich dazuzustehen, ohne zu wissen, wer ich eigentlich war. Ginge mit der Magersucht nicht gleichzeitig meine Identität verloren? Wo verlief die Grenze? Was war in den letzten Jahren noch ich gewesen und was die Krankheit?

Kurz vor meinem 17. Geburtstag telefonierte ich erneut mit Frau Grume. Sie hörte mir zu, wie ich, nach Worten suchend, versuchte, ihr meinen Zustand zu erklären, der sich in der Zwischenzeit weiter verschlechtert hatte. Ich weiß nicht, was ich mir von dem Gespräch erhofft hatte, jedoch bestimmt nicht das, was nun kam – irgendwie gelang es ihr, durch den Nebel zu mir durchzudringen. Zum ersten Mal und als Einzige von vielen.

Kaum hatte ich meine Ausführungen beendet, begann Frau Grume zu sprechen; unendlich wahre Worte, die, eben weil sie so wahr waren, etwas in mir erreichten und verletzten. Es war die Direktheit, mit der Frau Grume bei diesem Gespräch die Dinge ansprach, die mir half. Sie zeigte mir, wie sehr ich die Krankheit romantisierte. Dass ich sie nicht als Krankheit sah, sondern als eine Art perfekte Freundin – *Ana*. Dass meine psychischen Erkrankungen das Einzige waren, das mich noch am Leben hielt, da ich vor allem anderen, dem tatsächlichen Leben, davonlief.

Frau Grume brachte mich dazu, mir etwas einzugestehen, was ich lange Zeit geleugnet hatte: Ich war stolz auf meine Magersucht. Stolz darauf, nicht essen zu müssen und jeder Verlockung zu widerstehen, stolz, dass ich meinen Körper an seine Limits trieb.

„Du siehst das als Stärke", sagte sie. „Jeder andere sieht jedoch, wie dich deine psychischen Erkrankungen beherrschen. Zum Beispiel diese Stimme in deinem Kopf, die dich dazu bringt zu hungern. Du erkennst nicht, dass Hungern nicht deine Stärke, sondern deine Schwäche ist. Sie macht dich nicht schön, stark und unabhängig. Sie bringt dich um. Das und nichts anderes. Verstehst du? Du lässt dich von deiner Krankheit töten, statt gegen sie zu kämpfen. Die meisten Suchtkranken schämen sich für ihre Krankheit, nur Magersüchtige sind stolz auf ihr zwanghaftes Hungern. Das hat nichts mit Kontrolle zu tun, Laura, was du hier machst. Das ist eine Sucht. Die Kontrolle hast du bereits vor Ewigkeiten an deine Krankheit verloren. Niemand sieht dein Hungern als Stärke, weil jeder außer dir erkennt, dass es dich zugrunde richtet; weil jeder sieht, dass du abgemagert und kraftlos bist. Daran ist nichts stark. Du kannst das Ruder herumreißen, aber dafür musst du verdammt noch mal irgendwann anfangen und bereit sein, der Wahrheit ins Gesicht zu blicken. Dein Tag wird von Hunderten Regeln bestimmt, du kannst nicht allein sein, hast Angst vor Alltäglichem und brauchst Hilfe beim Essen, beim Trinken, bei deinem gesamten Tagesablauf. Du bist fast 17 Jahre alt und hilfloser als ein fünfjähriges Kind."

Ich schluckte.

Keines ihrer Worte klang wütend. Frau Grume sprach in einem ruhigen, appellierenden Tonfall mit mir. Tatsächlich hörte sie sich sogar ziemlich besorgt an. Nichts von dem, was sie sagte, war ein Vorwurf, eher eine nüchterne Feststellung meines aktuellen Zustandes.

Und trotzdem hätte ich, nachdem ich auflegte, nichts lieber getan, als sauer zu sein, nie wieder mit ihr zu sprechen, denn die Wahrheit tat verdammt weh. Allerdings auf eine andere Art, als wenn mich Familienmitglieder oder Bekannte vorwurfsvoll fragten, ob ich denn überhaupt wisse, was ich denn bitte meiner Mutter und meinem Bruder antäte, und dass ich mich doch endlich zusammenreißen und essen sollte.

Es war die Tatsache, dass Frau Grume alles, was ich ihr anvertraut hatte, verstanden und nichts davon während unseres Gespräches abgetan hatte. Sie versuchte nicht, meine Gefühle oder Ängste als nichtig zu erklären, sondern hielt mir die Wahrheit hin, vor der sich ein großer Teil in mir schon immer gefürchtet hatte. Sie stellte sie gänzlich ohne Vorwurf und als Fakt dar, den ich im Laufe des Tages, sosehr ich es auch versuchte, nicht zu widerlegen schaffte.

Frau Grume hatte recht: Ich war unendlich hilflos. Einem kleinen Kind gelingt es, sich bemerkbar zu machen, wenn es Hunger oder Durst hat. Ich schaffte das nicht. Ich konnte mich nicht mit Freunden treffen und kaum zur Schule gehen aus Angst, dann vielleicht zu einer unbekannten Uhrzeit etwas Ungeplantes essen zu müssen oder irgendeinen meiner anderen Zwänge nicht einhalten zu können.

Ich war nicht in der Lage, allein zu sein, weil ich mich vor dem fürchtete, was ich mir antun könnte, während niemand hinsah. Meistens schaffte ich es nicht einmal, nachts zu schlafen, aus Panik vor meinen eigenen Gedanken, denen ich nichts entgegenzusetzen hatte. Ich konnte ja kaum mit anderen Menschen reden, ohne in Panik zu verfallen.

Mein ganzer Tagesablauf, wann ich sitzen, wann ich stehen durfte, wann ich duschen und wann essen und trinken sollte, wann ich aufstehen und wann ins Bett gehen konnte, alles war von meinen Zwängen abhängig, von der Zeit auf der Uhr, zu der mir mein Kopf erlaubte, das eine zu tun oder das andere zu lassen. Und wie ein Sklave hielt ich mich daran.

Am Abend nach dem Telefonat mit Frau Grume stellte ich mir eine Frage, die mir schon häufiger gekommen war. Doch nun suchte ich zum ersten Mal tatsächlich nach einer Antwort: Wie konnte es sein, dass mein eigener Kopf mich kontrollierte? Dass ich es nicht schaffte, den allereinfachsten Überlebenstrieben nachzukommen? Jenen, denen selbst Kleinkinder und Tiere problemlos folgen? Ich verschmierte mein Essen auf dem Teller und schmiss Krümel auf den Boden wie ein zweijähriges Kind.

Bei dem Versuch, perfekt, unabhängig, besser, beliebter, selbstständig und frei zu werden, war ich gescheitert, und jeder sah es. Außer mir.

Diese Erkenntnis, die sich langsam in mein Bewusstsein schob, schmerzte. Verzweifelt versuchte die Magersucht, Frau Grumes Worte zu verdrängen, aber sie waren da, und ich hatte sie irgendwie zu verstehen begonnen. Später sagte mir eine andere Therapeutin, dass ich es ohne mein rationales Denken wahrscheinlich nie aus der Magersucht herausgeschafft hätte.

Und das war der Moment, in dem ich begann, es wieder zu nutzen.

In der Nacht nahm ich mir vor, dass ich psychische Erkrankungen verstehen wollte. Begreifen wollte, wie sie funktionierten und was genau sie mit mir gemacht hatten. Und ich beschloss, dass ich nicht länger ihr Sklave sein wollte.

Aber es gibt nun mal nicht den einen Klick-Moment, in dem eine einzige Einsicht genügt, damit etwas besser wird. Denn obwohl ich bei meiner Überzeugung blieb, machte das meinen Kampf nicht einfacher. Ich versuchte, mich meinen neuen Erkenntnissen zu stellen. Versuchte, gute Laune zu haben, an meinem Geburtstag Kuchen zu essen, mich mit Angstnahrungsmitteln zu konfrontieren, und stimmte zu, als meine Mutter mich fragte, ob sie übers Wochenende wegfahren könne und ich es allein schaffen würde zu essen.

Ich wollte es tatsächlich, ich versuchte es, und es frustrierte mich, dass es mir mit der neuen Entschlossenheit nicht leichter fiel, etwas zu ändern, dass ich meine Zwänge nicht umgehen konnte, ohne Panikattacken zu bekommen.

Rational hatte ich verstanden, dass die Magersucht mir nur die Illusion von Kontrolle gab, meine Gefühle änderten sich dadurch jedoch nicht, und auch meine Angst blieb. Die Magersucht ließ sich nicht einfach abstellen.

Zwei bis drei Tage lang funktionierte es mit dem Essen, anschließend wuchsen mein schlechtes Gewissen und die Panik so stark, dass ich mich zurück in die Krankheit rettete und an den nächsten Tagen gar nicht aß. Mein Gewicht stieg an, nur um anschließend wieder weniger zu werden, und so schwankte es zwischen 46 und 47 Kilo auf und ab.

Schon lange hatte ich bei Instagram sogenannte „Recovery Accounts" verfolgt und beschloss, mir selbst einen zuzulegen. Diese Accounts sind so ziemlich das Gegenteil der Pro-Ana-Seiten. Mädchen und Jungen dokumentieren dort ihren Genesungsprozess, posten Bilder von ihrem Essen und Therapie-Updates. Es kann beides sein, hilfreich und triggernd, und natürlich ist es auch eine Art, sich den ganzen Tag mit Lebensmitteln zu beschäftigen und mit anderen Essgestörten zu vergleichen. Wie viel isst der andere? Isst er mehr als ich? Ist sie dünner? Wer ist kränker?

Einige Mädchen posten Bilder von einer wahnsinnig großen Portion Nahrung, von der klar ist, dass sie sie nicht essen, und trotzdem glaubt man ihnen. Das ständige Vergleichen mit den anderen Betroffenen und deren Profilen ist gefährlich, ebenso das regelmäßige Posten der Essensbilder und das Schreiben von Texten darunter. Beides kann zu einem Zwang werden.

Und so entwickelte ich, zusätzlich zu meinen anderen Ticks, plötzlich das Gefühl, jedes Essen fotografieren zu müssen, da es anders „nicht zählte". Mühevoll richtete ich jede Mahlzeit an, um auch ja so viele Likes wie möglich zu bekommen.

Auf der anderen Seite halfen mir die Gespräche mit einigen Usern dort. Wie in der Klinik fühlte ich mich zugehörig, denn die Menschen, mit denen ich schrieb, verstanden mein Problem, und gegenseitig versuchten wir, uns zu motivieren. Außerdem halfen mir die Erzählungen von ihren Therapien und den Dingen, die sie dort gemacht hatten, denn oft fand ich darin Inspiration für Möglichkeiten, mir selbst zu helfen, zum Beispiel, indem ich meine Gefühle zeichnete oder einen Brief an die Krankheit schrieb.

Während ich nach wie vor tief in der Magersucht steckte, hatte ich durch den Recovery Account einen Ort gefunden, an dem ich meinen Gedanken Luft machen konnte, und trat gleichzeitig virtuell in Interaktion mit anderen Menschen, was mir im wahren Leben fehlte.

Hin und wieder triggerte mich diese Scheinwelt, wenn unsere Gespräche etwa nur ums Essen kreisten und meiner Krankheit damit eine Befriedigung verschaffte, weil es mich vom wirklichen Leben ablenkte.

Aber wie sollte ich auch von jetzt auf gleich zurück ins echte Leben gelangen, das ich so lange wie der Teufel das Weihwasser gemieden hatte? Und vor dem ich, wie ich später begriff, tierische Panik bekam.

Im März begann ich mit einer tiefenpsychologischen Therapie, die sich – im Gegensatz zu den Verhaltenstherapien, die ich bisher durchlaufen hatte – auf das Unbewusste hinter den Handlungen konzentriert und darauf zielte, die Ursachen für die Entstehung von Verhaltensweisen zu verstehen.

Ich mochte die Therapeutin Frau Habert auf Anhieb, und obwohl wir zunächst die Stunden hauptsächlich damit verbrachten, darüber zu diskutieren, ob ich in meinem Zustand nicht eigentlich in die Psychiatrie gehörte oder nicht, hatte ich mich selten so verstanden gefühlt.

Trotzdem verschlechterte sich meine Verfassung weiterhin. Während ich mich nach außen hin darum bemühte, den Schein zu wahren, gelang es mir kaum, mich an meinen Essensplan zu halten. Lief etwas falsch, oder hatte ich einen schlechten Tag (ich hatte fast immer einen schlechten Tag), ließ ich Mahlzeiten ausfallen und schummelte Komponenten weg, sodass ich weiterhin sehr langsam abnahm und mein Gewicht schließlich ein zweites Mal unter 46 Kilo sank. Natürlich war ich trotzdem davon überzeugt, zu dick zu sein.

Die Tablettensammlung in meinem Nachtschrank war mittlerweile zu einer beträchtlichen Menge herangewachsen, und jeder Tag begann und endete mit Selbstmordgedanken.

Suizid ist weiterhin ein Tabuthema, dabei sterben jedes Jahr etwa 10.000 Menschen allein in Deutschland[2] durch die eigene Hand, was mehr Opfer sind, als durch Autounfälle ums Leben kommen. Trotzdem ist die Aufklärung gering, und nur die wenigsten Menschen kennen die Warnsignale von Suizidalität. Dafür ist das Vorurteil, Suizid sei egoistisch, umso verbreiteter. Zu selten wird darüber gesprochen, wie groß der Schmerz und die Hoffnungslosigkeit sein müssen, die einen Menschen dazu treiben, das eigene Leben zu beenden und damit dem urgegebenen Überlebensinstinkt zuwiderzuhandeln.

Ich habe Suizidgedanken so erlebt, dass es nicht unbedingt darum ging zu sterben. Ich hatte Angst zu sterben, Angst vor dem Tod, jedoch fühlte ich mich so hoffnungslos, dass mir mein Leben noch größere Angst bereitete. So, wie ich es augenblicklich tat, konnte ich nicht leben. Ich hatte keine Hoffnung auf Besserung, also wünschte ich mir, dass alles aufhörte. Jeden Tag hatte ich das Gefühl, ein Rennen laufen zu müssen, das ich nicht gewinnen konnte. Der Tod schien mir einfach das geringere Übel.

Tatsächlich rettete mich unter anderem die Angst davor, beim Versuch, mich selbst zu töten, nicht zu sterben, denn die Zahl von gescheiterten Suizidversuchen ist hoch, und die Folgeschäden, mit denen die Menschen im Anschluss leben müssen, sind schwer. Ich wollte nicht überleben und mit schweren Beeinträchtigungen weiterleben müssen.

Es ist traurig, dass es ausgerechnet diese Angst war, die mich von dem Versuch abhielt, obwohl es so vieles andere gegeben hätte – wie zum Beispiel Menschen wie meine Mutter und Daniel, die mich nicht aufgaben, sondern sich jeden Tag bemühten, mich doch noch zu erreichen. Sollte eine liebende Familie nicht genügen, um einen davon abzuhalten, das eigene Leben beenden zu wollen?

Sollte es, aber das Problem an Depressionen ist, dass sie einen diese Liebe nicht mehr fühlen lassen. Es ist für nichts Platz außer für die schmerzhafte Leere und Hoffnungslosigkeit, die einen Tag für Tag begleitet. In der Annahme, ein Unfalltod sei für meine Angehörigen leichter zu verkraften als ein Suizid, ging ich unendlich fahrlässig mit mir um und suchte das Risiko. An mehrspurigen Straßen lief ich bei Rot über die Kreuzung, ich kletterte auf Bäume und balancierte auf dem höchsten und am brüchigsten aussehenden Ast, ich lief durch die Stadt, ohne nach links oder rechts zu gucken, grimmig auf das Schicksal wartend.

Frau Habert erkannte die Symptome und teilte mir mit, dass sie meine Mutter über meine akute Suizidgefahr unterrichten musste.

„Ich kann diese Verantwortung nicht länger tragen", erklärte sie. „Es ist nicht das erste Mal, dass ich nach unseren Gesprächen überlegt habe, die Polizei zu rufen, um dich zwangseinweisen zu lassen, da ich Sorge hatte, du würdest nicht wiederkommen. Und ehrlich gesagt wundere ich mich über mich selbst, dass ich es noch nicht getan habe. Ich habe dir gesagt, dass ich es bevorzugen würde, dich einweisen zu lassen, und werde genau das deiner Mutter noch mal nahelegen. Und wenn sie das weiterhin nicht möchte, muss sie eine Erklärung unterschreiben, in der sie bestätigt, dass ich sie sowohl über deine akute Suizidgefahr als auch über den Schweregrad deiner Anorexie unterrichtet habe. Und die Unterschrift deines Vaters brauche ich ebenfalls."

Ich nickte stumm und starrte auf meine Hände hinab.

Meine Mutter ließ mich von nun an nicht mehr aus den Augen, und auch mein Vater war in Alarmbereitschaft. Meine Eltern sind keine Freunde von Psychiatrien, seit eine Bekannte von mir mit 14 dort eingewiesen wurde und um einiges kränker wieder herauskam. Also unterschrieben sie die Erklärung.

„Das heißt nicht, dass ich Laura nicht einweisen werde", betonte Frau Habert gegenüber meinen Eltern. „Wenn sich ihr Zustand in den nächsten Wochen nicht verbessert, werde ich eine Zwangseinweisung veranlassen."

Ich haderte mit mir selbst. Dies war meine letzte Chance, meinen Todeswunsch in die Tat umzusetzen, doch nun fürchtete ich die rechtlichen Konsequenzen, die meinen Eltern eventuell drohen könnten, wenn ich mir etwas antat. Ich konnte warten, bis ich 18 wurde, allerdings waren es bis dahin noch neun Monate, und ich wusste nicht, wie ich sie durchstehen sollte.

„Zwei bis drei Wochen noch", setzte Frau Habert bei der nächsten Sitzung fest. „Wenn ich bis dahin keine Tendenz zu einer Besserung erkenne, wirst du eingewiesen, Laura. Versprichst du mir, dass du bis nächste Woche durchhältst und wiederkommst?"

Ich warf einen schnellen Seitenblick zu meiner Mutter, die neben mir im Zimmer saß und starr geradeaus blickte.

„Ja", murmelte ich.

An diesem Abend lief Luna weg. Durch ihre Erlebnisse auf der Tötungsstation war sie nach wie vor sehr schreckhaft, riss sich plötzlich von der Leine los und schlüpfte aus ihrem Halsband. Wir suchten sie stundenlang, liefen durch halb Braunschweig und folgten jedem Hinweis, den wir von Passanten erhielten. Bei der Polizei machten wir eine Meldung.

„Wir gehen nach Hause", sagte meine Mutter schließlich müde. Es dämmerte bereits, und wir waren seit Stunden unterwegs. „Sie rufen uns an, wenn sie sie finden."

Ich weinte, zum ersten Mal seit Monaten. *Ich hätte bei ihr sein sollen,* dachte ich. *Wir haben Luna meinetwegen adoptiert, und nun ist sie weg.*

Wir stiegen gerade ins Auto, als wir den Anruf von der Polizei bekamen, dass Luna gefunden worden war. Sie sei schwer verletzt. Wir rasten zu den Bahngleisen, neben denen ein anderer Spaziergänger sie gefunden hatte, und brachten sie in die Tierklinik, wo sie sofort operiert werden musste. Ein Zug hatte sie angefahren.

„Sie braucht dich jetzt, weißt du das?", fragte meine Mutter, als wir nach Hause kamen und darauf warteten, dass die Tierklinik sich meldete. „Wenn Luna das übersteht, braucht sie dich. Ich kann das nicht allein. Wenn du weggehst, müssen wir Luna auch weggeben." Traurig sah sie mich an, ich blickte zu Boden.

Bitte lass Luna gesund werden. Bitte. Bitte. Bitte.

Schließlich gab ich mir ein Versprechen. Würde Luna überleben, wäre ich für sie da, ich würde sie aufpäppeln und mich selbst nicht umbringen. Ich würde durchhalten.

Als der Anruf aus der Klinik kam, dass Luna die OP gut überstanden hatte, fühlte ich zum ersten Mal seit langer Zeit etwas anderes als unendliche Leere und Hoffnungslosigkeit.

Ich war unendlich erleichtert.

7.
Morgengrauen

Juni bis September 2017

Don't wait for a miracle
To tumble from the sky
To part the seas around you
Or turn water into wine.
Don't wait for a miracle
The world is passing by
The walls that all surround you
Are only in our mind.
Rise Against – Miracle

Es gibt keine Wunderheilung.

Es gab sie auch jetzt nicht, auch wenn ich mir nichts sehnlicher gewünscht hätte. Alles war noch da: die Suizidgedanken, die Panik vorm Essen, die Zwänge, die Angst, die Schlafstörungen, die Depressionen.

Aber ich entschloss mich zu kämpfen.

Ich versuchte, die Krankheit so zu sehen, wie sie war, anstatt sie zu romantisieren und zu lobpreisen. Zu sehen, dass mit Magersucht kein Leben möglich ist, sondern nur Leere und Verzweiflung. Dass sie nicht gibt, sondern ausschließlich nimmt.

Ich versuchte, etwas zu ändern.

Ich wollte verstehen.

Mein Leben war mir unendlich sinnlos vorgekommen, nun jedoch wurde ich gebraucht, so offensichtlich, dass selbst ich es sah. Ich richtete meinen Tag nach Luna aus: aufstehen, Gassi gehen, Napf füllen, Gassi gehen, spielen ... Zum ersten Mal begann ich, mich endlich wirklich zu kümmern, wie meine Mutter es gehofft hatte. Und Luna gab mir die Fürsorge, die ich ihr entgegenbrachte, wie selbstverständlich zurück. Sie wich kaum von meiner Seite, legte mir beruhigend ihren Kopf auf die Knie, wenn ich am Rande einer Panikattacke war, und gesellte sich bei jeder Mahlzeit unaufgefordert zu mir.

Und immer wieder ließ ich mir das Gespräch mit Frau Grume durch den Kopf gehen.

Nicht stark, sondern schwach.

Essen ist stark, Hungern ist schwach.

Erneut wurde ich von der Schule freigestellt. Diesmal wollte ich mich uneingeschränkt darauf konzentrieren, gesund zu werden, und ich wollte bei Luna sein und dass sie bei uns blieb.

Auch meine neue Therapie half mir. Während ich vor der Klinik immer Wege und Argumente gefunden hatte, Konsequenzen zu umgehen, zeigte mir Frau Habert, wie meine Krankheit versuchte, die Oberhand zu behalten. Hartnäckig konfrontierte sie mich mit diesen Situationen, den Lügen, die mir die Krankheit schmackhaft redete, der Art und Weise, wie ich mir mein Leben zerstören ließ. Immer wieder sprach sie eindringlich auf mich ein und legte mir einen weiteren Klinikaufenthalt nahe.

„Es wäre dringend nötig, Laura, du brauchst das."

Es war das Einzige, das ich nach wie vor strikt ablehnte, und Frau Habert glaubte mir, als ich ihr nach Lunas Unfall erklärte, endlich kämpfen zu wollen.

Allerdings wachte ich nicht einfach auf und aß. Das Kämpfen gegen eine psychische Krankheit ist ein Prozess, und er ist ermüdend lang. Jeden Tag aufs Neue steht man auf und muss sich der Krankheit stellen. Jeden Tag aufs Neue möchte man eigentlich nichts anderes tun, als zurück in die sicheren Verhaltensmuster zu fliehen. Jeden Tag aufs Neue muss man genau das tun, was sich unendlich falsch anfühlt, und auf die Diagnosen und Sorgen der Menschen um einen herum vertrauen statt auf die eigene Wahrnehmung. Sich zwingen, etwas zu ändern.

Ich nahm Kontakt mit meiner Ernährungsberaterin aus der Klinik auf. Wir besprachen, dass ich den 2.900-Kalorien-Plan essen sollte, den ich bei der Entlassung aus der Klinik mitbekommen hatte.

2.900 Kalorien. Viel zu viel.

Und doch musste ich es jetzt durchziehen. Eine weitere Chance bekam ich nicht. Ich schrieb eine lange Liste, auf der ich jedes einzelne meiner Angstessen notierte, und nahm mir vor, mich jede Woche drei von ihnen zu stellen. Zweimal pro Woche ging ich zur Therapie, wo es zunächst hauptsächlich ums Essen ging, denn es dauert eine Weile, bis sich der psychische Zustand so weit bessert, dass man hinter den Schutzwall der Essstörung sehen kann.

Zunächst war mein ganzer Tag nach wie vor von meinen Esszeiten abhängig. Ich aß fünfmal am Tag: Frühstück, Mittagessen, Zwischenmahlzeit, Abendessen und Spätmahlzeit. Nach den Mahlzeiten fühlte ich mich maximal erschöpft. Essen war so anstrengend geworden, und jedes Mal kämpfte ich gegen die Stimme in meinem Kopf, die, seit ich tatsächlich aß, Amok lief.

Mit Frau Habert legte ich fest, dass sich mein Zustand bis zum 3. August verbessert haben musste. Hätte ich bis dahin nicht zugenommen, würde ich eingewiesen.

Nahm ich auch nur ein weiteres Kilo ab, würde ich eingewiesen.

Zeigte ich suizidales Verhalten, würde ich eingewiesen.

Außerdem wies mich Frau Habert an, zu regelmäßigen Untersuchungen beim Hausarzt zu gehen. Mit Frau Sijan besprach ich, meine Dosis an Antidepressiva zu erhöhen.

Obwohl ich mich zum ersten Mal ernsthaft kooperativ zeigte, glaubte niemand daran, dass ich es mit ambulanter Therapie schaffen würde. Frau Habert, Frau Sijan, Frau Grume, Frau König aus der Klinik, mein Hausarzt – sie alle beobachteten mich skeptisch und sagten mir mit klaren Worten, dass sie meine Erkrankung inzwischen für zu schwer hielten, als dass ich sie bewältigen könnte.

„Das sieht nicht gut aus", meinte einer von ihnen. „Ich befürchte, deine Magersucht mit ihren Begleiterscheinungen ist längst chronisch."

Bei jeder Therapiestunde und Untersuchung war eine erneute Klinikeinweisung Thema. Aber ich weigerte mich. Ich wollte es schaffen. Ich stellte mir vor, wie ich, wenn ich erneut in die Klinik müsste, zum zweiten Mal jeglichen Stoff und Anschluss in der Schule verlieren würde. Ich müsste erneut ein Jahr zurückgehen, wäre zwei Jahre älter als meine Mitschüler und das seltsame Mädchen, das es nicht schaffte. Nein, das würde ich nicht noch einmal machen. Seit vier Jahren war ich nur noch unregelmäßig zur Schule gegangen, und mir dämmerte, dass dies meine letzte Chance war, das Abitur zu schaffen.

Außerdem dachte ich an die „Chronischen" von der Erwachsenenstation. Junge Frauen, die aussahen wie Greisinnen; die sich, wenn niemand hinsah, aus ihrem Rollstuhl quälten, um ein paar heimliche Schritte gegen böse Kalorien zu tun; deren Leben vorbei war, ohne dass sie etwas davon gehabt hatten.

Das alles wollte ich nicht. Manchmal waren das schlechte Gewissen und die wütende Stimme der Magersucht nach dem Essen dennoch so stark, dass ich vollkommen kraftlos, zitternd auf dem Sofa zusammensackte oder mir die Arme aufschnitt. 24 Stunden, sieben Tage die Woche konzentrierte ich mich nur auf das eine: es irgendwie hinzubekommen zu essen.

Normal zu essen wird nie einfach sein, wenn man erst mal so sehr in der Magersucht verstrickt ist. Der Druck, nicht essen zu dürfen, verschwindet nicht, und es ist schwer, ihm nicht nachzugeben. Und trotzdem muss man jeden Tag dieselbe Prozedur durchlaufen: essen, Nahrung aufnehmen, Kalorien verzehren. Man quält sich durch Schuldgefühle und schlechtes Gewissen, klammert sich an die sich unwahrscheinlich anfühlende, winzige Hoffnung, es möge vielleicht eines Tages besser werden.

Und irgendwann wird es das, auch wenn es lange Zeit schwer zu glauben ist.

Was der wichtigste Schritt war, der dazu führte, dass ich es diesmal tatsächlich schaffte zu essen, war, dass ich aufhörte, Ausreden zu suchen. Wer seine Essstörung Scheingründe suchen lässt, kann sicher sein, dass sie welche findet. Sie findet immer ein Argument, warum man nicht essen darf, und egal, wie triftig und unbedeutend es wirkt: Die Essstörung redet einem jede ihrer Ausreden glaubhaft ein, sodass man sie überzeugt nach außen vertritt.

Ich musste mein Bestes geben, diese Ausflüchte zu ignorieren, die mir mittlerweile ganz natürlich zu jeder Mahlzeit in den Kopf kamen.

Nein, ich muss essen, obwohl es jetzt schon zwei Minuten nach elf ist und ich eigentlich um Punkt elf essen wollte.

Ich muss essen, obwohl nicht das da ist, was ich eigentlich essen wollte.

Ich muss essen, obwohl ich allein bin.

Ich muss essen, obwohl es eben Streit gab.

Ich muss essen, obwohl ich eine Panikattacke hatte.

Nach den Mahlzeiten versuchte ich, die Kraft zu finden, mich abzulenken.

Ich zeichnete, ging mit Luna spazieren oder brachte ihr Befehle bei, ich begann, Bücher über Psychologie und Philosophie zu lesen, und schaute Serien bei Netflix. Alles, um meinen Kopf eine Stufe leiser zu stellen und zu übertönen, was mich zu übermäßiger Bewegung verleitete und dazu, mein Essen erneut einzuschränken.

Depressionen machen einfach klingende Aufgaben wie Lesen, Spazierengehen oder Zeichnen zu einer Herausforderung, da sie jedes gute Gefühl ersticken und somit eine positive Verknüpfung mit den Dingen, die man tut, verhindern. Ich *wusste*, dass mir all diese Sachen einst Spaß gemacht hatten, und hoffte darauf, dass ich das irgendwann auch wieder *fühlen* würde.

Es ist schwer, jeden Tag genau das zu tun, wogegen sich jede einzelne Faser des Körpers wehrt, und doch, so redete ich es mir täglich wie ein Mantra ein, musste ich.

Ich verfasste eine neue Liste mit Zielen, warum ich aß. Wenn ich es schaffen würde zu essen, dann könnte ich reisen, auf Konzerte gehen und zu Festivals, ich wollte Freunde finden und mit ihnen feiern gehen, ich wollte wieder anfangen, zu singen und zu schauspielern, wieder schreiben und Klavier spielen, mein Abitur schaffen, bei Klassenfeiern dabei sein und sie nicht im letzten Moment absagen aus panischer Angst, jemand könne mich dazu bringen wollen, etwas zu essen. Weihnachten, meinen Geburtstag und Ostern feiern, ohne davor tagelang hungern zu müssen, nur damit ich mir eine klägliche Portion des Festessens zugestehen durfte.

Mit der Zeit packte mich eine Art grimmiger Trotz, und ich ging ans Gesundwerden mit demselben eigensinnigen Dickkopf heran, mit dem ich die letzten Jahre abgenommen hatte.

Sie alle sagten, ich würde es niemals schaffen? Ich würde es ihnen zeigen!

„Es muss einem erst schlechter gehen, damit eine Verbesserung beginnen kann", hatte mir Frau Beck in der Klinik erklärt. „Wenn die Magersucht nach außen hin nicht mehr so schlimm ist und man regelmäßig isst, dann ist plötzlich Platz für all das Unterbewusste, das man zu verdrängen versuchte. Wie eine Lawine rollt es auf dich herab, und plötzlich geht es dir noch schlechter als zuvor, denn nun bist du mit all dem konfrontiert, das du eigentlich nicht sehen wolltest."

In der ersten Zeit half es mir, meinen Alltag nach wie vor sehr routiniert zu gestalten, auch wenn mir mit der Zeit klar wurde, dass ich mich nicht für immer an meine Regeln, die mich stabilisierten, halten konnte. Davor hatte ich Angst.

Ich aß jede Mahlzeit zu ungefähr der gleichen Uhrzeit, plante am Vortag, was ich am nächsten Tag zu mir nehmen würde, und aß täglich die gleiche Kalorienzahl.

Noch immer war mein Leben ziemlich eingeschränkt, aber ich machte Fortschritte. Nicht alles klappte sofort, es gab Tage, an denen ich Panikattacken beim Essen bekam oder weil etwas schiefgelaufen war. Mich frustrierten diese Rückschläge – die Tatsache, dass ich tatsächlich nicht einfach dazu übergehen konnte, wieder normal zu essen. In dem Moment, in dem ich mir eingestand, dass ich unbedingt etwas ändern musste, merkte ich endlich, wie krank ich war. Und ich begann, die Essstörung aus tiefstem Herzen zu hassen.

Mir wurde immer klarer, was ich alles verpasst hatte. Die Jahre, die ich nicht zurückbekommen würde. Ich hatte mein 14., 15., 16. und 17. Lebensjahr komplett an die Dämonen in meinem Kopf verloren. Und ich wollte ihnen nicht noch mehr Zeit geben.

8.
Lichtblicke

August bis Dezember 2017

> Life is 10 percent what happens to you
> and 90 % how you react to it.
> *Charles R. Swindoll*

Ich habe lange nicht geglaubt, dass dieses Zitat wahr ist, und bis heute neige ich manchmal dazu, mich einfach in mein Leid fallen zu lassen, sobald mir etwas Schlechtes widerfährt. Aber ich machte Fortschritte.

Im August endeten die Ferien, und zum zweiten Mal kam ich in die elfte Klasse. Ich war unendlich aufgeregt, schließlich war ich im letzten Jahr einmal mehr sang- und klanglos verschwunden, ohne irgendjemanden einzuweihen, wieso ich die letzten Monate des Schuljahres fehlte.

Außerdem hatte ich zugenommen und wog mittlerweile immerhin 49 Kilo. Ich würde in der Schule essen müssen, was bedeutete, dass ich meine Nicht-vor-12-Uhr-essen-Regel endgültig brechen sollte. Der Plan, den ich mit Frau Habert ausgetüftelt hatte, sah vor, dass ich in der ersten großen Pause, um 9:30 Uhr, zumindest eine Kleinigkeit wie einen Apfel oder einen Müsliriegel essen sollte. Mit dem Rest des Frühstücks durfte ich bis zur zweiten Pause um 11:20 Uhr warten. Dazu kam, dass ich mich im Laufe der letzten vier Jahre sozial komplett isoliert hatte – ich war kaum in der Schule gewesen, hatte Treffen abgesagt, bis ich irgendwann nicht mehr gefragt wurde. Und die wenigen Freunde, die ich in meiner alten Klasse gefunden hatte, überforderte meine Krankheit. Sie hatten mein gestörtes Essverhalten, meine Panikattacken und meine Depressionen aus erster Reihe miterleben müssen, und erst jetzt wurde mir klar, wie befremdlich und verstörend das für sie gewesen sein musste, und ich schämte mich. Schämte mich, so krank gewesen zu sein und es nicht bemerkt zu haben.

Dementsprechend Angst hatte ich vor dem ersten Schultag. Umso glücklicher war ich über eine Nachricht, die ich am Vorabend von einem Mitschüler bekam. Er hieß Marius und hatte während meiner kurzen Zeit in der neuen Klasse neben mir gesessen. Wir waren gut miteinander ausgekommen, und unser Kontakt war das Freundschaftähnlichste, das ich im letzten Jahr zustande gebracht hatte. Trotzdem hatten wir in den Monaten, in denen ich nicht zur Schule ging, nichts voneinander gehört.

Als nun die Textnachricht auf meinem Handy eintrudelte, in der er fragte, ob wir in den Kursen, die wir gemeinsam haben würden, nebeneinandersitzen wollten, spürte ich nichts als Erleichterung.

Es ist beinahe gruselig, wie sich die Dinge verbessern, wenn man es *wirklich* will und daran arbeitet. Wenn man aufhört, Rückschläge als Grund zu sehen, um aufzugeben.

An guten Tagen lief ich fast schon optimistisch durch die Gegend. Ich machte Fortschritte, sowohl beim Essen als auch in der Therapie. Ich aß meinen Plan, und als mich eines Mittags zwei Mädchen aus meinem Jahrgang fragten, ob ich mit ihnen Pizza essen gehen wolle, stimmte ich in einem Moment des Wagemuts begeistert zu. Die Pizza schmeckte köstlich, und obwohl ich mich in der anschließenden Deutschstunde auf nichts als das hämmernde schlechte Gewissen konzentrieren konnte, bereute ich meine Entscheidung für die Pizza und gegen die Essstörung spätestens dann nicht mehr, als mir meine Mutter (der ich ein Bild von meiner Pizza geschickt hatte) um den Hals fiel, sobald ich nach Hause kam.

An den schlechten Tagen schnitt ich mir die Arme auf, verließ das Bett nur, um Sport zu machen, kämpfte mit jedem einzelnen Bissen und fiel zurück in suizidale Denkweisen. Diese Tage waren die schlimmsten. Denn ich wusste, dass ich meine schlechten Gedanken nicht wie sonst am Essen bzw. am Nicht-Essen auslassen konnte, sodass mein wichtigster Schutzmechanismus einfach wegfiel. An manchen Tagen gelang es mir nicht zu widerstehen, und ich ließ Mahlzeiten ausfallen. Während die Magersucht feierte, schämte sich der rationale Teil in mir, dass ich gescheitert war.

Es war ein Auf und Ab; es gab Nächte, in denen ich vor schlechtem Gewissen nicht schlafen konnte. Mitte September stand schließlich erneut die 50 auf der Waage, und für einige Tage kehrte ich zurück in den Käfig der Depressionen.

Ich fühlte mich so *fett*.

Warum mache ich das alles eigentlich?

Lohnt es sich?

In der siebten Stunde floh ich aus dem Unterricht. Zitternd saß ich auf dem Bordsteinrand neben der Schule und umklammerte meine Knie. Als ich endlich wieder normal atmen konnte und mein Herz sich beruhigt hatte, fuhr ich nach Hause, motzte meine Mutter an und verbarrikadierte mich in meinem Zimmer.

Nachts lag ich wach und schnitt mir den Arm auf, nur dass es diesmal nicht aufhörte zu bluten. Als ich am nächsten Morgen bereits mehrere Verbände durchgeblutet hatte, fuhr meine Mutter mich ins Krankenhaus, wo die Wunde geklebt wurde.

„Komm mit so einer Verletzung das nächste Mal bitte sofort", appellierte die Ärztin, die sehr verständnisvoll auf meinen aufgeschnittenen Arm reagierte. „Dann können wir noch nähen."

Beschämt saß ich auf der Rückfahrt neben meiner Mutter im Auto.

„Es tut mir leid ...", begann ich, doch meine Mutter unterbrach mich.

„Es muss dir nicht leidtun", sagte sie. „Gib jetzt einfach nicht auf. Du wiegst fünfzig Kilo. Zwar hast du damit eine Menge geschafft, aber es ist trotzdem noch viel zu wenig. Du hast doch gesagt, du willst gesund werden, also musst du weiter zunehmen. Ich weiß, dass dieser Kampf schwer ist, aber du musst da jetzt durch."

„Ich weiß."

Rückschläge gehören dazu. Man darf nur nicht zulassen, dass sie den gesamten Weg, den man bis dahin gegangen ist, zunichtemachen.

Ich machte weiter. Ich zwang mich zum Essen. Ich ging jeden Tag zur Schule.

Ende Oktober wagte ich mich an die ersten Treffen mit Freunden heran. Nach wie vor war es nicht ganz unkompliziert, denn auch wenn ich mittlerweile versuchte, etwas Flexibilität in meinen Plan einzubauen, blieb mein Essverhalten weiterhin an einen Haufen Regeln gebunden, die ich nur sehr langsam gelockert kriegte. Je mehr ich jedoch zuließ, dass ich etwas vom wirklichen Leben mitbekam, desto mehr bemerkte ich, wie sehr sie mich einschränkten, statt zu schützen, und wie unnormal sie waren. Ich begann, die Magersucht aus allertiefstem Herzen zu hassen, und wollte endlich wieder leben.

Ich schrieb Hanna, entschuldigte mich bei ihr für meinen plötzlichen Kontaktabbruch nach meinem Schulwechsel 2015 und erklärte ihr, wie es dazu gekommen war. Ich erwartete keine Antwort und erst recht nicht, dass sie mir verzieh. Umso verwunderter war ich über ihre Rückmeldung.

So etwas in der Art habe ich mir schon gedacht. Wollen wir reden? Wir können uns die Woche treffen, wenn Du magst.

Überrumpelt stimmte ich zu, obwohl ich Angst hatte, weil ich wusste, dass mein Verhalten ihr gegenüber komplett falsch und unfair gewesen war. Hanna war immer nett zu mir gewesen, hatte versucht, für mich da zu sein, und ich hatte sie weggestoßen.

Umso erstaunter war ich, als sie mir lachend um den Hals fiel, als wir uns wiedersahen. Wir setzten uns in ein Café. Ich trank einen schwarzen Kaffee, sie eine heiße Schokolade, und wir redeten stundenlang.

„Man hätte ja blind sein müssen, um nicht zu merken, wie du vor dich hin gehungert hast", sagte sie achselzuckend. „Ich meine, am Anfang war ich mir noch nicht sicher. Aber du wurdest immer seltsamer und warst am Ende einfach nur noch abgemagert. Allerdings wusste ich nicht, wie ich das ansprechen sollte."

Ich nickte, entschuldigte mich hundertmal und war erstaunt darüber, wie früh meine Magersucht bereits so offensichtlich gewesen war. Jeder Mensch in meinem Umfeld hatte offenbar vor mir verstanden, dass ich krank war.

Ebenfalls überrascht erfuhr ich, dass Hanna in den letzten Jahren selbst psychisch erkrankt war, was mir insofern ein gutes Gefühl gab, als dass ich nicht allein dastand. Nicht die Einzige war, der so etwas passierte. Denn nach wie vor umwabert psychische Erkrankungen der subtile Verdacht, sie träfen hauptsächlich charakterschwache Menschen. Dabei kann jeder daran erkranken – so wie an Grippe, einem Magen-Darm-Virus oder Krebs.

Wir redeten stundenlang, und das erste Mal seit über vier Jahren aß ich nach meiner offiziellen, geregelten Uhrzeit zu Abend.

Auch wenn ich in der Schule weiterhin überdurchschnittlich

oft fehlte, kam ich endlich wieder mit. Ich war in der Lage, im Unterricht mitzuarbeiten, statt Kalorientabellen auswendig zu lernen, und anstelle von zuckerfreien Bonbons aß ich in der Pause meine mitgebrachten Brote oder kaufte mir eine Brezel oder ein Brötchen am Kiosk. Es dauerte lange, bis diese Pausenmahlzeiten keine Überwindung mehr kosteten, aber ich stellte mich dieser Herausforderung jeden Tag aufs Neue.

Ich muss essen.

Ich brauche Essen, um zu leben.

Wenn ich mein Abi machen möchte, muss ich essen.

Wenn ich Freunde treffen will, muss ich essen.

Es ist normal zu essen.

Jedes Lebewesen braucht Essen.

Ende Oktober ging ich schließlich dazu über, nach Komponenten zu essen. Ein System, das mir Frau König erklärt hatte und das ähnlich funktioniert wie das Punktesystem bei Weight Watchers. Für mich bedeutete dieses System eine Freiheit, wie ich sie seit Jahren nicht mehr erlebt hatte. Ich hatte 32 Komponenten pro Tag, die ich mir beliebig einteilen konnte, ohne dabei das Gefühl zu haben, die Kontrolle über mein Essen zu verlieren. Die meiste Zeit aß ich nach meinen festen Uhrzeiten, aber wenn ich mich mit Freunden traf, gelang es mir zunehmend, meine Regeln zu lockern. Wenn ich um 19:30 Uhr statt wie festgelegt um 19 Uhr aß, kostete es mich zwar Überwindung, doch es funktionierte. Und wenn Marius mir in der Pause ein Knoppers zuschob, konnte ich es essen. Immer seltener sagte ich Verabredungen ab, um mich an meine Regeln halten zu können.

Einen großen Teil daran, dass ich die Kraft und den Mut hatte, dies zu schaffen, hatten meine neu- und wiedergefundenen Freunde. Regelmäßig traf ich mich mit Hanna, und im Oktober ging ich das erste Mal wieder mit einer Freundin essen. Anschließend kauften wir einige Flaschen Bier und zogen am letzten schönen Abend des Jahres durch die Stadt. Ich verdrängte den Gedanken an die flüssigen Kalorien und genoss diese Nacht. Wir blieben wach bis vier Uhr morgens, und ich konnte kaum glauben, dass ich die Kraft besaß, so lange unterwegs zu sein, und dass ich dabei auch noch Spaß hatte. Bewundernd beobachtete ich, wie Hanna sich mitten in der Nacht ein Pizzabrot in den Ofen schob und es aß, ohne auch nur den Anflug eines schlechten Gewissens zu zeigen. Da wollte ich auch hin.

Ich lernte Julia kennen, ein Mädchen aus meinem Jahrgang, und wir verstanden uns auf Anhieb, als würden wir uns seit Jahren kennen. Wir hatten beide Probleme mit unserer psychischen Gesundheit und konnten darüber reden, ohne Angst zu haben, vom anderen verurteilt zu werden. Es gab kaum einen Tag, an dem wir uns nicht trafen, durch die Stadt zogen und uns stundenlang über alles Mögliche austauschten.

Ich lernte, wie viel schöner das Leben ohne Regeln, Zwänge und Rituale sein konnte, und ebenso, dass es Leute gab, die für mich da waren, wenn ich hinfiel.

Meine Mutter, die mich nach wie vor in jeder finsteren Phase unterstützte, Luna, die an den schlechten Tagen, an denen ich es doch mal wieder nicht schaffte aufzustehen und mich von meinen Gedanken überwältigen ließ, nicht von meiner Seite wich. Unsere Hündin besaß ein untrügliches Gespür dafür, wenn es mir schlecht ging, und hielt sich eng bei mir, bis meine Laune besser wurde.

Es gab meine Cousine, mit der ich im Oktober für ein paar Tage nach München fuhr, einfach so, und die Zeit genoss. Marius, der mich ablenkte, wann immer ich meinen düsteren Gedanken nachhing. Julia, mit der ich bis spät in die Nacht telefonierte. Mia, eine Freundin aus früherer Zeit, mit der ich wieder Kontakt aufnahm und die ebenfalls Verständnis zeigte und mich zu meiner ersten richtigen Party mitnahm. Leo, ein Mädchen aus der Klinik, das ebenfalls in Braunschweig lebte, mit der ich Kontakt gehalten hatte und mit der zusammen ich gegen die Magersucht kämpfte. Und mit der ich eines Tages zurück in die Klinik fuhr, um eine ihrer Freundinnen zu besuchen. Auch hoffte ich, einige der Schwestern sowie meine Ernährungsberaterin und Frau Beck wiederzusehen.

Es war ein komisches Gefühl, die Klinik als Gast und nicht als Patientin zu betreten. Ich war noch krank, daran bestand kein Zweifel, aber während ich in die blassen Gesichter der Patienten sah, von denen ich einige von meinem Aufenthalt wiedererkannte, wurde mir klar, worin der Unterschied bestand: Ich hatte erkannt, dass *ich* etwas ändern musste. Ich wartete nicht mehr darauf, dass *etwas* passierte und sich mein Leben und ich mich mit ihm plötzlich um 180 Grad drehten. Wir hatten noch einen weiten Weg vor uns – Leo und ich jedoch waren die ersten Schritte gegangen.

Ich begrüßte Valentin, einen der Jungs, die ich während meines Aufenthaltes kennengelernt hatte. Er befand sich mittlerweile zum dritten Mal in der Klinik.

„Was ein Scheiß, nicht wahr?“, sagte er mit einem schwachen Grinsen. Wir liefen eine Runde um den See, und er erzählte mir von seinen Rückfällen und ich ihm von meinen.

„Aber du machst Fortschritte.“ Er lachte. „Hast dich wieder mit Händen und Füßen gegen die Klinik gewehrt, oder?“

Ich zuckte mit den Schultern. „Ja, schon.“

„Ich habe sie irgendwie vermisst“, gestand er kleinlaut. „Meine Kumpels verstehen das alle nicht. Ein Typ mit Magersucht, das kann keiner so wirklich nachvollziehen. Hier ist das anders.“

„Ich weiß, was du meinst." Ich starrte auf den See, der mir im Verlauf des letzten Jahres so vertraut geworden war. „Ich hab die Klinik auch vermisst. Hier fühlt man sich sicher."

Er nickte. „Ja, genau. Aber ich muss das irgendwie hinkriegen. Ich will, dass das hier mein letztes Mal ist."

„Du schaffst das."

„Ja, du auch."

Ich hörte, dass auch Helene erneut in der Klinik war, suchte sie, fand sie aber nicht. Ich sah Nora wieder, ein 10-jähriges Mädchen, das kurze Zeit nach mir eingewiesen worden war und nun ein Jahr später erneut in der Klinik saß. Es machte mich traurig, dass so ein junges Kind sich bereits so sehr im Netz der Magersucht verfangen hatte.

Die Leute auf der Akutstation der Erwachsenen erkannte ich fast alle. Unverändert schlichen sie mit leeren Blicken durch die Gänge und machten heimlich Turnübungen, wenn niemand hinsah. Irgendetwas an ihrem Anblick triggerte mich nach wie vor, und kurz zuckte der Impuls durch meinen Körper, mit den Beinen zu zappeln. Es gelang mir, dem zu widerstehen.

Du warst auch mal so dünn, weißt du? Und dann bist du schwach geworden und hast angefangen zu fressen, und jetzt bist du fett. Und wieder hast du es nicht geschafft, perfekt zu sein. Wahrscheinlich denken alle, was für ein Versager du bist. Dass du über nichts die Kontrolle hast, dass …

Nein, es ist nicht stark, nicht zu essen. Es ist eine Schwäche. Eine Krankheit, die dir dein Leben raubt. Aber es ist stark, sich diese Schwäche einzugestehen. Es ist okay, nicht perfekt zu sein. Es ist okay, Hunger zu haben. Man braucht es, um zu leben, und ich will leben.

Die Rückfahrt verbrachten wir hauptsächlich schweigend, und ich hing meinen Gedanken nach. Es ist so unfair, wie sehr psychische Krankheiten nach wie vor von vielen unterschätzt werden, obwohl die Zahl der Betroffenen so groß ist. Hanna, Leo, Julia, Valentin, Dana, Lisa, meine Mutter, mein Bruder, ich und so viele mehr.

Psychische Krankheiten gibt es in jeder Altersstufe, bei jedem Geschlecht, und immer mehr Menschen erkranken. Und doch gibt es nach wie vor Stigmatisierung und Vorurteile.

Magersucht wird noch immer vom Großteil der Masse danach beurteilt, wie abgemagert man ist, obwohl es genug Menschen mit schwerwiegenden Essstörungen gibt, die mit Normalgewicht herumlaufen und trotzdem kaum essen. Dass besonders an Magersucht erkrankte Jungs und Männer skeptisch und kopfschüttelnd beäugt werden, da viele Leute Magersucht und Essstörungen als Krankheit oberflächlicher Mädchen betrachten. Ich ärgere mich über die Tatsache, dass viele Ärzte oft immer noch viel zu lange brauchen, um eine psychische Erkrankung zu diagnostizieren.

In den letzten Jahren hat sich viel getan, dennoch gibt es weiterhin zu wenig Therapietermine, Klinikplätze und zu lange Wartelisten. Obwohl es eine positive Entwicklung gibt, ist die Aufklärung über psychische Erkrankungen bei einem großen Teil der Gesellschaft zu gering. Es ärgert mich, dass es im 21. Jahrhundert nach wie vor Leute gibt, die psychisch Erkrankte als schwach oder verrückt sehen. Dass psychische Erkrankungen nicht mit körperlichen gleichgesetzt werden, obwohl sie ebenso gefährlich sein können, obwohl ihnen jedes Jahr Tausende Menschen zum Opfer fallen. Ich ärgere mich, dass es Leute gibt, die sich hinstellen und den Erkrankten unterstellen, sich lediglich wichtigmachen zu wollen, oder ihnen zurufen, sie sollen sich nicht so anstellen. Jemandem mit Darmtumor würde niemand Charakterschwäche unterstellen.

Und ich finde einen weiteren Grund, warum ich kämpfen will,

um gesund zu werden: Ich möchte darüber sprechen, was mir passiert ist.

Während mein Essverhalten sich langsam, aber konstant verbesserte, ging es mit den Depressionen auf und ab. Oft waren es kleine Situationen oder Kommentare, die eine schlechte Phase auslösten. Nach wie vor neigte ich dazu, das Verhalten anderer Leute zu sehr zu interpretieren, Kritik viel zu nah an mich heranzulassen und Lob nicht zu sehen. Mein Perfektionismus warf mich regelmäßig zurück und bescherte mir immer wieder wütende Zusammenbrüche.

Dennoch konnten wir in der Therapie irgendwann endlich anfangen, meine tatsächlichen Themen zu bearbeiten. Frau Habert sprach die Dinge, die sie als problematisch einstufte, direkt an, und zusammen überlegten wir, wie man damit umgehen könnte. Zum ersten Mal gelang es mir, mich halbwegs objektiv zu reflektieren, und schnell bemerkte Frau Habert, was meine tatsächlichen Sorgen waren. Wir rollten sowohl jene auf, die ich schon kannte, wie mein Bemühen, meinen Vater stolz zu machen, und das Gefühl, nie gut genug zu sein, und der daraus entstandene Perfektionismus, meine Angst um meine Mutter, der es selbst nicht gut ging, und meine sozialen Ängste. Aber es kamen auch neue Themen hinzu wie die Angst davor, erwachsen zu werden, meine Probleme damit, Gefühle zuzulassen, und die Schwierigkeiten, die ich hatte, mit Fehlern umzugehen. Alles ergab langsam Sinn.

Immer wieder verließ ich die Therapie wütend, da ich Frau Haberts Beobachtungen als Kritik auffasste, nur um im Anschluss zu begreifen, dass ebendiese Dinge, die ich zunächst als Angriff auffasste, wichtig waren, um mich und was geschehen war zu verstehen.

2017 freute ich mich zum ersten Mal wieder auf Weihnachten.

Mit Julia trank ich auf dem Weihnachtsmarkt den ersten Glühwein meines Lebens und aß das erste Mal seit fast fünf Jahren gebrannte Mandeln. Zwar nur eine halbe Tüte, aber immerhin. Vor ein paar Monaten wäre beides noch unmöglich gewesen.

Das Festessen dieses Jahr flößte mir nach wie vor Angst ein, und eine Weile lang befürchtete ich, es nicht zu schaffen. Am Nachmittag des 24. Dezembers ergriff mich die altbekannte Panik, ich zitterte, mein Herz raste, und die Stimme in meinem Kopf schrie. *Fett, fett, fett.* Ich wollte es bewältigen, wollte dieses Jahr endlich wieder ein schönes Fest haben. Nicht den gesamten Abend mit Gedanken daran verschwenden, wie ich so wenig wie möglich essen und das, was ich aß, anschließend abtrainieren konnte.

Um mich abzulenken, machte ich einen langen Spaziergang mit Luna. Es war kalt. Ich wog mittlerweile 52 Kilo, immer noch zu wenig, aber seit einem halben Jahr aß ich zumindest genug. Seit ich die 50-Kilo-Grenze überschritten hatte, nahm ich langsamer zu, was es mir leichter machte. Ich hielt mich an meinen Plan und aß sogar wieder Pizza, Reis, Käse – alles Dinge, die auf meiner Liste der verbotenen Lebensmittel gestanden hatten. Mindestens zweimal pro Woche trank ich ein Getränk mit Kalorien, auch wenn es mir schwerfiel. Ich konnte durch den Supermarkt laufen, ohne dort mehrere Stunden zu verbringen, nur um irgendwoher eine Ersatzbefriedigung für das Essen zu bekommen. Ich redete nicht mehr pausenlos über Essen – ich hatte andere Themen, über die ich sprechen konnte. Interessantere Themen.

Ich ließ den Blick über das Feld schweifen, über das ich mit Luna lief. Es war viel zu warm für Weihnachten.

„Weihnachtliche Stimmung habe ich gar nicht", hatte Daniel heute Morgen mit einem skeptischen Blick aus dem Fenster gesagt. „Ich fühle mich, als könnten wir gleich losgehen und Ostereier suchen."

Und obwohl es mir ähnlich gegangen war, spürte ich jetzt endlich etwas von der weihnachtlichen Vorfreude, die ich in den letzten Jahren für immer verloren geglaubt hatte.

Ich schaffe das heute Abend.

Und während ich Luna vor mir durch das Feld laufen sah, empfand ich plötzlich zum ersten Mal Stolz auf den Weg, den ich bis hierher gegangen war.

• • •

Im März feierten Julia und ich zusammen unseren 18. Geburtstag. Wir mieteten einen Vereinsraum und luden unseren halben Jahrgang ein. Früher hätte ich eine Heidenangst gehabt vor so einer Party. Zu viele Menschen, die denken könnten, ich sei komisch, Essen, das sich nicht planen ließ, Kalorien in den Getränken. Was nicht alles schiefgehen konnte!

Niemals wäre ich auf so eine Party gegangen, geschweige denn, dass ich selbst eine veranstaltet hätte. Doch während Julia und ich singend den Raum dekorierten, verspürte ich nichts weiter als Vorfreude.

In dieser Nacht tanzten wir viel, wir lachten viel, wir tranken viel, wir aßen viel. Und ich hatte die Kraft dazu, das alles zu tun. Ich fühlte mich nicht, als würde ich gleich umkippen. Hatte nicht das Gefühl, mein Herz überschlüge sich, und bekam keine Panikattacke, als ich um drei Uhr nachts mit einer Freundin das Büfett plünderte. Die Stimme im Hintergrund meines Kopfes war nach wie vor da, jedoch lediglich wie ein Radio, das pausenlos leise vor sich hin dudelt und das ich überhören konnte, wenn ich es wollte. Ich würde es nicht mehr die Kontrolle über mich haben lassen.

Endlich begann ich, das zu tun, was ich immer hatte machen wollen. Ich ging auf Konzerte von NF und *Thirty Seconds To Mars*, im Mai fuhr ich mit Julia zusammen nach Paris, und diesmal lief mir nicht der Schweiß herunter und blieb mein Herzschlag ruhig, als ich mir bei einem Straßenhändler einen Crêpe kaufte. Ich konnte morgens am Frühstücksbüfett essen, ohne panisch zu werden, und ich lief durch die Straßen der Stadt, ohne dass meine Füße vom harten Asphalt taub wurden.

Ich war wieder lauter und offener geworden.

Die Magersucht und Depressionen flüsterten mir gern zu, ich sei wieder *falsch* geworden, und es gab genug Tage, an denen ich das glaubte. Tage, an denen ich nicht aus dem Bett kam und mich kaum weiter als bis zur Couch schleppte oder plötzlich aufsprang, um ein sinnloses Work-out zu machen, da ich das Gefühl, *fett* zu sein, nicht mehr aushielt.

Ich war nach wie vor krank.

Meine Therapie war um eine weitere Langzeittherapie verlängert worden, und ich wusste, dass es nicht meine letzte sein würde. Ich haderte noch immer mit mir. Ich nahm weiterhin Antidepressiva, und manchmal waren die tiefen Phasen so dunkel, dass sich altbekannte Pläne, Regeln und Rituale zurück in meine Gedanken und Handlungen schlichen.

Aber endlich konnte ich daneben auch die schönen Seiten des Lebens sehen. Die Abende, die ich mit Julia, Marius und anderen Freunden verbrachte, das Besuchen von Konzerten und das Verreisen, das Pläneschmieden, das Zeichnen, die Spaziergänge mit Luna und ihre Freude, wann immer sie mich sah. Essen gehen mit meiner Familie. Ich liebte es tatsächlich wieder, ins Restaurant zu gehen, und konnte mich darauf freuen. Brauchte nicht mehr zwanzig Minuten, um die Kalorien von jedem Gericht auf der Karte auszurechnen, sondern bestellte nach einer kurzen Auseinandersetzung mit dem kleinen Dämon in meinem Kopf das, worauf ich Lust hatte. Und genoss die Mahlzeit.

„Es ist ein langer Weg", sagte Frau Habert. „Aber um ehrlich zu sein, ich hätte nicht gedacht, dass du es bis hierher schaffen würdest. Mach weiter so."

Im Juni fuhr ich zu Rock am Ring und strahlte über beide Ohren, als Julia und ich unsere Taschen ins Auto wuchteten.

„Iss bloß", trichterte meine Mutter mir mit verschränkten Armen ein. „So viel, wie ihr da unterwegs sein werdet. Ich habe keine Lust, dass du dort abnimmst."

„Mache ich nicht." Ich grinste ihr zu und umarmte sie. „Glaub mir, ich bekomm das schon hin."

Tatsächlich hatte ich Respekt vor diesem Ausflug. Mir war klar, dass ich unterwegs auch die letzten meiner Regeln schleifen lassen müsste, denn auf einem Festival ist es schwer, seinen Tag auch nur irgendwie zu planen. Besonders wenn man mit mehreren Leuten dort ist, die alle ihre Bedürfnisse und Wünsche haben. Es würde keine Möglichkeit geben, sich seine Mahlzeiten supergesund zuzubereiten. Und was mich selbst wunderte: Das alles war okay für mich.

Als wir am Montagnachmittag heimkehrten, hatten wir tolle Leute kennengelernt, mit denen wir bis in die Morgenstunden Musik gehört und Konzerte besucht hatten, ich hatte mit den Menschen gesprochen, ohne mir jedes Wort hundertmal zu überlegen und im Kopf umzudrehen aus Angst, etwas Falsches zu sagen. Ich hatte stundenlang im Regen auf meine Lieblingsband gewartet und durfte schließlich sogar auf die Bühne klettern. Um drei Uhr nachts hatte ich mir mit Freunden eine Pizza geteilt, und es war in Ordnung gewesen. Ich hatte getanzt, gesungen und gelacht. Ich hatte die Krankheit kontrolliert.

Im Juli fuhr ich mit meiner Mutter, Daniel und meiner Cousine nach Italien und aß auch dort Pizza, die ich *genoss*.

Nur um Nudeln machte ich weiterhin einen Bogen. Ein paar Lebensmittel gab es noch, die mir Angst machten und die zu essen ich mich nicht überwinden konnte. Rational hatte ich verstanden, wie sinnlos diese Ängste waren, doch in manchen Punkten war die Magersucht immer noch mein Begleiter. Immerhin hatte ich dieses Mal keine Waage in meinen Koffer gestopft, sondern hielt die Tage durch, ohne mein Gewicht zu wissen.

Nach unserer Rückkehr verbrachte ich fast jeden Tag des restlichen Sommers mit meinen Freunden. Wir durchstreiften das nächtliche Braunschweig, besuchten Klubs und Bars, gingen essen oder lagen auf dem Sofa und schauten Serien.

Ich hatte keine Sitzzeiten mehr. Ich setzte mich hin, wenn ich sitzen *wollte*, und legte mich auf die Couch, wenn ich liegen wollte. Selbst wenn irgendein blöder Gedanke es mir zu verbieten versuchte.

Nein, jetzt ist keine Sitzzeit.

O doch, genau jetzt ist es Zeit zu sitzen. Weil ich es will.

Ich begann, wieder mit meinem Vater zu sprechen und mich regelmäßig mit ihm zu treffen. Wir redeten viel über das, was passiert war, und er hörte mir zu. Für mich war dies ein wichtiger und gleichzeitig schwieriger Schritt. Ich wollte eine neue, gute Beziehung zu ihm aufbauen, und er war bereit dazu, sich meine Sicht auf die Dinge anzuhören.

Es wird noch dauern, bis wir alles aufgearbeitet und besprochen haben, aber der Anfang ist getan.

• • •

Wir trafen uns abends um acht an der Oker. Wir wollten grillen und anschließend in einen nahe gelegenen Klub gehen. Bald würde die Schule wieder anfangen. Das letzte Schuljahr. Es war warm.

Ich trug ein Top und eine kurze Hose. Während ich in der Bahn saß, bemerkte ich den Blick einer Frau, die mich skeptisch ansah.

Weil du zu dick bist. Sie findet dich fett. Und jetzt fährst du auch noch grillen, nach deiner Abendessenzeit, um noch fetter zu werden.

Ich spürte die ersten Wellen der Angst, wie so oft von etwas komplett Alltäglichem ausgelöst, und atmete tief durch.

Alles gut. Keinen Menschen juckt es, ob du um 19:00 Uhr oder 20:00 Uhr oder 23:00 Uhr isst.

Frau König hat mir mal gesagt, dass der Körper keine Uhr besitzt.

„Glaubst du, deinen Körper interessiert die Uhrzeit? Es ist egal, ob du um 11:00 Uhr all deine Kalorien zu dir nimmst oder um 22:00 Uhr. Dieses ganze Gerede von nicht nach 18 Uhr oder nicht vor neun Uhr – das ist Humbug. Natürlich kann es sein, dass du am nächsten Morgen mehr wiegst. Wenn du später isst, ist eben das Essen am nächsten Morgen noch im Magen. Aber du nimmst davon ebenso wenig wirkliches Gewicht zu, als wenn du diese Kalorien morgens um elf Uhr isst.“

Ich erinnerte mich an diese Worte und wiederholte sie wie ein Mantra.

Es ist alles gut. Die Frau kann wegen allem Möglichen so kritisch gucken. Vielleicht stören sie die Narben an meinen Armen, oder sie sieht gar nicht mich an. Vielleicht denkt sie an etwas total Harmloses.

Es gibt keinen Grund, sich Sorgen zu machen.

Ich beruhigte mich, stieg an meiner Station aus und lief hinunter zum Fluss, wo Marius und Julia bereits den Grill anzündeten.

„Hey.“ Wir umarmten uns. Leo öffnete eine Flasche Wein, und nach und nach trudelten die anderen ein.

Wir legten Käse und Gemüse auf das Feuer, und ich lief mit Leo zum nahe gelegenen Supermarkt, um Chips, Baguette, Soßen und Kartoffelsalat zu besorgen.

Leo war mir einige Schritte voraus, sowohl gewichtstechnisch als auch in ihren Gedanken, und hatte ihr Normalgewicht erreicht. Ich bewunderte sie dafür, wie sie nach unserer Klinikentlassung verbissen an ihrer Genesung arbeitete, als ich noch im Netz der Magersucht gefangen war. Obwohl ich nach wie vor manchmal einen seltsamen Anflug der Wehmut verspürte, wenn ich ein magersüchtiges Mädchen durch die Stadt staksen sah, alte Fotos von mir betrachtete oder über Instagram mitkriegte, wie Dana sich erneut herunterhungerte, war meine Wahrnehmung anderer endlich wieder klar, und ich stellte fest, wie unendlich viel besser Leo mittlerweile aussah. Es war wunderschön zu erleben, wie sie Lebensfreude und Mut ausstrahlte, dass wir uns über andere Dinge als Essen und Kalorien unterhielten und Pläne für die Zukunft schmiedeten.

Als wir vom Supermarkt zurückkamen, war das Essen fertig, und irgendjemand hatte die nächste Flasche Wein geöffnet. Wir beluden uns unsere Teller mit Grillkäse, Soße, Baguette und Salat. Es war nach 21:00 Uhr.

Die Luft roch nach Sommer und war erfüllt von Stimmen. Langsam begann es zu dämmern. Und während wir hier saßen, konnte ich nicht anders, als erstaunt festzustellen, wie viel sich verändert hatte.

Ich hatte Freunde, die für mich da waren und mit denen ich über alles reden konnte. Ich war nicht mehr einsam. Sie hatten mir die Stadt, die ich einst hasste, zu einem neuen Zuhause gemacht.

Ich konnte mich verabreden, ohne pausenlos auf die Uhr zu schauen und schließlich panisch aufzubrechen, weil irgendeine Zeit gekommen war, zu der ich einem meiner Rituale nachkommen musste.

Ich konnte meine Meinung sagen, ohne pausenlos zu fürchten, was die anderen wohl über mich denken.

Ich konnte essen, ohne jedes Salatblatt abzuwiegen und in Panik auszubrechen.

Ich konnte trotz schlechter Tage weitermachen und ein bisschen Farbe in das Schwarz-Weiß-Denken meiner Krankheiten bringen.

Ich machte Fortschritte in der Therapie und schaffte es, mich mit all dem, was ich verdrängt hatte, zu konfrontieren.

Ich brauchte niemanden, der mir beim Essen Händchen hält, sondern tat das, was für andere Menschen das Normalste der Welt ist: selbstständig essen.

Ich sprach wieder mit meinem Vater, und gemeinsam arbeiteten wir daran, unsere Beziehung zu verbessern.

Ich ging zur Schule und würde im nächsten Jahr das Abitur machen.

Ich tat Dinge, die für die meisten Menschen selbstverständlich sind. Für mich jedoch eröffnete sich ein Leben, von dem ich einst bezweifelte, dass ich es noch erleben würde.

• • •

Im September 2017 schaltete ich, nachdem ich meine planmäßige Nachmittagsmahlzeit gegessen hatte, einen Spielfilm über Magersucht ein. Ich schaute vielleicht dreißig Minuten, bevor ich den Fernseher ausmachte: Der Film triggerte mich nicht nur, ich ärgerte mich auch über die Art und Weise, wie Magersucht hier dargestellt wurde. Ich hatte mich in der letzten Zeit öfter über die Vorurteile geärgert, die Menschen mit Essstörungen entgegengebracht werden. Man sei oberflächlich, wolle nur Aufmerksamkeit. Es könne ja nicht so schwer sein, einfach wieder zu essen. Sobald man ein gesundes Gewicht erreicht, sei man wieder gesund. Nur dünne Menschen können essgestört sein. Magersucht sei vielmehr eine Modeerscheinung als eine Krankheit ...

An diesem Abend entschloss ich mich, einen Artikel über meine Erfahrung mit der Essstörung zu schreiben und an eine Zeitung zu schicken – und hatte Glück: Der Artikel wurde veröffentlicht.

Seitdem ist viel passiert.

In den letzten vierzehn Monaten habe ich viele Erfahrungen gemacht, gute wie schlechte. Ich machte Fortschritte und musste Rückschläge einstecken, bin aufgestanden, gefallen und wieder aufgestanden. Noch immer gibt es gute und schlechte Tage. Gute und schlechte Wochen. Gute und schlechte Monate. Ich habe Ziele erreicht und Ziele verfehlt, und nach wie vor fällt es mir schwer, mit diesen Niederlagen umzugehen. Ich habe eine Menge verstanden, und trotzdem erlebe ich immer wieder Situationen, in denen mich meine Gefühle und Gedanken überfordern.

Der Sommer 2018 war die erste Zeit, seit ich zwölf Jahre alt war, die ich halbwegs zwanglos verbrachte. Ich war optimistisch, dass ich es bald schaffen würde, die Krankheit endgültig hinter mir zu lassen, trotz der paar verbotenen Lebensmittel und einiger seltsamer Rituale, die bis hierhin geblieben waren, aber die schlechten Tage wurden weniger und mein Essverhalten immer lockerer.

Ich traf mich fast jeden Tag mit meinen Freunden. Ich aß nachts Pizza, ging in Klubs, ohne Panik vor den vielen anwesenden Menschen zu haben, und verschwendete nur wenige Gedanken daran, was diese vielleicht gerade von mir dachten. Während ich in den letzten Jahren selbst bei hohen Temperaturen immer mit dünner Jacke und langen Hosen vor die Tür gegangen war, begann ich nun, wieder kurze Klamotten zu tragen. Zunächst trug ich diese, besonders die kurzen Hosen, nur zu Hause und nur für ein oder zwei Stunden, dann begann ich, sie auch anzuziehen, wenn ich mich mit guten Freunden traf. Mit der Zeit wurde es immer erträglicher. Zur Sicherheit hatte ich immer eine lange Hose dabei, falls ich doch panisch wurde, doch die Zeitspannen, die ich in wettergerechter Kleidung verbrachte, wurden immer länger und regelmäßiger.

Ich nahm meine Antidepressiva, aß und hielt mein Gewicht. Das war zwar nach wie vor im leichten Untergewicht, jedoch weit von dem lebensgefährlichen Bereich entfernt, in dem es sich einst befunden hatte.

Ein paar Monate, nachdem das neue Schuljahr begonnen hatte, verschlechterte sich mein psychischer Zustand jedoch plötzlich. Auch die Depressionen wurden wieder schlimmer, und im ersten Halbjahr der 12. Klasse häuften sich einmal mehr meine Fehltage. Statt zu hungern, begann ich diesmal, das Essen, das ich zu mir genommen hatte, zu erbrechen, außerdem ritzte und verbrannte ich mich wieder häufiger. Mittlerweile war ich geübt darin, die Symptome zu verstecken: Wunden verdecken, kotzen, während die Dusche läuft, essen, wenn andere Leute zuschauen, nicht essen, wenn sie wegsehen.

Meine Mutter sprach mich darauf an. Die Sorge um mich war in den letzten Jahren zum Dauerzustand geworden, und wir alle wussten, dass ich trotz meines verbesserten Gesamtzustandes nicht gesund war. Depressionen kommen phasenweise, und psychische Erkrankungen, besonders solche, die langwierig verlaufen, bergen stets das Risiko eines erneuten Rückfalls oder einer Chronifizierung.

Es gab viele Dinge, mit denen ich mir den erneuten Rückfall erklärte: zum Beispiel der ungelöste Konflikt mit meinem Vater. Ich traf ihn regelmäßig, und nachdem wir uns während der ersten Male angenähert hatten, ging ich die Treffen mit hohen Erwartungen an, nur um zunehmend ernüchtert nach Hause zurückzukehren. Es zeigte sich, dass mein Vater nach wie vor Schwierigkeiten hatte, meine Sichtweise zu akzeptieren, und sie teilweise sogar leugnete.

Meiner Mutter ging es weiterhin schlecht. Ich sorgte mich jeden Tag um sie und gab mir die Schuld daran, dass sie mittlerweile selbst an Depressionen erkrankt war. Genauso schrieb ich mir die Trennung meiner Eltern aufs Konto.

Dazu kam mein ewiger Perfektionismus. Weder meine schulischen Leistungen stellten mich zufrieden noch meine kläglichen Versuche, wieder mit Musik, Sport oder Schauspiel anzufangen, oder mein Bemühen, mich in verschiedenen Bereichen zu engagieren. Sah ich nicht sofort die Früchte meiner Anstrengungen, brausten mein Perfektionismus und mein Ehrgeiz auf, und ich ignorierte alle logischen Einwände, wie ich einst jeden rationalen Einwand gegen meine Essstörung übergangen hatte. Hatte sich mein Perfektionismus in den letzten Jahren hauptsächlich auf mein Gewicht, die Zwänge und die Essensverweigerung fokussiert und sie zum Hauptinhalt meines Lebens gemacht, zweifelte ich nun wieder an jeder meiner Taten.

Die Jahre, in denen ich so gut wie keine Freunde gehabt hatte, machten mir ebenfalls zu schaffen. Ständig überinterpretierte ich das Verhalten meiner Freunde und sorgte mich darum, etwas falsch zu machen und sie somit zu vergraulen.

Und so tönte sie wieder lauter in mir, die alte Frage: *Was ist verdammt noch mal falsch an mir?*, die mich seit meiner Kindheit verfolgte und auf die ich nie eine Antwort fand.

Als das Brechen schließlich nicht den von mir erhofften Effekt hatte (abnehmen), sondern ich stattdessen sogar an Gewicht zulegte (sehr zur Freude meiner Ärzte und Eltern, die mir nach wie vor zuredeten, ich solle doch bitte wenigstens das untere Normalgewicht erreichen), verzweifelte ich komplett.

Anfang 2019 übergab ich mich fast jeden Tag. Die Depressionen hatten erneut die Macht über mich gewonnen, und es gab Tage, an denen ich gar nicht erst nach einem Grund dafür suchte, mich aus dem Bett zu schleppen, um in die Schule zu gehen. Nach all den letzten vergeigten Jahren jetzt auch noch mein letztes Ziel, das Abitur zu schaffen, zu verfehlen, schien mir geradezu wunderschön in das Bild zu passen, das ich mir erneut von mir selbst zusammenpuzzelte.

Während ich es einige Zeit lang erfolgreich geschafft hatte, mir jeden Tag meine Mantras vorzusprechen ...

„Gewicht ist nicht alles."

„Du schaffst das heute."

„Die Welt ist nicht nur schwarz und weiß."

„Mach weiter."

„Heute wird kein furchtbarer Tag."

... verließ ich mich nun wieder auf die finsteren Gedanken, die es sich in meinem Kopf gemütlich machten.

Zu dem wenigen, das mich noch zum Weitermachen drängte, gehörte Luna, die die erneute Verschlimmerung meiner Symptome zu bemerken schien und mir kaum eine Sekunde von der Seite wich.

Dass ich schließlich doch wieder anfing zu kämpfen, verdanke ich wohl ihr, meinen Freunden, meiner Therapeutin und einigen sehr engagierten Lehrern an meiner Schule, die stets ein offenes

Ohr für mich hatten, mir Verständnis entgegenbrachten, mich ermutigten und aufheiterten.

Ein anderer hilfreicher Aspekt war, dass ich mit meiner Erkrankung mittlerweile offen umging, nachdem ich sie jahrelang versteckt hatte. Ich hatte mich entschlossen, etwas an dem stigmatisierenden Bild, das mit psychischen Erkrankungen einhergeht, zu ändern, und das ging nur, wenn ich meine eigenen Erfahrungen öffentlich teilte. Zunächst kostete es mich einige Überwindung, offen zu reden, weil auch ich, wie viele andere Menschen, die an einer Essstörung oder einer anderen psychischen Krankheit leiden, einige Erfahrungen mit Vorurteilen und Verurteilungen gemacht habe.

Während es sehr wohl Kreise gibt, in denen psychische Erkrankungen kein Tabuthema sind und offen und tolerant diskutiert werden, hielt sich doch der Eindruck, dass bei einem Großteil der Bevölkerung psychische Erkrankungen nach wie vor sehr negativ behaftet sind und das Wissen darüber recht gering ist. Warum sich mit etwas beschäftigen, was einen nicht selbst betrifft? Psychische Erkrankungen sind nicht greifbar, wie es ein gebrochener Arm oder eine Grippe ist. Es ist schwer, sich in jemanden hineinzuversetzen, dessen Realität anders aussieht als die eigene, dessen Realität einem vielleicht sogar vollkommen absurd vorkommt. Und es ist ja auch ein eher neues Thema. Psychische Erkrankungen spielten sich früher mehr im Verborgenen ab, in „Irrenhäusern“ oder blieben unerkannt. Das Umdenken hat gerade erst begonnen, dabei ist *Hinschauen* bei psychischen Erkrankungen so wichtig.

Oft genug hörte ich: „Wie kannst du deiner Familie nur so etwas antun?“, begleitet von wütenden, verzweifelten oder abweisenden Blicken und einem verständnislosen Kopfschütteln. Für mich waren diese Worte wie ein Schlag in die Magengrube. Ich wollte niemandem etwas antun, ich aß auch nicht mit Absicht nicht, weil es mir so in den Sinn gekommen war. Und ganz sicher hatte ich mir meine suizidalen Gedanken nicht ausgesucht, um irgendjemanden damit zu belasten. Mir und anderen Betroffenen so etwas vorzuwerfen kommt der Aufforderung an einen Patienten mit Erkältung gleich: „Aber Sie dürfen auf keinen Fall niesen!"

Wir verurteilen niemanden, wenn er sich eine Grippe eingefangen hat, warum also, wenn die Psyche eines Menschen erkrankt? Warum haben psychische Erkrankungen einen anderen Stellenwert als körperliche, obwohl sie alles andere als eine Randerscheinung in unserer Gesellschaft sind?

Nachdem ich mich also jahrelang versteckt hatte, machte ich Anfang der elften Klasse (Sommer 2017) eine erste positive Erfahrung damit, die Wahrheit zu sagen.

Mein Mitschüler Marius war der Erste, dem ich meine Geschichte anvertraute, nachdem er mich hatte wissen lassen, dass er mir meine Erklärungen nicht länger abkaufte, mit denen ich meine regelmäßigen Fehltage entschuldigte. Schließlich erzählte ich ihm alles, von der Magersucht, der Klinik, den Depressionen, dass ich nach wie vor regelmäßig zur Therapie ging.

Ich befürchtete, dass Marius mich von nun an anders behandeln würde, wie es bis jetzt meistens der Fall gewesen war, wenn jemand von meiner Erkrankung erfahren hatte; dass er besorgt mein Essverhalten beäugen und mich behandeln würde wie ein rohes Ei. Dass er mich verurteilen könnte.

„Magersucht? Depressionen? Schwachsinn. Dafür isst du doch viel zu viel. Bist viel zu happy" oder „Das ist ja nicht mal 'ne wirkliche Erkrankung".

Doch er nutzte keine der vielen abwertenden Antworten, die ich so oft gehört oder von denen ich erzählt bekommen hatte.

„Scheiße", sagte er stattdessen. „Allerdings hab ich mir so

was schon gedacht. Bist ja schon ziemlich dünn. Aber wird es denn langsam besser?"

„Ja." Erleichtert nickte ich. „Ich glaube, es geht bergauf."

„Hast du deswegen wiederholt?"

„Ja", sagte ich, erneut etwas nervös. „Ich war letztes Jahr in einer Klinik und davor mehr oder weniger gar nicht in der Schule, habe also die zehnte Klasse zu einem Großteil verpasst."

„Oh, dann war's gut, dass du wiederholt hast. Gesundheit geht vor. Du packst das schon."

Marius tat das einzig Richtige: Er behandelte mich weiter wie zuvor, und für mich war es eine unendlich positive Erfahrung, jemandem die Wahrheit zu sagen und keine Änderung in dessen Verhalten zu bemerken.

Und so begann ich zu reden. Und zu schreiben. Ich machte gute und schlechte Erfahrungen und lernte, damit umzugehen. Was mich erstaunte, war, als auch andere Leute plötzlich ihr Schweigen brachen. In der Klinik hatte ich einen ersten Eindruck davon erhalten, dass es Leute gab, die mit ähnlichen Krankheiten zu kämpfen hatten wie ich, und nun bemerkte ich, wie viele Menschen von psychischen Erkrankungen betroffen sind.

Als ich anfing, über meine Erfahrungen zu sprechen, ermunterte das immer mehr Menschen, ihre Erlebnisse ebenfalls zu teilen, und ich war überrascht, wie viele meiner Bekannten in Therapie gingen oder gegangen waren und mir dies nun bereitwillig erzählten. Es tat gut, endlich zu reden und sich nicht mehr hinter Lügen und Ausreden zu verstecken.

Im Frühjahr 2019 versuchte ich erneut, meine negativen Gedanken und Angewohnheiten zu bekämpfen.

Es gelang mir einfach nicht, mein Gewicht zu akzeptieren, und ich wollte wieder abnehmen. Ich wusste, dass das Hungern mich erneut abhängig machen würde, denn so war es bisher jedes Mal gewesen. Nie war es bei den drei, vier, fünf Kilo geblieben, die ich mir vorgenommen hatte zu verlieren. Jedes Mal geriet ich aufs Neue in die Spirale der Magersucht; das hatte ich mittlerweile oft genug erlebt, und trotzdem schien mir die Möglichkeit, einfach wieder *dünn* zu sein, so unendlich reizvoll. An manchen Tagen ist es heute noch schwer, der Verlockung, nicht zu essen, zu widerstehen.

Es wäre so einfach.

Schließlich stand ich vor der Entscheidung.

Ich hatte endlich Freunde, ich stand kurz vor dem Abitur, ich hatte Pläne für die Zukunft, ich war nicht mehr allein. Sollte ich all das aufgeben für die bekannte Abwärtsspirale der Magersucht?

Ich hatte erlebt, was sie bringt – nichts als Einsamkeit, Kälte, Angst, Zwänge, Müdigkeit. Ich wusste, dass sie keine ihrer Versprechen hielt, und doch sehnte ich mich nach dem Anschein der Sicherheit, den sie mir gab.

Obwohl mir klar war, dass ich alles verlieren würde, wenn ich erneut fiel, war ich müde davon, jeden Tag aufs Neue mit meinen Gedanken zu kämpfen und trotz aller Bemühungen immer wieder Rückschritte zu machen. Nie zufrieden mit mir zu sein. Weiterhin jeden Tag mit diesem nagenden Selbsthass zu verbringen. Ich war vollkommen entnervt von der Tatsache, dass es beständig auf und ab ging und ich, obgleich sich mein psychischer Zustand verbessert hatte, nach wie vor jeden Tag mit meiner Krankheit konfrontiert war. Konnte das nicht einfach mal ein Ende haben?

Mir fiel es schwer, mit den Kommentaren anderer umzugehen, die mir sagten, wie gut ich endlich wieder aussähe oder dass sie froh seien, dass ich wieder gesund sei, obwohl es einzig mein Körper war, der sich von der Magersucht erholt hatte. Die Tatsache, dass meine Psyche weiterhin krank blieb, schienen viele nicht zu verstehen, denn wie kann jemand essgestört sein, wenn er nicht sehr dünn oder sehr dick ist? Sollte die Krankheit nicht weg sein, wenn man wieder ein normales Gewicht erreicht hat? Sollte jetzt nicht alles gut sein?

Die Wahrheit ist, dass psychische Erkrankungen, erst recht, wenn sie einen langwierigen oder schweren Verlauf nehmen, trotz aller Verbesserungen nur schwer wirklich weggehen. Das heißt nicht, dass man nicht komplett geheilt werden kann, nur dass es eben nicht in jedem Fall funktioniert und bei manchen Krankheiten schwieriger ist als bei anderen. Wie ein gebrochener Arm, der nicht gänzlich verheilt und am Ende schief zusammenwächst.

In meinem Fall blieb ein kleines Stimmchen in meinem Hinterkopf, das mir immer wieder dasselbe Mantra predigt. Das an manchen Tagen laut schreit und an anderen ein kaum wahrnehmbares Flüstern ist. Manchmal überfällt es mich vollkommen unerwartet, manchmal scheint es für einige Tage verstummt, manchmal schubst es mich tagelang zurück in das tiefe Loch, in dem es mich gefangen halten möchte.

Ich schaffte es schließlich, langsam vom Erbrechen loszukommen. Es wurde weniger. Ich überwand mich dazu, meiner Therapeutin, meiner Psychiaterin und meiner Mutter von dem neuen Rückschlag zu erzählen, und bestätigte damit die Sorge, die meine Mutter in den letzten Wochen immer wieder geäußert hatte.

Da ich erst seit einem vergleichsweise kurzen Zeitraum erbrach, fiel es mir um einiges leichter, davon loszukommen als vom Hungern oder Ritzen. Trotzdem nahm es mir erneut eine der scheinbaren Sicherheiten, nach denen ich in den letzten Jahren so verzweifelt gesucht hatte.

Ich entschied mich fürs Leben.

Ich hungerte nicht als Ausgleich, ich strich keine Nahrungsmittel von meinem Essensplan, ich versteckte mich nicht hinter neuen Ritualen.

Es braucht eine gewaltige Portion Willenskraft, um gegen seine psychische Erkrankung anzugehen. Jeden Tag erneut das Gegenteil von dem zu tun, das jahrelang so einfach, klar und nicht anzweifelbar gewesen war.

Essen statt hungern.

Rausgehen, anstatt sich zu verkriechen.

Leben, statt vor sich hin zu vegetieren.

Spontan zu sein, anstatt den Tag nach Zwängen auszurichten.

Zu trinken, wenn man Durst hat.

Einen Sinn finden, der nicht im Essen und Nicht-Essen liegt.

All das erweist sich als ziemlich problematisch, wenn man sich jahrelang hauptsächlich über seine psychische Erkrankung definiert hat. Mit all dem anderen Verdrängten kam die Frage in mir hoch: Wer bin ich eigentlich, und was will ich hier? Und ich hatte Angst, da ich keine Antwort fand.

Was mich dieses Mal rettete, war das Gleiche, das mich einst erst in die Krankheit getrieben hatte: meine Wut. Ich war unendlich wütend. Wütend darauf, was meine Essstörung den Menschen, die ich liebe, angetan hatte. Wütend auf die Erlebnisse, die Unbeschwertheit, die Jahre, die mir durch die Magersucht und die Depressionen verloren gegangen sind. Und erstmals erwiesen sich nun mein Starrsinn und mein Ehrgeiz, mit denen es mir gelungen war, mich mehrmals auf unter vierzig Kilo zu hungern, als hilfreich. Denn in einem war ich mir sicher: Ich wollte diesen Kampf nicht verlieren. Auch wenn ich lernen musste, mit meinen Krankheiten zu leben, wollte *ich* es sein, die über mein Leben bestimmte.

Ende Mai legte ich meine letzte Abiprüfung ab, nachdem ich in den Wochen zuvor hauptsächlich damit beschäftigt gewesen war, erneut gegen meine Essstörung zu kämpfen, weshalb ich kaum gelernt und die letzten Tage meines Schuldaseins zu einem großen Teil gefehlt hatte. Während einer der Vorabiklausuren hatte ich eine Panikattacke bekommen und die erste halbe Stunde der Bearbeitungszeit damit verbracht, mich aufs Atmen zu konzentrieren. Dementsprechend ängstlich sah ich den Ergebnissen entgegen.

„Ist doch ein super Schnitt!“, sagte meine Tutorin begeistert, als ich schließlich mein Abschlusszeugnis erhielt.

Ich grinste schwach.

„Klasse!“, lobte auch unsere Vertrauenslehrerin, die bei meinem kritischen Blick lachte: „Du weißt, dass du eh nie mit dir zufrieden gewesen wärst?“

Sie hatte recht. Und ich werde lernen müssen, damit zu leben.

Im August fuhr ich mit einer Freundin zusammen für drei Wochen mit dem Zug durch Italien. Ich aß und trank selbstständig, richtete mich nicht nach Uhrzeiten oder Zwängen. Ich stellte mich den Schwierigkeiten, nicht immer das „passende“ Essen zur Hand zu haben und mich nicht mehrmals am Tag wiegen zu können. Wir gingen wandern, besuchten verschiedene Städte, besichtigten Museen und Ausstellungen. Als ich zurückkam und nicht abgenommen hatte, nahm meine Mutter mich in den Arm und flüsterte: „Ich hätte nicht gedacht, dass du so etwas jemals unternehmen könntest.“

Denke ich, dass ich mittlerweile gesund bin?

Nein, ich weiß, dass ich es leider nicht bin. Vieles funktioniert und läuft sogar gut: Ich halte mein Gewicht in einem normalen Bereich, ich bin relativ frei von den Zwängen und Ritualen, die mir die Essstörung einst auferlegt hatte. Ich habe kein Problem damit, nachts um drei ein oder zwei Stücke Pizza zu essen, wenn ich mit meinen Freunden auf dem Nachhauseweg von einer Party bin, auf die ich mich früher niemals getraut hätte. Ich esse die meisten Nahrungsmittel, die vor nicht allzu langer Zeit noch auf meiner verbotenen Liste standen, ich bewege mich nicht mehr zwanghaft, zappele nicht herum, wenn ich still sitzen soll, bunkere keine Lebensmittel in meinem Zimmer und renne keine zwei Stunden durch den Supermarkt, um jedes einzelne Nahrungsmittel zu betrachten. Ich muss nicht mehr zu der immer gleichen Uhrzeit essen und bekomme keine Panikattacke, wenn irgendetwas mit dem Essen nicht stimmt. Ich sitze nicht länger zitternd vor meinen Mahlzeiten, schmuggele kein Essen in meinen Hosentaschen vom Tisch weg oder verschmiere es auf meinem Teller.

Kleine Dinge, die kaum auffallen, sind hingegen geblieben: Mein leichter Zwang, das Frühstück jeden Morgen so weit wie möglich nach hinten zu schieben, die Tatsache, dass es immer wieder Tage gibt, an denen ich zehnmal zur Waage renne und furchtbar nervös werde, sobald ich mich längere Zeit nicht gewogen habe. Dass ich im Supermarkt nach wie vor meistens erst die Kalorien checke, bevor ich etwas in meinen Einkaufswagen werfe, und nichts esse, von dem ich mir die Kalorienzahl nicht ungefähr ausrechnen kann. Die leichte Nervosität, die sich vor jedem Essen in mir breitmacht, und das leise schlechte Gewissen danach. Die verzerrte Wahrnehmung meines eigenen Körpers und ein paar verbotene Lebensmittel, die ich bis heute meide.

Auch die Depressionen und die Selbstverletzung schaffe ich bisher nicht komplett abzulegen. Ich nehme nach wie vor Antidepressiva, und immer wieder gibt es Tage und Phasen, an denen mich die altbekannte Sinnlosigkeit und Leere übermannen und ich nichts anderes möchte, als mich in irgendeinem dunklen Zimmer zu verstecken, mir die Decke über den Kopf zu ziehen, um nichts von dieser Welt je wieder zu sehen.

Bis ich irgendwann doch aufstehe. Mit Luna rausgehe. Etwas esse. Versuche, dem Tag irgendetwas anderes abzugewinnen als meine eigenen negativen Gedanken und das Betrachten meiner Zimmerdecke.

Es ist November 2019. In ein paar Tagen gebe ich die letzten Seiten meines ersten Buches ab. Ich wollte schreiben, seit ich ein kleines Kind war, und ich kann es nach wie vor nicht glauben, dass dieser Traum nun tatsächlich wahr wird. Einer der Träume, die ich mich damals in der Klinik nicht traute, auf meine Liste zu setzen, aus Angst, sie nicht zu erreichen.

Mittlerweile arbeite ich daran, eine um einiges längere Liste abzuarbeiten. Im Hinterkopf immer wieder der eine Gedanke: *Du schaffst das nicht.*

Immer wieder die Angst, nicht gut genug zu sein.

Nein, ich bin nicht gesund. Ich habe jedoch gelernt, trotz meiner psychischen Erkrankungen ein normales Leben zu führen und mich den Schwierigkeiten zu stellen, die mir begegnen. Ich möchte etwas bewirken, irgendetwas aus meinem Leben machen. Und das gelingt mir nur, wenn ich genau das tue: leben.

Rückschläge akzeptiere.

Aufstehe. Weiterkämpfe. Nicht aufgebe. Mein Bestes gebe.

Einatme.

Ausatme.

Nach vorne schaue.

Es geht weiter. Das tut es immer irgendwie.

ANHANG
Rat für Angehörige und Betroffene

Erkrankt ein geliebter Mensch an einer psychischen Krankheit, ist es für Angehörige und Bekannte schwer herauszufinden, wie man sich „richtig“ verhält. Verschlimmert das, was man sagt und tut, die Erkrankung? Hilft es auf dem Weg zur Besserung?

Um helfen zu können, ist es zunächst einmal wichtig, den Erkrankten zu verstehen oder es zumindest zu probieren, auch wenn eine psychische Erkrankung vermutlich nie vollständig nachvollzogen werden kann, sofern man nicht selbst betroffen ist. Trotzdem darf man nicht müde werden, das Gespräch zu suchen, sich die Sicht des Betroffenen anzuhören und darauf – vorurteils- und wertfrei! – einzugehen. Beschuldigungen und Vorwürfe bringen gar nichts und sind kontraproduktiv.

Neben einem großen Einfühlungsvermögen ist es unerlässlich, professionelle Unterstützung und Rat von außen heranzuziehen und auch selbst psychologische Hilfe in Anspruch zu nehmen. Denn meist leidet das gesamte Umfeld unter einer psychischen Erkrankung.

Genauso essenziell ist es, sich klarzumachen, dass psychische Erkrankungen von Mensch zu Mensch verschieden sind. Was dem einen hilft, schadet eventuell dem anderen. Womit der eine gute Erfahrungen macht, funktioniert beim anderen gar nicht. Ich kann also nur von meinem eigenen Erleben sprechen. Die Dinge benennen, die mir geholfen haben, und die Situationen aufzeigen, die meine Symptome verschlimmerten. Ich erläutere, was ich persönlich, beruhend auf meinen Erlebnissen im Umgang mit Magersucht, Depressionen und Selbstverletzung, als wichtig und hilfreich erachte, gebe jedoch keine universalen Tipps – denn das ist unmöglich. Meine Überlegungen beruhen auf meinem Erleben, meiner Beschäftigung mit der Krankheit und meinen Therapiegesprächen. Zunächst möchte ich einen Überblick über meine drei Haupterkrankungen geben und erläutern, woran man sie erkennt.

Depressionen

Wie unterscheiden sich Depressionen von der normalen Traurigkeit und Niedergeschlagenheit, die jeder Mensch dann und wann verspürt?

Eine Depression ist wie ein schwarzes Loch, das einen Sog ausübt und einen gnadenlos anzieht. Zu den Begleiterscheinungen gehören ständige innere Leere, lähmende Gleichgültigkeit, eine bleierne Müdigkeit und das dauernde Gefühl der Sinnlosigkeit. Ich bin morgens aufgewacht und wünschte mir, der Tag sei schon vorbei, da bei allem, was ich tat, der Sinn fehlte. Und so drückte mich das Gewicht der Depressionen zurück ins Bett oder ließ mich den Tag wie ein Roboter abarbeiten. Bei manchen Menschen fallen die Depressionen kaum auf. Sie meistern ihren Alltag trotz innerer Leere, gehen raus, arbeiten. In solchen Fällen sind die Diagnose und damit die Möglichkeit zu helfen, natürlich besonders schwer.

Deutliche Anzeichen einer Depression sind starker Interessenverlust und das Aufgeben von Hobbys, das Sich-Zurückziehen von Freunden, Hoffnungslosigkeit gegenüber der Zukunft und ein beständiges Gefühl der Sinnlosigkeit sowie ständige Antriebslosigkeit, Müdigkeit und Schlafstörungen, wobei dies sowohl zu wenig als auch viel zu viel Schlaf bedeuten kann.

Mit der Zeit brachten mich die Depressionen dazu, alles aufzugeben, was ich einmal gern getan hatte. Ich sah keinen Sinn mehr darin, Hobbys oder Träume weiterzuverfolgen, denn alles in meinem Leben kam mir so leer und trist vor, dass ich nicht glaubte, mich jemals wieder glücklich oder fröhlich zu fühlen. Alles, was ich noch machte, tat ich mechanisch und aus Routine heraus.

Die Autorin Joanne K. Rowling erklärte einmal, dass die Dementoren in den *Harry-Potter*-Romanen ihren eigenen Kampf mit Depressionen darstellen, und ich finde, die großen seelenlosen Kapuzenwesen, die alles Glück aus ihrem Opfer heraussaugen, bis nichts als Leere übrig ist, sind eine sehr gelungene Darstellung der Erkrankung.

Die unendliche Gleichgültigkeit, die einem vorgaukelt, dass alles egal ist, die Leere, die jedes positive Gefühl verschlingt, und die scheinbare Sinnlosigkeit des eigenen Lebens empfinde ich als den schlimmsten Teil der Depression. In den akuten Phasen schlief ich oft nur stundenweise, dann wieder viel zu lange, bis zu fünfzehn Stunden am Tag, da ich meine Gedanken und die Gefühle im wachen Zustand nicht aushielt. Ich war immer müde, egal, wie viel ich schlief, und sehnte mich so sehr nach der Bewusstlosigkeit des Schlafens, dass jedes noch so kleine Nickerchen der winzige Höhepunkt meiner Tage war. Ich fühlte mich in meinen eigenen Gedanken gefangen, während die Depressionen mich wie ein Nebel einhüllten und alles grau und hoffnungslos erscheinen ließen.

Jeder Mensch macht schwere Zeiten durch, fühlt sich mal traurig, niedergeschlagen, verzweifelt oder ist deprimiert. Depressiv zu sein unterscheidet sich davon in dessen Ausmaß. Nichts im Leben ergibt noch Sinn, *das Leben* an sich ist sinnlos, und dieser Gedanke begleitet einen tagein, tagaus und vergiftet *alles*. Es ist eine allumfassende Gleichgültigkeit, sich selbst, einst geliebten Hobbys und sogar geliebten Menschen gegenüber.

In meinem Fall begleitete die Depressionen ein alles einnehmender Selbsthass, der mich immer wieder zu Suizidfantasien verleitete. Obwohl nicht jeder Depressive zwangsläufig unter vermindertem Selbstwertgefühl leiden muss, gipfelt die innere Leere dennoch oft genug in Gedanken an Selbstmord. Wozu sich jeden Tag quälen, wenn sowieso alles sinnlos ist?

Ich konnte an keinem Haus vorbeigehen, ohne mir zu überlegen, ob es wohl hoch genug sei, um sich davon runterzustürzen und tatsächlich zu sterben. Auch Messer und Tabletten übten eine unheimliche Anziehungskraft auf mich aus. Ich versteckte Pillen und ein Skalpell in meinem Zimmer und malte mir mögliche Wege aus, wie ich mein Leben beenden konnte. Und es gab Zeiten, in denen ich mehr oder weniger abgeschlossen hatte. Freiwillig setzte ich mich gefährlichen Situationen aus, um „das Schicksal herauszufordern".

Für eine gesunde Person ist es schwierig, Depressionen und besonders Suizidgedanken nachzuempfinden. Warum sieht ein Mensch plötzlich nur noch die dunklen Seiten des Lebens? Warum gibt jemand alles auf, was ihm einst einmal wichtig gewesen war? Warum will ein Mensch aus freien Stücken sterben, obwohl doch jedes Lebewesen einen naturgegebenen Überlebensinstinkt hat?

Diese Fragen lassen sich nur beantworten, wenn man begreift, dass Depressionen eine Erkrankung sind, die den Patienten genauso in Mitleidenschaft zieht wie beispielsweise eine Demenz. Niemand fragt einen Alzheimer-Patienten, wieso er allmählich alles vergisst. Es ist das, was seine Krankheit mit ihm macht – genauso, wie die Depression dafür sorgt, dass alles um den Betroffenen herum seinen Sinn verliert.

Anorexia nervosa (Magersucht)

Ebenso wie Depressionen keine einfache Traurigkeit sind, ist Magersucht keine „Phase". Keine Diät, die man beginnt, um dünn zu sein oder Aufmerksamkeit zu bekommen. Genauso wenig ist Magersucht ein Schönheitsideal.

Wie Depressionen ist sie eine schwere Krankheit, die potenziell tödlich ist. Todesursachen sind die schweren körperlichen Folgen sowie das erhöhte Suizidrisiko. 10 bis 15 Prozent der an Magersucht Erkrankten sterben daran. Zwischen 0,3 und 0,7 Prozent der Gesamtbevölkerung erkranken an Magersucht. Als besonders anfällig gelten Mädchen und Frauen zwischen 12 und 35 Jahren. Essstörungen wie Bulimie (0,5 bis 1,2 Prozent der Gesamtbevölkerung) und Binge Eating (1,4 bis 1,6 Prozent der Gesamtbevölkerung) sind noch weiter verbreitet. Am häufigsten treten Mischformen der drei Essstörungen auf. Erschreckend ist die Häufigkeit von Symptomen einer Essstörung. Fast jede fünfte Person zeigt auffälliges Essverhalten. Auch hier sind mehr Frauen als Männer betroffen.[3]

Diese Zahlen zeigen, wie ernst zu nehmend Essstörungen sind. Bulimie und Binge Eating sind dabei nicht weniger gefährlich als Magersucht und benötigen ebenfalls dringend eine psychologische Behandlung. Ich klammere sie hier nur deshalb aus, weil meine Erfahrungen nun mal auf Magersucht beruhen.

Die Heilungschancen einer Essstörung hängen stark von ihrer Schwere und Dauer ab,[4] jedoch genauso vom persönlichen Umfeld, einer schnellen therapeutischen Behandlung und dem Rückhalt von Familie und Freunden. Außerdem sind die Einsicht und der Wille des Betroffenen, etwas zu verändern (wie bei jeder anderen psychischen Krankheit auch), dringend notwendig.

Die Heilungsaussichten bei einer Anorexie sind schlechter als bei Bulimie und Binge Eating. So werden etwa 50 Prozent der Magersuchtfälle geheilt, bei 30 Prozent tritt eine Besserung ein, wobei jedoch einige Symptome erhalten bleiben, und bei circa 20 Prozent nimmt die Krankheit einen chronischen Verlauf.[5]

Viele Menschen sehen in anorektischen Patienten dünne, oberflächliche und selbstverliebte Mädchen, die Aufmerksamkeit heischend in ihrem Salat herumstochern. Nur entspricht dieses Bild nicht der Realität: Obwohl der Großteil aller Magersüchtigen stark abgemagert ist, ist dieses äußere Krankheitsmerkmal nicht zwingend notwendig, um tatsächlich an *Anorexia nervosa* erkrankt zu sein. Magersucht kann auch Menschen mit Normalgewicht und sogar mit Übergewicht betreffen. Die Hauptsymptome sind die starke Reduzierung des eigenen Körpergewichts, eine stark verminderte Kalorienaufnahme, ein verzerrtes Körperbild (Körperschemastörung) und die ständige Beschäftigung mit Essen.

In der Klinik lernte ich eine Frau kennen, die mir erzählte, dass sie bereits seit über zwei Jahren an Magersucht leide, die Diagnose allerdings erst vor Kurzem bekommen habe. Weil sie vor der Erkrankung übergewichtig war, wurde ihre drastische Gewichtsabnahme zunächst von allen begrüßt. Auch als sie ins leichte Untergewicht rutschte, machte sich niemand Sorgen, denn leichtes Untergewicht bedient das gängige Schönheitsideal unserer Gesellschaft und wird deshalb nicht als problematisch angesehen. Fast sechzig Kilo nahm die Frau in den zwei Jahren ab, bis sie schließlich mit einem BMI von 14 und sehr schlechten Blutwerten in eine Akutklinik eingewiesen wurde.

Ein weiteres weitverbreitetes Gerücht ist, dass Magersüchtige *gar nichts* essen. An *Anorexie* erkrankte Patienten essen zwar viel zu wenig, nur die wenigsten nehmen jedoch tatsächlich *gar nichts* zu sich. Tatsächlich führt die komplette Verweigerung von Nahrung sehr schnell ins Krankenhaus, und die meisten Erkrankten versuchen, genau dies zu vermeiden.

Für Angehörige ist Magersucht schwer zu verstehen. Die Frage nach dem Warum wird zum ständigen Begleiter, ebenso die Frage nach der Schuld und die ständige Angst um und die Wut auf den Erkrankten. Wie lässt sich begreifen, weshalb das eigene Kind, Enkelkind, der Freund, die Freundin oder der Lebenspartner, die Lebenspartnerin einfach mit dem Essen aufhört?

Ich habe x-fach die verzweifelten Versuche meiner Eltern, meines Bruders, meiner Großeltern und Freunde erlebt, mich zum Essen zu bewegen – und die darauf folgende Erbitterung, wenn ich es wie üblich verweigerte. Ich kenne auch die Schuld, die ich meiner Familie gegenüber empfand. Ich wollte ihnen nicht wehtun, ich wollte nicht, dass sie wütend waren, und genauso wenig wollte ich, dass sie sich Vorwürfe machten. Ich wollte einfach nicht essen, ich wollte nicht das schlechte Gewissen spüren, das jeder Mahlzeit folgte, ich wollte mich nicht mehr falsch fühlen, wollte verschwinden und gleichzeitig gesehen werden, irgendwie jene innere Verzweiflung und Anspannung ausdrücken, die in mir brodelten und die ich kaum aushielt.

In der Not entschied sich mein Unterbewusstsein für die Verweigerung des Essens; andere Menschen entwickeln vielleicht eine Drogen- oder Alkoholsucht, werden gewalttätig oder verlieren sich in einer anderen Störung.

Die Magersucht war für mich gleichzeitig Zufluchtsort, Selbstbestrafung und Ausdruck meines Selbsthasses sowie ein Mahnmal, um zu zeigen, wie schlecht es mir ging. Lange versuchte ich, Letzteres zu leugnen, da es für mich sehr danach klang, als suche ich nach Aufmerksamkeit. Dank meiner Therapie habe ich jedoch endlich verstanden, was wirklich hinter einer Magersucht steckt und wieso ich diese Krankheit entwickelt habe.

Das Perfide an Magersucht ist, dass sie nicht plötzlich auftritt wie ein Schnupfen, sondern sich langsam und leise heranschleicht, sodass ihre Vorboten kaum frühzeitig erkannt werden können. Möchte jemand wirklich einfach nur abnehmen, weil er mit seiner Figur unzufrieden ist, oder steckt mehr dahinter? Macht jemand gerade lediglich eine melancholische Phase durch oder entwickelt er gerade Depressionen?

Meine Therapeutin hat mir einmal gesagt, Magersucht, Selbstverletzung und überhaupt die meisten psychischen Erkrankungen seien der gescheiterte Versuch einer Selbstheilung. Mit dieser Erklärung kann ich mich sehr gut identifizieren, denn mir ging es bereits schlecht, lange, bevor ich tatsächlich an Magersucht erkrankte. Ich kann mich zum Beispiel nicht daran erinnern, mich jemals in meinem Leben gemocht zu haben. Selbst als Kind hatte ich Angst, falsch und nicht gut genug zu sein. Ich entsprach nie meinen eigenen Ansprüchen und hatte zudem das Gefühl, auch denen meines Vaters nicht zu genügen. Also wollte ich immer besser sein, als ich war. Doch sosehr ich mich auch bemühte – nie war ich gut genug.

Ich wollte, dass es mir besser geht, wusste jedoch nicht, wie ich das erreichen sollte. Erst mit der Magersucht war ich in der Lage, nach außen zu zeigen, wie schlecht es mir ging, und hatte gleichzeitig einen Weg gefunden, meine eigenen Gedanken und Abscheu gegen mich selbst zu verdrängen. Denn: Je mehr Gewicht man verliert und je weniger man isst, desto weniger empfindet man. Alles dreht sich um Nahrung, die Zahl auf der Waage und Kalorien, und es bleibt kaum Platz für die Gedanken und Ängste, die das tatsächliche Problem sind.

Man entwickelt immer mehr Zwänge und Rituale rund um das

Essen und eventuell auch im alltäglichen Leben. Alles wird ausgefüllt durch die Krankheit. Mehr zu essen oder seine Rituale zu überspringen gleicht einem Loch im Schutzwall, weshalb solche Situationen wie ein Katastrophengebiet gemieden werden. Der eigene Schutzmechanismus ist dabei so ausgeprägt, dass die unbeschreibliche Panik davor, selbst aufgestellte Regeln und Zwänge brechen zu müssen, ein Gefühl wie körperliche Schmerzen verursacht. Ich bekam in solchen Situationen kaum Luft, fühlte mich blind vor Wut und Furcht, und mein Kopf schien förmlich zu explodieren. Es ist gruselig, wie heftig die körperlichen Symptome einer psychischen Erkrankung werden können. Und alldem konnte ich nur entgehen, indem ich wenig aß, abnahm, Zwänge einhielt.

Für Außenstehende mag es sich seltsam anhören, aber eine psychische Krankheit bietet dem Betroffenen tatsächlich zunächst eines: Schutz. Sie ist die Mauer, die der Erkrankte um sich herum aufbaut, um sich von jenen Dingen in seinem Leben abzuschirmen, die ihn überfordern, etwa traumatische Ereignisse und verletzende Strukturen der Außenwelt. So sieht der Erkrankte in der psychischen Krankheit nicht das Problem, sondern die Lösung. Endlich hat er wieder das Gefühl, alles unter Kontrolle zu haben. Er entscheidet, wann und wie viel er isst, wann und wie viel er sich bewegt.

Es ist also nicht verwunderlich, dass für den Erkrankten die beängstigende Einsicht, die Krankheit könne tatsächlich ein Problem sein, schwer zu erreichen ist. Besonders Magersüchtige sind oft stolz auf ihr krankhaftes Hungern und Abmagern. Auf das Gefühl der vermeintlichen Kontrolle.

„So krank bin ich ja gar nicht“ ist wahrscheinlich der häufigste Satz, den man in einer Klinik für Essgestörte hört, und auch ich habe ihn Hunderte Male gesagt. Ich habe Frauen diese Worte aussprechen hören, die so dünn waren, dass sie nicht mehr laufen konnten, und das Traurige ist, dass sie selbst daran glaubten.

Magersüchtige sagen: „Wenn ich wollte, könnte ich essen, aber ich will nicht", um ihre Krankheit vor sich selbst zu leugnen. „Mein Körper funktioniert anders als normale Körper, deswegen bin ich dick, obwohl ich laut BMI Untergewicht habe." Oder: „Mein Körper setzt einfach mehr Fett an, deshalb brauche ich weniger Kalorien." Die Gefahren des Verhaltens werden nicht gesehen, denn man hat ja „alles unter Kontrolle". Auf jede noch so wahre Tatsache wird eine Magersüchtige eine für sie logische Entgegnung finden, die für sie der Realität entspricht. Versuchen Sie, dem Erkrankten trotzdem ruhig rationale Argumente entgegenzubringen, lassen Sie sich aber auf keinen Streit ein. Rufen Sie sich immer wieder in Erinnerung: Sie können den Erkrankten nicht heilen, auch wenn es schwer auszuhalten ist. Hören Sie zu, unterstützen Sie, geben Sie Rückhalt, und ermutigen Sie den Erkrankten, sich professionelle Hilfe zu suchen. Aber denken Sie auch daran, sich selbst zu schützen und Grenzen zu ziehen.

Selbstverletzendes Verhalten

Wie Magersucht ist selbstverletzendes Verhalten mit sehr vielen Vorurteilen besetzt. Es sei eine Modeerscheinung unter Teenagern oder eine Phase, das Begehren nach Aufmerksamkeit. Eine Freundin hat mir erzählt, dass ihre Eltern, als sie sie beim Ritzen erwischten, sie allen Ernstes fragten: „Musst du das jetzt wirklich auch noch machen?" Und die Tante einer Mitpatientin aus der Klinik kommentierte das selbstverletzende Verhalten ihrer Nichte mit den Worten: „Na ja, heutzutage ritzen sich doch fast alle."

Tatsächlich ist Selbstverletzung kein neues Phänomen. Auch gehört dazu nicht nur das relativ bekannte „Ritzen", also das absichtliche Zufügen von Schnittwunden, sondern jegliche Art des selbstdestruktiven Verhaltens wie Verbrennungen, Kratzen oder das absichtliche Zufügen von blauen Flecken. Und genau wie Essstörungen, Depressionen, Zwangsstörungen und Angststörungen ist auch SVV (= Selbstverletzendes Verhalten) eine psychische Krankheit.

Die Gründe, warum ein Mensch sich selbst verletzt, sind vielfältig, und auch hier kann ich nur aus meiner eigenen Erfahrung berichten. Bei mir trat das selbstverletzende Verhalten episodenweise auf. Ich hörte nie wirklich damit auf, dennoch gab es Phasen, in denen ich den Druck eher aushielt als in anderen. 2018 schaffte ich es, mich fünf Monate lang nicht zu verletzen, dann gab es wieder Zeiten, in denen ich mir mehrmals am Tag selbst Schmerzen zufügte.

SVV begann bei mir, unbemerkt sowohl von mir selbst als auch von anderen, bereits im Alter von etwa zehn Jahren: Wenn ich wütend auf mich war oder das Gefühl hatte, etwas falsch gemacht zu haben, zog ich mich an den Haaren oder schlug mir die Knie an der Wand blau. Mit etwa zwölf ging ich dazu über, Sportübungen zu machen, bis ich am Ende meiner Kräfte war. Mit dreizehn fing ich an zu hungern, und erst mit vierzehn ersetzte das Ritzen die weniger bekannten Arten der Selbstverletzung. Mit sechzehn war mir schließlich auch das nicht mehr genug, und ich begann damit, mich selbst zu verbrennen. Seither wechseln sich Ritzen und Brennen ab.

Viele Menschen, mit denen ich in den letzten Jahren gesprochen habe, empfanden selbstverletzendes Verhalten als abschreckend und konnten es trotz aller Bemühungen nicht begreifen. Ich glaube, dass SVV schwer nachzuvollziehen ist, da der jedem Lebewesen angeborene Selbsterhaltungstrieb normalerweise davor schützt, sich selbst Schaden zuzufügen.

Ist die Normalität im individuellen Fall jedoch aufgehoben – durch welche Faktoren auch immer –, kann Selbstverletzung dem Betroffenen momentweise helfen, seine Situation zu verbessern. Das Schneiden oder Verbrennen dient zum Abbau des unaushaltbaren Drucks, den man verspürt – es gibt einem einen Moment der Erleichterung, das Gefühl, wieder atmen zu können. Zugleich ist die Selbstverletzung auch eine Art, sich selbst zu bestrafen, in meinem Fall dafür, dass ich „falsch" war. Und schließlich sorgten in den Phasen, in denen die Depressionen am schlimmsten waren, die selbst beigebrachten Wunden dafür, dass ich zumindest *irgendetwas* fühlte. Versuchen Sie, die gefühlte Notwendigkeit der Selbstverletzung zu akzeptieren, und reagieren Sie mit Verständnis und Hilfsangeboten. Selbstverletzung geht meist mit einem ausgeprägten Selbsthass einher; Drohungen oder Vorwürfe verstärken diesen noch weiter und können somit auch weitere Selbstverletzung bestärken. Schauen Sie auch auf keinen Fall weg. Zeigen Sie dem Erkrankten, dass Sie da sind, sich sorgen, und suchen Sie gemeinsam nach Lösungswegen.

Wie kann man einem Menschen helfen, der unter einer dieser Krankheiten leidet?

Zunächst ist es wichtig zuzuhören.

Eine psychische Erkrankung ist ein Hilfeschrei an die Außenwelt, und als Angehöriger muss man sich klarmachen, dass die betroffene Person leidet. Denn: Welcher Mensch, dem es *gut* geht, würde sich freiwillig zu Tode hungern, das Haus nicht mehr verlassen oder sich die Arme und Beine aufschlitzen? Diese Verhaltensweisen sind Ausdruck einer Krankheit, und genau das muss verstanden werden.

Es hilft nicht, dem Erkrankten Vorwürfe zu machen, denn sie

ändern nichts an seinem Zustand. Im Gegenteil, sie verschlechtern die Situation eher, da der Erkrankte sich in seinem Selbsthass und seiner Selbstzerstörung bestätigt fühlt. Stattdessen ist es wichtig, dem Betroffenen deutlich zu machen, dass man für ihn oder sie da ist.

Auch wenn Depressive oder Magersüchtige meistens kein Interesse an Treffen, Veranstaltungen oder Ausgehen haben, sollten sie trotzdem immer wieder dazu ermutigt werden, soziale Kontakte und Hobbys aufzunehmen. Als ich endlich begann, mein kleines schwarzes Universum zu verlassen, unter Leute zu gehen, Dinge zu unternehmen, und plötzlich verstand, dass all das Spaß machte, ging es langsam bergauf. Es wird immer wieder Tage geben, an denen der Erkrankte sich nicht dazu aufraffen kann rauszugehen, sich mit jemandem zu treffen oder zur Schule bzw. zur Arbeit zu gehen. Das ist okay, und besonders dann sollte man Verständnis zeigen.

Depressionen lassen sich nicht voraussagen. Es kann sein, dass der Erkrankte am Abend zuvor noch gut drauf war, sich mit Freunden getroffen und einen tollen Tag erlebt hat und sich am nächsten Morgen trotzdem weigert, das Bett zu verlassen. Sogar während eines Treffens können die Depressionen plötzlich zuschlagen, sodass der Betroffene inmitten einer schönen Situation erneut die allumfassende Verzweiflung spürt, die ein depressiver Schub mit sich bringt. Genauso kommt es vor, dass die Magersüchtige den ganzen Tag problemlos gegessen hat und abends plötzlich, augenscheinlich vollkommen grundlos, weinend und zitternd vor ihrem Abendbrot sitzt.

Oft gibt es Auslöser für solche Verschlechterungen, weshalb es *wichtig und in vielen Fällen unumgänglich ist*, sich therapeutische Hilfe zu holen. Grundsätzlich gilt: Wenn eine Person psychisch erkrankt ist, sollte sie in jedem Fall aufgefordert werden, sich

Hilfe zu holen, so wie man zum Arzt geht, wenn man an Grippe, Masern oder Reizdarm erkrankt.

Suiziddrohungen oder -ankündigungen sollten grundsätzlich ernst genommen werden, und es ist immens wichtig, die Anzeichen dafür zu kennen. Im Internet findet man mittlerweile viele Seiten, die über Hinweise für mögliche Suizidabsichten aufklären (zum Beispiel www.reden-kann-retten.ch). Aus meiner Sicht müssten solche Dinge viel mehr in der Öffentlichkeit besprochen werden. An meinen Schulen gab es (wichtige) Drogenpräventionsprogramme und Aktionen, die über Alkohol und Zigaretten aufklärten, nie jedoch irgendein Projekt, das sich mit den Symptomen von Suizidalität beschäftigt hätte. Und das, obwohl jedes Jahr in Deutschland Tausende Jugendliche durch Suizid sterben!

Anzeichen für die Beschäftigung mit Selbstmord können Sätze sein wie: „Es wäre besser, ich wäre niemals geboren worden", „Ich glaube, niemand interessiert sich für mich" oder „Die Welt wäre besser dran ohne mich". Genauso hellhörig sollte man werden, wenn jemand plötzlich damit beginnt, sein Eigentum zu verschenken, risikobereites Verhalten zeigt oder es in Gesprächen oder bei Besuchen so scheint, als würde die Person sich verabschieden; wenn sie Hoffnungslosigkeit und Gleichgültigkeit gegenüber der Zukunft äußert oder sich intensiv mit dem Tod beschäftigt. Trügerisch sind Zeichen der Besserung, denn häufig kommt es vor, dass Menschen, die ihren Suizid konkret geplant haben, in den letzten Tagen oder Wochen wirken, als ginge es ihnen deutlich besser, da sie mit ihrem Leben abgeschlossen haben und das Ende ihres Leids in Sicht ist.

Sollte der Verdacht bestehen, dass ein Freund, Angehöriger oder Bekannter Suizidgedanken hat, ist es wichtig, diese Person anzusprechen und professionelle Hilfe zu suchen. Versuchen Sie, auch dies nicht panisch oder vorwurfsvoll zu tun. Lassen Sie den Betroffenen von Ihren Sorgen wissen, machen Sie ihm klar, dass er Ihnen wichtig ist, bieten Sie Unterstützung an. Ist der Erkrankte bereits zu weit entfernt, und Sie merken, dass Sie ihn nicht mehr erreichen, zögern Sie nicht, und suchen Sie umgehend akute Hilfe. Und vor allem: Ignorieren Sie Anzeichen von Suizidalität nicht. Schweigen wird das Problem nicht lösen und möglicherweise tödliche Folgen haben.

Auch bei anderen psychischen Erkrankungen ist es von großer Bedeutung, die Symptome zu erkennen, denn eine frühe Diagnose verbessert die Chancen auf Heilung. Ständige Beschäftigung mit Essen, Kalorien und Bewegung, die Reduzierung der Nahrungsmittelaufnahme und der Verzicht auf besonders kalorienhaltige Lebensmittel sowie eine gestörte Körperwahrnehmung sind zum Beispiel deutliche Anzeichen für eine Essstörung. Sozialer Rückzug, Hoffnungslosigkeit und Antriebslosigkeit gehören unter anderem zu den auffälligen Symptomen einer Depression. Hinweise für selbstverletzendes Verhalten können zum Beispiel das ausschließliche Tragen langer Kleidung sein oder das Meiden von Situationen, in denen man sich vor anderen umzieht oder nur leicht bedeckt zeigt (z. B. Sportunterricht, schwimmen gehen).

Es ist wichtig, diese Anzeichen wahrzunehmen und zu handeln, bevor sich die Krankheit und die damit verbundenen Gedankenbahnen und Verhaltensmuster verfestigen. Entscheidend ist auch zu begreifen, dass niemals eine Person allein der Auslöser für eine psychische Erkrankung ist. Aus meinem eigenen Umfeld weiß ich, dass die Frage nach der Schuld die Angehörigen ständig beschäftigt. Habe ich etwas falsch gemacht? Was hätte ich besser machen können? Wie kann ich ihm oder ihr helfen, um gesund zu werden? Und immer die große Frage nach dem *Warum?*

Diese quälende Suche nach dem Auslöser lässt sich leichter ertragen, wenn man sich klarmacht, dass Magersucht und andere psychische Störungen eine komplexe Krankheit sind und es nicht *den einen* Schuldigen und nicht *die eine* Lösung dafür gibt. Im Gegenteil, es müssen viele Faktoren zusammenspielen, um eine Magersucht, Depression oder andere psychische Erkrankungen auszulösen.

Das Beste, das man tun kann, ist, für den Erkrankten da zu sein, Hilfe und Unterstützung anzubieten, aber auch klare Grenzen zu setzen (sich nicht auf ausschweifende Diskussionen und Streitereien einlassen; sich zurückziehen, wenn man merkt, dass man aktuell nichts bewirken kann ...) – auch wenn gerade das bei einer unter Anorexie leidenden Person regelmäßig Wut und Unverständnis auslösen wird.

Wenn meine Verwandten und Freunde aus Selbstschutz auf Distanz gingen, löste das in mir meist (und trotz der ständigen Hilfe, die zum Beispiel meine Mutter mir bot) das Gefühl aus, nicht mehr geliebt zu werden, was wiederum meinen Selbsthass verstärkte. Diese Gefühle und inneren Konflikte können Familie und Freunde nicht für den Erkrankten lösen – hierzu ist professionelle Hilfe und notfalls sogar ein Klinikaufenthalt notwendig.

Auch wenn man den Erkrankten gern retten würde: Die einzige Person, die eine an Anorexie erkrankte Person aus ihrem Sumpf ziehen kann, ist sie selbst. Was nicht bedeutet, dass die Person nicht auf Unterstützung angewiesen ist. Ein stabiles soziales Umfeld ist sogar grundlegend für die Heilungschancen. Vermitteln Sie der Erkrankten also, dass Sie sie stets unterstützen und für sie da sind, erklären Sie, wenn Sie eine Pause brauchen, und nehmen Sie am besten selbst Hilfe in Anspruch, um zu lernen, mit schwierigen Situationen umzugehen.

In der Klinik sind mir Fälle begegnet, in denen die erkrankten

Kinder von ihren Eltern vor die Tür gesetzt wurden und/oder der Kontakt zur gesamten Familie fast komplett abbrach und Freunde sich distanzierten. Ein solcher Rückzug oder gar Ausgrenzung hilft jedoch weder den Erkrankten noch den Angehörigen und macht die Situation für alle Beteiligten noch schlimmer. Bei all meinen Mitpatienten, deren Umfeld sich von ihnen abwendete, brachte der Klinikaufenthalt gar nichts. Im Gegenteil, in manchen Fällen verschlechterten sich die Symptome immens.

Trotzdem darf man nicht vergessen, dass eine Essstörung eine schwere Belastung nicht nur für den Betroffenen ist und man sich als Angehöriger auf jeden Fall (!) auch selbst schützen muss. In manchen Situationen ist sogar eine räumliche Trennung sinnvoll, wenn etwa ein Zusammenleben nicht mehr möglich ist, weil Situationen zu oft eskalieren und alle Beteiligten zu erschöpft sind, um noch aufeinander eingehen zu können. Hierfür gibt es Kliniken sowie auch auf einen längerfristigen Aufenthalt angelegte betreute WGs für Patienten mit Essstörungen. Dies kann entlastend für alle sein; allerdings ist es trotzdem wichtig, weiter in Kontakt mit dem erkrankten Angehörigen zu bleiben, um ihm deutlich zu machen, dass man ihn nicht ausgrenzen oder sich abwenden will. Denn aufgrund ihres meist sehr geringen Selbstwertgefühls gehen viele psychisch Erkrankte schnell davon aus, man wolle sie loswerden.

Gegen eine psychische Krankheit anzukämpfen ist nicht einfach und ein langwieriger Prozess. Es gibt keine Wunderheilung und keine plötzliche Erleuchtung. Es ist ein Prozess, der unendlich viel Kraft, Willen und Stärke erfordert, weil der Erkrankte jeden Tag gegen einen Teil von sich selbst kämpfen muss, den außer dem Betroffenen niemand sehen, hören oder fühlen kann. So hat man es als Erkrankter nur selbst in der Hand, sich für eine Verbesserung anzustrengen. Und erst wenn man den Kampf tatsächlich aufnimmt (*wirklich* kämpft und nicht – wie ich es lange Zeit getan habe – sich selbst vormacht, man würde sich ja bemühen, aber die Umstände sorgten dafür, dass nichts besser würde), hat man eine Chance. Natürlich braucht es Hilfe und Unterstützung des Umfeldes und von Therapeuten, aber niemand außer einem selbst kann einen retten.

Mir hat die späte Einsicht geholfen, dass meine Erkrankungen meine Schwäche und somit das Gegenteil meiner empfundenen Stärke sind. Es ist sehr schwierig für Erkrankte, sich dies einzugestehen. Plötzlich fühlt man sich entblößt und auch des letzten Aspekts, auf den man stolz war und dessen man sich sicher fühlte, beraubt. Oft ist die Erkrankung das Einzige, was das Selbstwertgefühl zusammenhält, und je länger man erkrankt ist, desto weniger bleibt von der eigentlichen Persönlichkeit übrig.

Am Tiefpunkt meiner Erkrankung *war* ich die Magersucht, das Hungern und das Dünnsein. Als man mich zum Essen und Zunehmen zwang, versetzte mich das in Panik, weil ich nicht wusste, was von mir übrig bleiben würde, wenn all das wegfiel. Das Aufgeben der Erkrankung fühlt sich an, als ob man sich selbst aufgibt, und es dauert, sich einzugestehen, dass das Gegenteil der Fall ist: Nur wer sich seine psychische Erkrankung eingesteht, kann zu sich selbst zurückfinden und wieder er selbst werden. Und das gelingt dem Erkrankten lediglich dann, wenn er bereit ist und die Kraft aufbringt, ständig die eigene Wahrnehmung zu hinterfragen und sich einzugestehen, sich sehr lange selbst belogen zu haben.

Kurz zusammengefasst – meine Tipps zum Umgang mit psychischen Erkrankungen

• Hören Sie zu, und zeigen Sie Verständnis, statt Vorwürfe zu machen. Der Betroffene trägt genauso wenig Schuld an seiner

Krankheit wie Sie, und er sucht sich seine Symptome nicht aus. Viele Faktoren haben zu der aktuellen Situation geführt. Behandeln Sie also weder den Betroffenen wie einen Angeklagten noch sich selbst.

- Achten Sie auf erste Warnzeichen, und nehmen Sie frühzeitig professionelle Hilfe in Anspruch – für die erkrankte Person und für sich selbst.
- Unterstützen Sie die erkrankte Person, wo und wie Sie können, und lassen Sie sich selbst unterstützen von Ärzten, Therapeuten, Familie und Freunden. Ziehen Sie eine räumliche Trennung in Betracht, wenn ein Zusammenleben aktuell nicht möglich ist. Bleiben Sie jedoch in Kontakt, und zeigen Sie der erkrankten Person, dass sie Ihnen nach wie vor wichtig ist.
- Achten Sie auf Anzeichen für suizidales Verhalten, sprechen Sie den Betroffenen darauf an, und ziehen Sie professionelle Hilfe zurate.
- Um die psychische Krankheit loszuwerden, braucht es Zeit, Kraft und Mut. Geben Sie der erkrankten Person Halt und Unterstützung, und seien Sie geduldig. Die Genesung ist ein langwieriger Prozess mit Rückschlägen, bei dem die Betroffene alles infrage stellen muss, was für die Dauer der Erkrankung selbstverständlich und Teil ihrer Persönlichkeit war. Verstehen Sie auch, dass die Krankheit nach wie vor weiterexistieren und den Betroffenen quälen kann, selbst wenn der Körper genesen ist und sich das Verhalten verbessert hat.
- Vermeiden Sie es, den Erkrankten auf seine Zunahme oder das verbesserte Essverhalten anzusprechen, etwa mit Sprüchen wie „Na, endlich isst du wieder normal!“ oder „Du siehst ja wieder gut aus!“. Auch wenn diese Aussagen meist gut gemeint sind, können sie den Erkrankten triggern.

- Geben Sie nicht auf!

Häufige Fragen von Angehörigen

Mein Kind/Partner/Freund isst kaum noch etwas und ist stark abgemagert. Soll ich ihn dazu zwingen, Nahrung aufzunehmen, oder mache ich damit alles nur noch schlimmer?

Grundsätzlich ist Zwang niemals hilfreich, weil es dem Betroffenen ein Gefühl des Kontrollverlusts vermittelt. Zunächst ist es wichtig, mit der Person zu sprechen und nach möglichen Lösungen zu suchen. Geben Sie ihr die Sicherheit, dass Sie für sie da sind und dass Sie sehen, dass sie sich in Not befindet. Hören Sie zu! Hat das Körpergewicht des Erkrankten jedoch ein kritisches Level erreicht oder zeigt dieser sich nicht kommunikationsbereit, müssen Sie handeln, um ihn vor bleibenden Schäden oder sogar dem Tod zu bewahren. Versuchen Sie es mit einer Kombination aus Anreizen und Kompromissen, und halten Sie diese Absprachen unbedingt ein. Arbeiten Sie beispielsweise mit Gewichtsgrenzen: „Wenn du es schaffst, bis Tag X soundso viel zu wiegen, dann darfst du …" Dies funktioniert jedoch oft nicht, wenn der Erkrankte bereits zu tief in der Krankheit steckt. Werden die Absprachen nicht eingehalten oder das zugenommene Gewicht im Anschluss sofort wieder verloren bzw. das Essen erneut eingestellt, gilt es, andere Optionen zu wählen. Bieten Sie Alternativen an, falls ein bestimmtes Nahrungsmittel für Ihren Angehörigen schwieriger zu bewältigen ist als ein anderes: „Wenn du dieses Schälchen Studentenfutter isst, erspare ich dir das Fresubin."/„Wenn du keinen Sahnequark essen möchtest, nimmst du zwei Löffel Haferflocken mehr." Lassen Sie sich jedoch nicht von den Ausreden und Entschuldigungen, die die Essstörung dem Erkrankten zuflüstert, täuschen: Jede ausgefallene Mahlzeit, jede Reduzierung des Plans ist ein Triumph für die Essstörung und lässt sie erstarken. Es ist wichtig zu erkennen, wenn solche Situationen überhandnehmen. Therapeutische Hilfe ist in den allermeisten, wenn nicht sogar allen Fällen unumgänglich. Tritt trotzdem keine Besserung ein, sollte man einen Klinikaufenthalt in Erwägung ziehen.

Ich habe mein Kind/meinen Partner/Freund beim Ritzen/Brennen/etc. erwischt – wie soll ich reagieren?

Mit Verständnis! Nehmen Sie die betroffene Person in den Arm, und helfen Sie ihr, die Wunden zu versorgen. Machen Sie ihr klar, dass Sie das selbstverletzende Verhalten zwar erschreckt, Sie es jedoch nicht verurteilen. Vermitteln Sie dem Erkrankten, dass es wichtig ist, die Wunden auch in Zukunft angemessen zu behandeln. Bieten Sie an, dass der Betroffene jederzeit mit Ihnen sprechen kann, und suchen auch Sie regelmäßig das Gespräch. Sind diese Schritte getan, sprechen Sie über die Ursachen – und sorgen Sie dafür, dass die erkrankte Person ebenfalls mit einem Therapeuten darüber ins Gespräch kommt. Suchen Sie nach Alternativen, mit deren Hilfe der Betroffene seinem inneren Druck nachgeben kann: Skill-Verbände, Kühlakkus, scharfe Gewürze etc.

Die erkrankte Person lügt offensichtlich und verstrickt sich in absurden Argumentationen – soll ich sie mit der Wahrheit konfrontieren?

Sie können es probieren, allerdings werden Sie vermutlich wenig Erfolg haben. Jeder Beweis, den Sie gegen die Aussage eines Erkrankten erbringen, wird er für sich selbst überzeugend widerlegen, auch wenn seine Argumente irrational und „verrückt“ erscheinen. Ziehen Sie einen Therapeuten zurate, und geben Sie nicht auf. Eines Tages erwischen Sie vielleicht einen Moment, in dem es Ihnen gelingt, erste Zweifel zu säen.

Die erkrankte Person ist depressiv und sitzt nur noch in ihrem Zimmer und starrt an die Wand oder schläft – was kann ich tun?

Sofern sich Ihr Angehöriger noch nicht in psychologischer Behandlung befindet, ziehen Sie rasch einen Therapeuten zurate. Versuchen Sie darüber hinaus, den Betroffenen abzulenken und mit ihm zu sprechen. Vielleicht schaffen Sie es, ihn zu einem Ausflug oder einem Konzert zu überreden, kochen Sie ihm ein leckeres Essen (sofern er nicht magersüchtig ist), und seien Sie aufmerksam; aber überstürzen Sie nichts, damit der Erkrankte sich nicht überfordert fühlt. Wenn der Betroffene Tiere mag, können Sie es mit einem Haustier probieren. Mir hat die Verantwortung für unsere Hündin geholfen, ein wenig Sinn im Dunkel zu finden. Ermuntern Sie Ihren Angehörigen des Weiteren, wieder Positives zu sehen. Manchen Leuten hilft beispielsweise ein „Freude-Buch", in das jeden Tag drei Dinge notiert werden, über die man sich an diesem Tag gefreut oder zumindest ein positives Gefühl empfunden hat. Das können Kleinigkeiten sein wie das Wiederfinden einer verschwundenen Socke oder „größere" Dinge, wie auf ein Konzert zu gehen oder einen Abend mit Freunden verbracht zu haben. Arbeiten Sie mit Motivations- oder Ziel-Listen; achten Sie jedoch darauf, dass darauf geäußerte Wünsche realistisch bleiben, um Frustrationen zu vermeiden, wenn sie nicht erreicht werden.

Seien Sie vorsichtig mit guten Ratschlägen wie „Geh doch mal raus, die Sonne scheint gerade so schön". Formulieren Sie lieber eine Frage: „Ich möchte in der Sonne spazieren gehen – hast du Lust mitzukommen?“ Reagieren Sie jedoch nicht enttäuscht, wenn der Erkrankte Ihren Vorschlag ablehnt – denn das wird er häufig tun. Bleiben Sie zugewandt und freundlich, und sagen Sie: „Das ist okay, dann vielleicht ein anderes Mal. Ich würde mich auf jeden Fall sehr freuen.“

Achten Sie generell auf Ihre Kommunikation, und bauen Sie viel Ermunterung und Zuwendung in Ihre Worte ein: „Es ist nicht deine Schuld.“/„Ich bin da, wenn du mich brauchst.“/„Wie kann ich dich unterstützen?“/„Ich weiß, dass es dir nicht gut geht, und versuche, deine Gefühle zu verstehen.“ Vermeiden Sie aber Aufmunterungsfloskeln wie: „Das wird schon wieder.“/„Ach, ich kenne das. Ich bin auch manchmal ganz depressiv.“/„Du bist aber auch immer negativ!“/„Morgen sieht die Welt ganz anders aus“, da der Betroffene nicht in der Lage ist, daran zu glauben, und er sich so erneut mit Unverständnis konfrontiert sieht und sich schuldig fühlt, „Tipps“ nicht umsetzen zu können.

Gestehen Sie sich ein, wenn Sie überfordert sind („Tut mir leid, ich brauche gerade mal eine Pause für mich. Ich sehe später noch mal nach dir, ja? Dann können wir gemeinsam einen Film schauen.“), und suchen Sie sich unbedingt auch Hilfe und Unterstützung für sich selbst.

Die erkrankte Person zeigt suizidales Verhalten, und ich habe Angst, dass sie sich etwas antun wird – was soll ich tun?

Ziehen Sie auf jeden Fall sofort einen Therapeuten zurate! Und bleiben Sie auch jetzt unbedingt verständnisvoll. Gehen Sie auf die Gefühle Ihres Angehörigen ein, nehmen Sie sie ernst, und wiegeln Sie nicht ab mit Worten wie: „So schlimm kann das doch gar nicht sein.“ Sprechen Sie mit ihm über seine Todesgedanken, auch wenn es für Sie erschreckend und schwer zu ertragen ist.

Manchmal hilft es dem Erkrankten jedoch, sich anvertrauen zu können. Dringen Sie nicht zu Ihrem Angehörigen durch und haben Sie ganz konkrete Angst, dass er sich tatsächlich etwas antut, verständigen Sie sofort den Notarzt oder die Polizei.

Ich wünsche Ihnen allen viel Kraft und Geduld auf Ihrem Weg.

DANKE

Ich weiß gar nicht, wo ich anfangen soll. Es gibt so viele Menschen, denen ich danken möchte und die mich auch in den dunkelsten Zeiten begleitet haben, dass ich ein Buch allein mit Gründen, wofür ich dankbar bin, füllen könnte. Aber ich werde versuchen, mich kurzzufassen.

Zuallererst:

Danke, Mama. Für alles, was du die letzten Jahre für mich getan hast und immer noch tust. Ich weiß nicht, wo ich ohne dich heute wäre und was ohne dich passiert wäre. Und tatsächlich will ich es auch gar nicht wissen... Danke, dass du in jedem Moment an mich geglaubt hast, selbst wenn es alle anderen nicht mehr taten, und mich nie aufgegeben hast. Danke, dass du immer hinter mir stehst. Danke, dass du mir immer zuhörst und ich egal, wo ich gerade bin oder was ich gerade mache, weiß, dass ich zu dir kommen kann und du mir mit Rat und Tat zur Seite stehst. Danke, danke, danke für so unendlich viele Dinge. Danke für Luna.

Daniel, es tut mir leid, dass du so lange der große Bruder sein musstest, obwohl du das nicht bist und es niemals deine Aufgabe war. Es tut mir leid, dass diese Krankheit dir so lange deine Schwester geraubt hat. Danke für jedes einzelne Mal, bei dem du neben mir saßt, meine Wutanfälle ertragen musstest und trotzdem nicht aufgehört hast, an mich zu glauben und mich zu verteidigen. Danke für das Spielen von „Strong" (du weißt), danke für deine einmalige Art der Unterstützung und danke, dass du immer ehrlich warst. Danke auch für die lustigen Fotosessions.

Danke, Papa, dass du versuchst, mich zu verstehen, auch wenn es dir manchmal schwerfällt. Danke für New York, was trotz aller Widrigkeiten ein toller Urlaub war, und danke, dass ich mittlerweile weiß, dass ich auf dich zählen kann.

Oma und Opa, danke, dass ihr von Anfang an versucht habt, mich zu verstehen, und dafür, dass ihr mich immer unterstützt und schon immer unterstützt habt. Danke, dass ihr immer für mich da seid, für die Gespräche und dass ich, egal, was ist, bei euch immer ein Zuhause habe.

Dasselbe gilt auch für euch, Oma Irma und Opa Erich. Danke für alles, was ihr für mich tut und getan habt!! Für die Gespräche, das Zuhören und das Verstehen!

Danke, Nadja, dafür, dass du, seit ich denken kann, für mich da bist. Danke für die unzähligen stundenlangen Gespräche, unsere Urlaube und mehr wunderschöne Erinnerungen, als ich zählen kann.

Danke, Claudia und Marc, dafür, dass ihr schon mein ganzes Leben bei mir seid und jede meiner Faxen mitmacht.

Einfach ein dickes, fettes Danke an meine ganze Familie, sonst nimmt das hier überhand. Ich wollte mich ja kurzfassen.

Ein weiteres riesiges Dankeschön geht an Julia. Danke für jede einzelne der unzähligen Nächte, die ins Morgengrauen übergegangen sind. Dafür, dass ich dir alles erzählen kann, egal, wie absurd es mir selbst erscheint, und danke, dass du jeden meiner Ticks und Spinnereien nicht nur akzeptierst, sondern auch noch unterstützt und (um ehrlich zu sein) meistens auch mitmachst.

Danke, dass du allein an der Art, wie ich schreibe, merkst, wie es mir geht. Danke, dass ich das Glück habe, dich als beste Freundin zu haben.

Marius, dasselbe gilt für dich. Ich glaube, es gibt keinen besseren Freund. Danke, dass du einer der Ersten warst, die mir gezeigt haben, dass es okay ist, offen mit der Krankheit umzugehen. Dass du mich an schlechten Tagen aus meiner schwarzen Welt holst, dass du mich immer unterstützt und immer ehrlich bist. Ach ja, und danke dafür, dass du der beste Sitznachbar der Welt warst (ich hätte einige Unterrichtsstunden ohne dich nicht überstanden).

Danke, Emma, dass du mich seit 14 Jahren aushältst und wir bis heute Kontakt halten. Danke, dass du mich kennst wie keine Zweite. Danke, dass ich, seit ich sechs bin, weiß, dass, egal, was kommt, und egal, wie lange wir nicht gesprochen haben, ich immer auf dich zählen kann.

Danke, Leo, und Sophie. Ohne euch wäre die Zeit in der Klinik wahrscheinlich sehr langweilig gewesen.

Danke, Feli, Raja, Nama, NaMalena, Lina, Emily, Hannah, Leo, Natalie, Annalena, Moni, Charly... Ich glaube, ich kann zu Recht sagen, die besten Freunde der Welt zu haben. Ihr seid der Wahnsinn.

Danke, Anke. Für jedes einzelne Gespräch und dafür, dass du in der schwersten Zeit meines Lebens für mich da warst wie sonst niemand. Dass ich jeden meiner Gedanken (egal, wie krank) mit dir teilen konnte und du mir bis heute immer und bei allem zuhörst.

Danke, Claudia und Martina. Für die ewigen Gespräche und für die Unterstützung in wirklich jeder Angelegenheit, egal, ob schulisch oder privat. Ohne euch hätte ich das Abitur niemals geschafft. Danke für die tollen Treffen noch heute und dafür, dass wir den Kontakt halten!

Danke an mein gesamtes Team in der Klinik. An die Therapeuten, Ärzte, Ernährungsberater und Schwestern. Danke, dass ihr euch oft über eure Schichten hinaus Zeit für mich genommen habt und meine Ängste auch bei der hundertsten Diskussion noch ernst genommen habt.

Danke an all die ambulanten Therapeuten, die mich begleitet haben und immer noch begleiten. Ein besonderer Dank an Frau A. und Frau G.-W.

Danke, Silvie, dass du mich von Anfang an so toll bei diesem Buch unterstützt hast, für die schnelle Beantwortung meiner Fragen und die langen Gespräche bei meinen Verlagsbesuchen.

Danke, Annelie, einfach dafür, dass es dich gibt und dass du so ein wundervoller Mensch bist. Ich hab dich lieb, kleine Schwester.

Danke, Roxana, Bernd, Jürgen, Charly, Lena, Paula, Elke, Jutta und all jene, die ich vergessen habe oder deren Namen ich jetzt nicht mehr aufschreibe, weil ich zum Schluss kommen muss.

Ich habe wirklich ein unfassbares Glück, euch alle in meinem Leben zu haben!

Anmerkungen

1. https://www.ernaehrungs-umschau.de/print-artikel/09-01-2015-essstoerungen-auswirkungen-der-magersucht-auf-die-graue-substanz-der-hirnrinde/
2. https://www.agus-selbsthilfe.de/info-zu-suizid/tod-durch-suizid/zahlen-und-statistiken/
3. Bundeszentrale für gesundheitliche Aufklärung: www.bzga-essstoerungen.de/wie-haeufig-sind-essstoerungen/
4. https://www.bptk.de/patienten/psychische-krankheiten/essstoerungen.html
5. https://www.bptk.de/patienten/psychische-krankheiten/essstoerungen.html

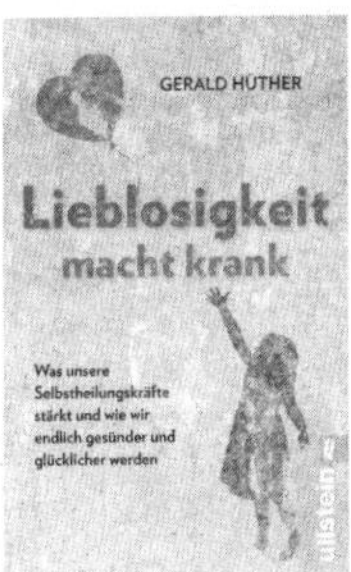
GERALD HÜTHER
Lieblosigkeit
macht krank
Was unsere
Selbstheilungskräfte
stärkt und wie wir
endlich gesünder und
glücklicher werden
ullstein

Schonungslos, schwarzhumoig und doch voller Lebensmut

Diana ist vierzehn, als ihr Martyrium beginnt: nach einem festlichen Abendessen steckt sie sich zum ersten Mal den Finger in den Hals und erlebt die verrückte Lust daran, sich zu übergeben. Mit harten Szenen, aber auch absurder Komik schildert Diana Fey die Macht einer Krankheit, die einen an den Abgrund führt - und die man dennoch besiegen kann. "Diana Fey betrachtet schonungslos und mit absurder Komik die Krankheit, die sie seit ihrem 14. Lebensjahr begleitet." Frankfurter Neue Presse

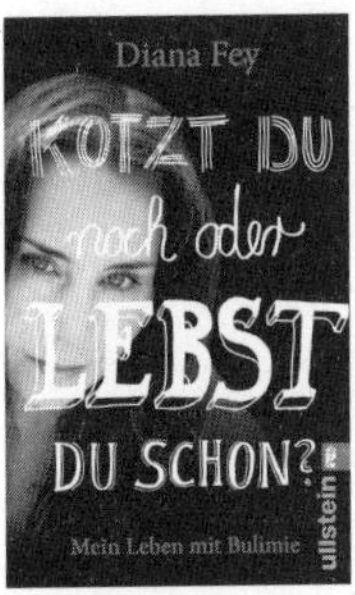

Diana Fey

Kotzt du noch oder lebst du schon?

Mein Leben mit Bulimie

Taschenbuch

Auch als E-Book erhältlich

www.ullstein.de